KB260663

내 몸을 살리는 다이어트

내 몸을 살리는 다이어트

대표 저자 / 류정만, 김진돈, 백삼철, 이병직, 송창호
공동 저자 / 나기환, 박기태, 손정호, 차관배, 황지혜, 이승하

건강다이제스트 社

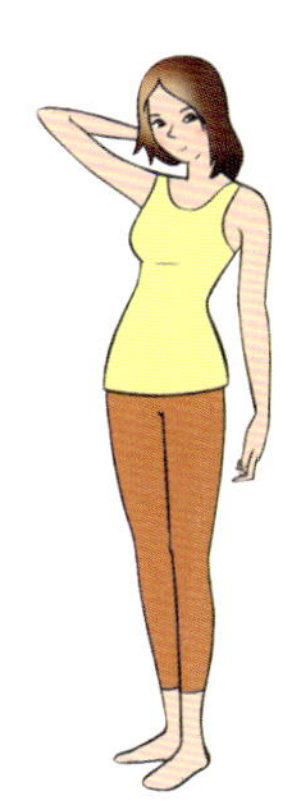

제 3 장 살이 쏙~ 빠지는 음식요법의 '힘'

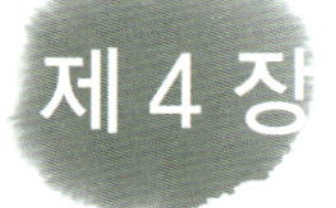 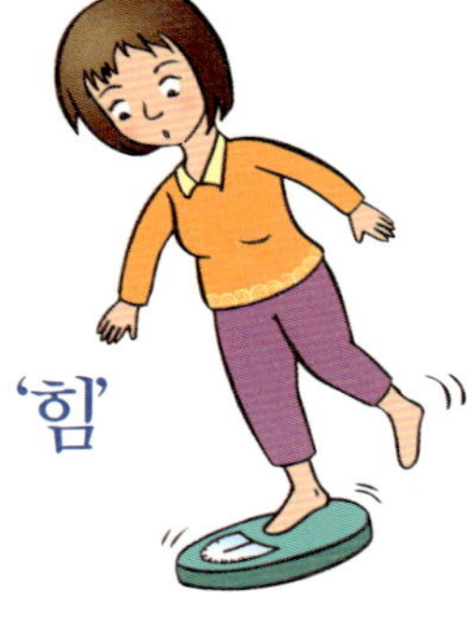

제 4 장 살이 쏙~ 빠지는 운동요법의 '힘'

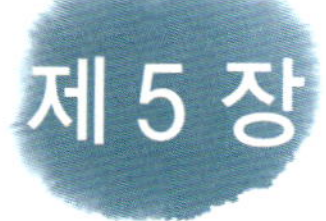

제 5 장 지금 유행중! 이색 다이어트 6가지 허와 실

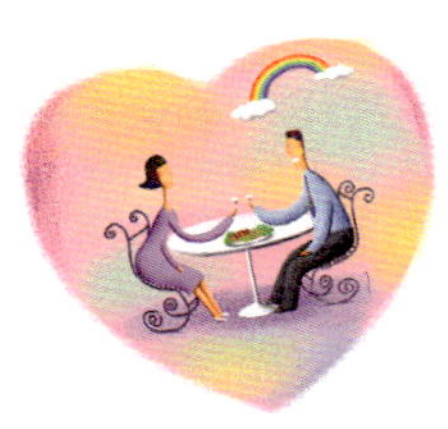

제1장
건강의 적 비만을 바로 알자

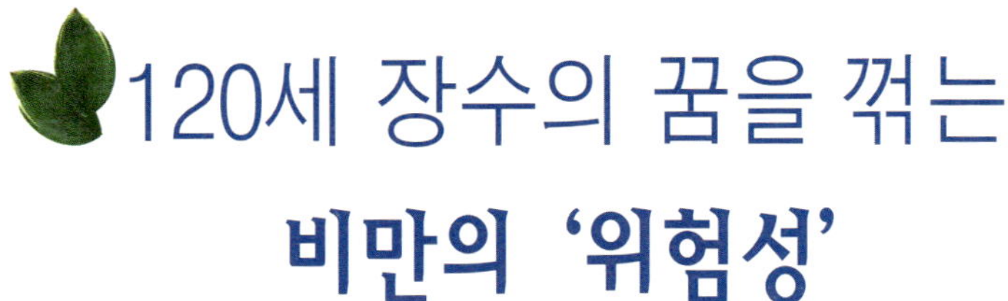120세 장수의 꿈을 꺾는
비만의 '위험성'

세계 의학자들은 인간이 120세를 사는 데 있어 가장 큰 걸림돌은 비만이라고 단정했다.

비만을 해결하지 않고서는 결코 120세 장수의 꿈을 달성하지 못할 것이라고 경고했다.

눈부신 의학의 발달로 현대인의 평균 수명은 날로 늘어나고 있다. 이제 80~90세를 사는 것은 흔한 일이 되어버렸다. 이런 추세라면 인간이 타고난 수명으로 알려진 120세를 살 수 있는 날도 그리 멀지 않았다는 기대를 낳게 한다.

그러나 여기에는 한 가지 문제가 도사리고 있다. 바로 비만이다. 세계 의학자들은 인간이 120세를 사는 데 있어 가장 큰 걸림돌은 바로 비만이라고 단정했다. 비만을 해결하지 않고서는 결코 120세 장수의 꿈을 달성하지 못할 것이라고 경고했다.

이렇듯 비만은 오늘날 인류의 건강은 물론 수명까지 위협하는 최대의 적이 되고 있다. 그것은 우리나라라고 해서 예외는 아니다. 2006년 보건복지가족부가 발표한 '국민건강영양조사' 결과에 의하면 우리나라 30세 이상 성인남녀 중 31.8%가 비만인 것으로 나타나 충격을 더해주고 있다. 이는 고혈압의 27.9%보다 높고, 당뇨병 8.1%보다도 높은 수치이다.

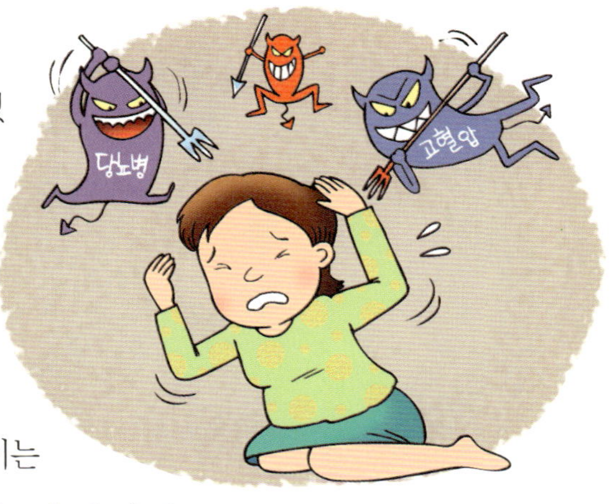

그런데 문제는 비만 유병률이 높아짐에 따라 심각한 부작용을 양산하고 있다는 점이다. 지금까지의 연구 결과 비만은 그야말로 만병의 근원이 되는 것으로 드러나 있다. 크고 작은 증상들을 동반하기 때문이다. 당뇨나 고혈압, 고지혈증 등 각종 성인병을 유발하는 주범이고, 동맥경화, 지방간, 심혈관질환 등의 발생과도 결코 무관하지 않은 것으로 밝혀졌기 때문이다.

또 정상 체중의 20%를 초과한 경우는 돌연사의 발생률도 현저히 높다는 충격적인 연구 결과가 보고돼 있기도 하다. 특히 비만한 경우 당뇨병의 발생률이 정상인보다 4배 정도 높아지는 것으로 나타나 경각심을 더해주고 있다.

이로 말미암아 비만은 오늘날 삶의 질을 저하시키는 주범으로 내몰리고 있다. 특히 수명을 단축시키는 원흉으로 지목되고 있어 현대인들이 반드시 극복해야 될 지상과제가 되고 있다.

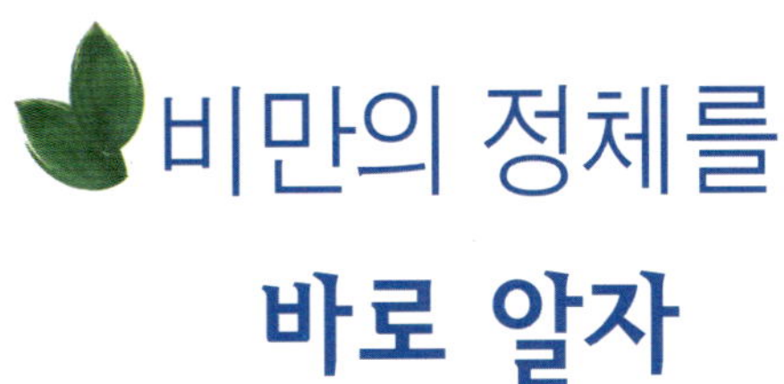

비만의 정체를
바로 알자

평소 섭취한 에너지의 양이 소모되는 양보다 많을 경우 남은 양은 지방으로 전환돼 우리 몸에 저장된다. 비만은 저장된 지방이 과다하게 축적되어 빚어지는 증상이다.

흔히 비만이라고 하면 살이 찐 것, 혹은 체중이 많이 나가는 것이라고 생각하기 쉽다. 그러나 비만은 정확한 의미로 체내에 과다한 지방이 축적된 상태를 말한다. 다시 말해 체중이 많이 나가는 것이 문제가 아니라 지방이 너무 많이 축적된 것이 문제이다.

그렇다면 우리 체내에 과다한 지방이 축적되는 이유는 무엇일까?

그 이유를 알자면 조금 복잡한 우리 몸의 대사과정을 알아야 한다. 사람은 먹은 음식으로부터 에너지를 만들어내 생명활동에 필요한 동력을 얻고 있다. 따라서 음식은 생명 유지를 위해 꼭 필요한 것이다.

그런데 문제는 현대인들의 경우 음식을 너무 많이 먹고, 또 불균형적으로 먹는다는 데 있다. 특히 열량 위주의 편중된 음식섭취가 문제가 된다. 이렇게 섭취한 탄수화물은 우리 몸의 에너지 대사에 일정 부분 소비되고 남은 양은 곧 지방으로 전환돼 우리 몸에 저장된다.

우리 몸은 당질이든, 지방이든, 탄수화물이든 뭘 먹든지간에 남으면 무조건 지방으로 전환해 축적한다.

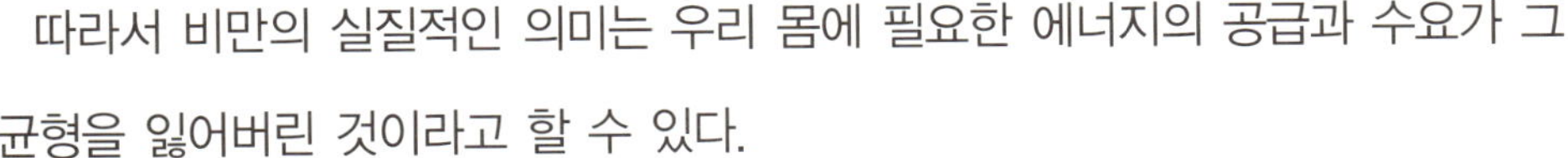

비만은 이렇게 저장된 지방이 과다하게 축적되어 빚어지는 증상이다.

따라서 비만의 실질적인 의미는 우리 몸에 필요한 에너지의 공급과 수요가 그 균형을 잃어버린 것이라고 할 수 있다.

이때 핵심적인 요소가 되는 것은 우리가 흔히 말하는 3대 영양소이다. 탄수화물, 단백질, 지방이 바로 그것이다. 이들 영양소의 불균형이 초래되면 우리 몸에 필요한 에너지의 공급과 수요가 그 균형을 잃게 된다. 이는 곧 기초대사에 문제가 생겼다는 것을 의미한다.

따라서 비만을 막는 핵심은 영양소의 불균형을 해소하는 것이다. 균형 잡힌 영양을 섭취하되 섭취하는 열량이 활동량을 초과해서는 절대로 안 된다. 쉽게 말하자면 '조금 모자란 듯 균형잡힌 식사를 하고 많이 움직여라.' 이것이 바로 다이어트의 진리다.

지방세포…
너무 미워하지 말자!

비만을 유발하는 주범으로 알려지면서 원망의 대상이 되고 있는 지방세포. 그러나 지방세포가 꼭 나쁘기만 한 것은 결코 아니다. 모든 생명체는 미물이라 할지라도 살아남기 위한 본능이 있다. 당연히 못 먹을 때에 대한 대비 메커니즘도 인간에게는 있다. 이것이 바로 지방의 축적이다. 살아가는 데 쓰고 남은 에너지를 몸 안에 저장하는 것, 그것이 바로 지방이다. 이것은 인류의 생존 비밀이면서 현대 비만의 출발점이기도 하다.

지방은 쓰고 남은 에너지의 저장수단이지만 에너지가 모자란 경우가 되어도 쉽게 나오지 않는다. 에너지가 부족한 경우가 되면 우선은 탄수화물을 쓴다. 그리고 그 다음 지방을 사용하게 되는데 지방은 일정량 이상은 사용되지 않는다. 그리고 다시 단백질을 사용하게 된다. 그렇다면 우리 몸은 왜 지방을 에너지로 사용하지 않으려 하는 것일까?

이는 과거 먹을 것이 부족하던 시절에는 인류의 생존을 위해 꼭 필요한 부분이었다. 과거 원시인은 매일 먹을 것이 있었던 것은 아니었기 때문이다.

게다가 지방세포는 늘어날 수는 있어도 줄어들기는 엄청 힘들다. 예를 들어 한 개의 지방세포는 2g이기를 원한다. 그런데 저장해야 할 지방이 많아져 3.5g을 넘으면 세포분열을 하여 1.75g짜리 두 개로 나누어진다. 그리고 또 2g 이상의 지방을 유지하려고 지방세포는 노력한다. 그 결과 살이 찌게 되는 것이다. 그래도 지방을 너무 미워하지는 말자. 많이 먹은 내가 잘못이지 지방이 무슨 죄가 있겠는가?

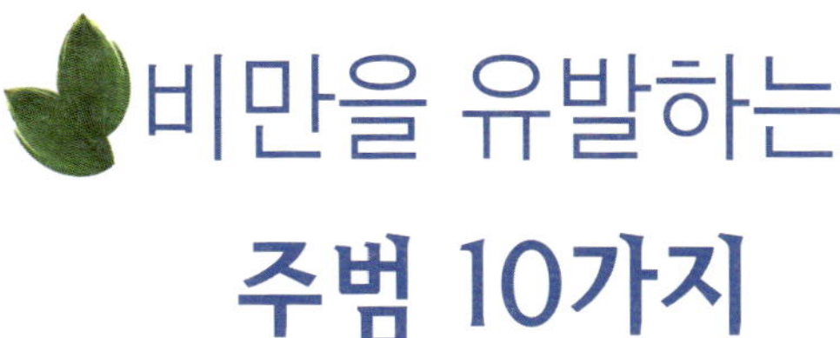

비만을 유발하는 주범 10가지

물만 마셔도 살이 찐다고 하소연하는 사람들이 있다. 정말 그럴까?

평소 그 이유가 궁금했다면 과연 비만을 유발하는 원인이 무엇인지 알아볼 필요가 있다.

현대인들에게 있어 공공의 적이 된 비만. 덕지덕지 붙은 살을 꼬집어 보며 '왜 나는 많이 먹지도 않는데 살이 찔까? 원망해 본 적이 있을 것이다. 그렇다면 잠시 주목하자. 비만을 일으키는 원인을 알아보자. 우리 몸의 대사작용에 영향을 미쳐 비만을 유발하는 요인들은 많다.

① 기초대사율

기초대사율(BMR)은 비만에 영향을 미치는 주된 원인 중 한 가지이다. 일반적으로 기초대사율이 높으면 에너지의 소모량이 크다는 것을 의미하고 이와 반대라면 소모량이 적다는 것을 말한다. 일상생활에서 본다면 대부분 활동할 때의 에너지 대사가 비교적 높고 가만히 있거나 수면상태일 때는 비교적 낮게 나타나는 경향이 있다.

그러나 기초대사율은 연령, 성별, 신체의 상태와 유전체질 등에 따라 다소 차이가 있다. 일반적으로 본다면 기초대사율은 연령의 증가에 따라 내려가게 된다. 일례로 성인의 경우 매일 소모되는 에너지의 양은 약 1,500kcal ~6,000kcal 정도 된다.

그러나 미국에서 발표된 연구 결과에 의하면 30세가 지나면 우리 몸의 기초대사율은 매년 100분의 1에서 100분의 2까지 낮아지게 된다고 했다. 예를 들어 매일 2,800kcal를 소모하는 남성의 경우 35세가 되면 매일 140kcal~280kcal 정도가 감소하게 된다는 말이다.

성별에 있어서도 다소 차이가 있다. 같은 연령대에 있는 여성의 기초대사율 역시 남성보다는 조금 낮은 것으로 보고되어 있다.

그러나 이 중에서 가장 큰 영향을 미치는 것은 역시 '운동량' 이다. 비록 일부의 경우는 타고난 기초대사율이 낮은 경우도 있지만 대개의 경우는 운동량의 정도에 따라 기초대사율은 큰 차이를 보인다. 물론 운동량이 적을수록 비만해진다는 것은 말할 필요조차 없다. 이론적인 추정에 따르면 매일 똑같은 활동량을 유지하는 것과 밥을 반 공기 덜 먹는 것으로 소모되는 에너지의 양은 동일한 것으로 나타났다.

그런데 만약 음식의 양에 변화가 없는 상황이라면 어떻게 될까?

당연히 활동량이 적으면 체중은 증가할 수밖에 없다. 이것이 바로 중년이 되면 유난히 비만해지기 쉬운 원인 중 하나다. 그런데 잠깐! 그동안의 다양한 연구 결과 만약 기초대사율이 다르면 에너지 소모량도 다르게 된다는 것이다.

따라서 비만을 예방하려면 아주 손쉬운 방법이 있다. 내 몸의 기초대사율을 비교적 높게 유지하는 것이다. 이것이 바로 살빼기 다이어트의 핵심 열쇠가 된다고 할 수 있다. 그렇다면 내 몸의 기초대사율을 높이기 위해서는 어떻게 해야 할까? 간단히 말해 적색근육을 움직이는 유산소 운동을 하는 것이 가장 효과적이다.

적색근육과 백색근육 알고 계세요?

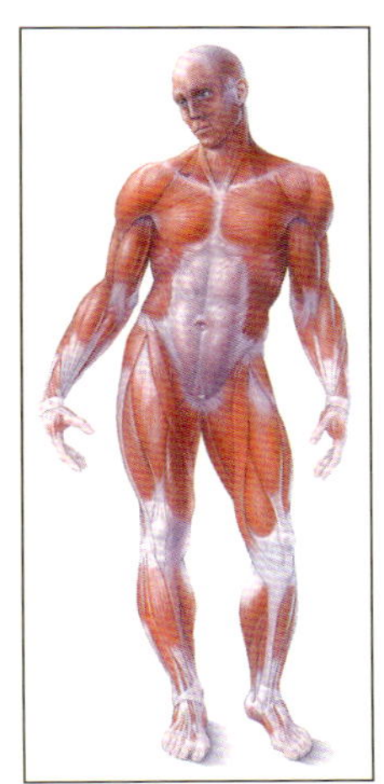

신체를 움직이고 운동을 하는데 사용되는 골격근은 크게 적색근육과 백색근육으로 분류된다. 여기서 적색근육은 산소를 저장하고 미오글로빈(myoglobin)을 많이 함유하여 붉은 색을 띠며 지방이 에너지원으로 사용될 때 산소를 공급해주는 역할을 한다. 주로 정적인 동작이나 자세를 유지하고 장시간 운동을 하는 데 필요한 부위에 위치하고 있다.

따라서 체지방 감소를 위한 운동은 적색근육을 많이 움직이는 유산소 운동을 해야 좋은 효과를 볼 수 있다.

그런 반면 백색근육은 미오글로빈을 적게 함유하여 색이 진하지 않은 근육이다. 팔다리의 위치를 변동하는 것과 같은 국부적인 동작을 하는 데 필요한 부위에 위치하고 있다.

백색근육은 주로 힘이 많이 필요한 격렬한 운동이나 전속력 달리기 등을 할 때 많이 움직이게 된다.

② 운동

많은 연구 자료에 의해 증명된 바에 의하면 운동량의 많고 적음이 비만과 밀접한 연관이 있는 것으로 드러났다.

설령 식사 후 1시간 뒤 가벼운 산책이나 운동만 하여도 남아도는 열량을 소모시킬 수가 있다. 그러나 식사량이 변하지 않는 상태에서 운동량이 적다면 당연히 지방이 쉽게 증가할 수밖에 없을 것이고 그 결과 뚱뚱해지는 것은 피할 수 없게 된다.

③ 음식량

우리 인체에서 음식을 체중으로 전환시키는 능력은 사람에 따라 차이가 있다.

일례로 마른 사람의 경우 섭취하는 열량이 필요량의 50% 이상을 초과하여 6개월이 지나면 체중은 불과 10~15%만 증가하는 것으로 나타났다.

그러나 비대한 사람이 똑같은 시간 안에 필요량을 25% 정도만 섭취해도 체중은 20~25%까지 증가하는 것으로 나타났다. 그러므로 쉽게 살이 찌는 체질에다 음식을 많이 먹는다면 당연히 비만해진다.

④ 당대사의 변화

당질은 탄수화물이라고도 부르며, 인체를 구성하는 중요한 성분 중 한 가지이다. 비록 체중의 2%만 차지하고 있을 뿐이지만 이는 인체가 필요로 하는 에너지 중 70% 가량을 공급하고 있다. 우리 몸의 세포는 탄수화물을 일차 에너지원으로 사용하기 때문이다.

뇌조직이 필요로 하는 에너지의 유일한 공급원도 당분이다. 따라서 반드시 일정한 양을 섭취해야 정상적인 혈당수치를 유지하여 대뇌기능이 가능해진다.

당분은 지방의 산화과정에서도 매우 중요한 작용을 하고 있다. 당분이 제공한 에너지가 산화되는 3단계 가운데 유산, 초산, 염산의 순환이 가장 많고 지방과 단백질 역시 마지막에는 이 세 가지의 순환을 거쳐 음식을 산화시키고 인체에 90% 가량의 에너지를 공급하게 된다. 우리가 먹은 음식이 소화 흡수 과정을 거쳐 인체에 들어가는 것은 주로 포도당과 소량의 과당, 반유당으로 흡수된 뒤 간장에서 거의 모두가 포도당으로 전환하게 된다.

그러므로 체내에서 이루어지는 당분의 대사는 실질적으로 포도당의 대사가 중심이 되고 있으며, 혈액 속에 함유돼 있는 당분이 주로 포도당이기 때문에 혈당이라고 부르기도 한다.

이러한 당분은 날마다 에너지의 소모에 응용되고 쓰다 남은 것은 대부분 글리코겐, 근육글리코겐 형태로 비축된다. 남아도는 혈당도 지방으로 전환되면서 지방조직으로 보내져 비축하게 된다. 그런데 만약 이렇게 비축된 지방이 과다해지면 비만이 초래되는 것이다.

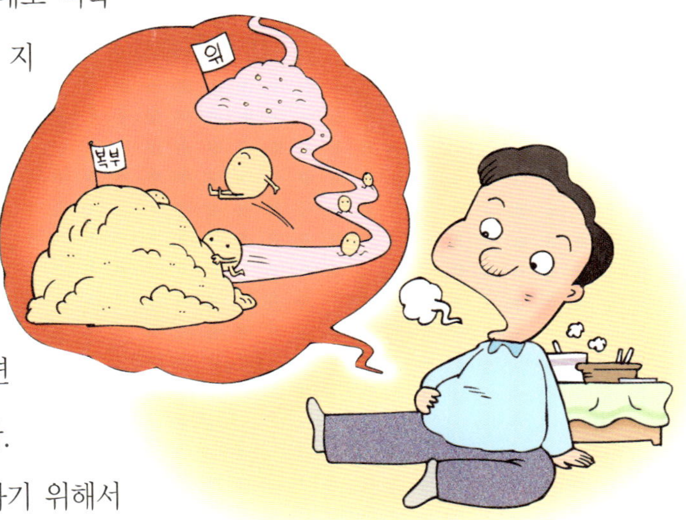

따라서 비만을 예방하기 위해서는 최대한 탄수화물의 섭취를 줄여야 한

다. 사람마다 매일 필요로 하는 탄수화물의 필요량은 규정돼 있지 않지만 최소한 으로 섭취하는 것이 좋다. **일반적으로 소화시킬 수 있는 탄수화물의 양은 50~ 100g까지이다.**

만일 이런 상태를 유지하지 않는다면 비만뿐만 아니라 케톤증을 유발할 수 있고, 조직 단백질의 과다 분해와 특히 나트륨 이온, 수분의 유실이 있게 되므로 인체에 해가 된다.

⑤ 지방

비만한 사람은 지방조직이 너무나 많다. 총체적으로 본다면 지방세포의 증가와 비만의 정도는 정비례 관계이다. 그렇다면 우리 몸에 필요한 지방량은 과연 어느 정도여야 할까?

사실상 우리 몸이 필요로 하는 지방량은 그리 많지 않다. 비록 지용성 비타민의 흡수작용을 위해서라고 하더라도 매일 식사에서 50g 정도의 지방만 있으면 우리 몸이 필요로 하는 지방량을 얼마든지 충족시킬 수 있다.

⑥ 단백질

단백질은 인체의 성장발육을 촉진시키는 중요한 물질이다. 그 함량은 인체 총 고체량의 45% 가량을 차지하고 있다.

우리 몸의 모든 세포조직은 모두 단백질로 구성되어 있다. 단백질은 인체의 기관과 조직의 틀을 구성하면서 생명활동에 중요한 작용을 한다. 따라서 단백질이 없다면 생명활동도 유지될 수 없다.

성인의 경우 매일 체중 1kg당 1.1g의 단백질이 필요하다. 성인 여성이 가벼운 활동을 한다고 가정했을 때 매일 공급되어야 할 단백질의 양은 약 65g에서 70g 정도이다. 단백질은 분해되면서 아미노산이 되고 이것이 분해되어 비질소물질과 아미노기가 된다. 이 중 비질소물질은 TCA회로를 거쳐 산화되어 이용된다. 아미노기는 암모니아 또는 요소로 형성되어 소변으로 배출하게 된다.

일반적인 상태에서는 인체에 열량을 공급하는 것은 단백질의 주된 기능이 아니다. 단백질에 의해 공급되는 에너지의 양은 겨우 인체 열량 공급원의 10~15% 정도에 불과하다.

그런데 만약 당질과 지방의 섭취가 부족할 때는 단백질이 곧 에너지 생산에 이용된다. 단백질도 인체 내에서 지방으로 전환되면서 저장될 수 있기 때문이다.

그러나 이때 생성되는 지방량은 매우 적기 때문에 비만의 발생에 미치는 영향은 매우 미약하다. 비만인의 경우 기본적으로 단백질 대사는 정상적이고 혈장단백과 아미노산의 함량도 정상적인 경우가 대부분이다.

그러나 정상체중을 가진 사람과 비교한다면 비만인의 경우 저열량 음식을 섭취하면서 비만증을 치료할 때 질소 균형에 변동이 잘 나타나지 않는 수가 있다. 이는 단백질 분해 대사율이 비교적 낮기 때문이다.

⑦ 수분·염분 대사의 변화

비만인의 조직 가운데 지방이 차지하는 비중은 비교적 크다. 그리고 지방조직에 함유된 수분의 양이 기타조직에 비하여 매우 적다. 따라서 비만한 경우 전신에 함유돼 있는 수분의 양은 정상체중보다 낮다.

일반적으로 정상적인 체중에 함유돼 있는 수분은 약 60% 정도 되지만 비만인은 40% 정도밖에 안 된다. 일례로 신체검사에서 비만인의 얼굴, 손, 발 등을 살펴보면 부종현상이 나타나는 경우가 많다. 그 원인은 수분과 염분의 적체와 연관성이 매우 깊다.

따라서 비만증을 해결하기 위해 저칼로리 음식으로 치료를 시작하면 처음 며칠간은 체중이 빠른 속도로 감소되는 데 이것은 이뇨작용으로 부종이 개선됐기 때문이다.

⑧ 인슐린과 글루카곤

다이어트에서 꼭 알아야 할 호르몬은 바로 췌장에서 분비되는 호르몬이다. 이곳에서는 인슐린과 글루카곤이라는 호르몬이 분비된다.

인슐린과 글루카곤은 반대로 보면 된다. 이 두 호르몬은 살이 찌고 빠지는 데에도 매우 중요하다. 우선 인슐린이라는 호르몬은 식사 후 체내에서 혈당이 올라가면 분비가 된다. 분비가 되면서 혈당치를 낮춰주게 된다.

어떻게 혈당치를 낮추는가 하면 혈당을 간장이나 근육으로 보내서 에너지로 축적시키고 소비하지 않고 남은 당은 지방세포로 운반해서 축적시키면서 혈당치를 낮추게 된다.

결국 인슐린은 혈당을 낮추고 우리 몸의 지방은 축적시키는 호르몬이라고 할 수 있다. 따라서 인슐린이 분비되는 동안에는 지방분해도 이루어지지 않는다. 이런 효과는 인슐린이 분비된 지 몇 시간 동안 지속이 된다.

이러한 인슐린과 반대작용을 하는 것이 바로 글루카곤이다. 글루카곤은 인슐린과 함께 췌장에서 분비되는 호르몬이지만 인슐린과 반대로 혈당치를 증가시키는 작용을 한다. 또 저장된 지방의 신진대사를 돕게 된다. 따라서 다이어트에서도 중요한 역할을 하게 된다.

따라서 비만 때문에 고민이라면 지나친 당질의 섭취에 각별한 주의를 기울여야 한다. 여기서 잠깐! 혹시 'GI 수치' 라고 들어본 적이 있는지?

*GI 수치란 탄수화물에 포함되어 있는 당질의 양을 기초로 혈당치 상승률에 따라 식품의 흡수 속도가 어떻게 나타나는지를 비교한 값이다.

이 GI 수치가 낮을수록 혈당치 상승이 늦춰지고 인슐린 분비를 낮추게 된다. 그래서 다이어트에 효과가 있다고 하여 GI 수치가 낮은 식품들을 골라먹는 저인슐린 다이어트가 인기를 끌고 있기도 하다.

⑨ 성장호르몬

성장호르몬은 뇌하수체 전엽에서 분비되는 호르몬이다. 주로 뼈와 연골 등의 성장뿐만 아니라 지방분해와 단백질 합성을 촉진시키는 역할을 한다.

그런데 비만증인 경우 성장호르몬의 분비가 잘 되지 않는다. 비만증 환자의 혈중 성장호르몬 수치가 낮은 것은 바로 지방의 운동성이 손상을 입은 것을 의미한다. 즉 지방분해 작용이 감소되는 것이다.

⑩ 갑상선호르몬

갑상선은 두 종류의 호르몬을 분비한다. 일반적인 갑상선 호르몬과 갑상선 아미노산이 바로 그것이다. 이 두 종류가 합성되면서 갑상선호르몬이 된다. 이들은 모두 요오드화 된 아미노산의 생성물질이다.

그런데 이 두 종류의 호르몬 증가로 갑상선 기능이 항진되면 대사율이 빨라지면서 음식섭취를 증가시키게 된다. 그러나 이와 동시에 소모도 증가하게 되어 인체가 마르게 된다.

이와 반대로 갑상선기능이 저하되면 대사기능도 함께 저하된다. 그 결과 대사율이 느려지게 되므로 대부분 비만증이 나타나게 된다.

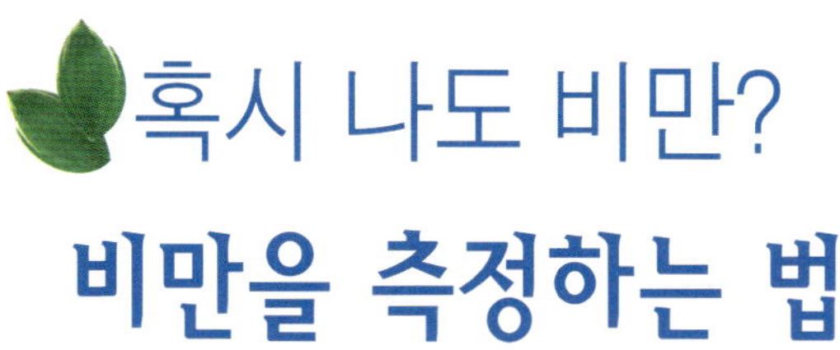

혹시 나도 비만?
비만을 측정하는 법

혹시 나도 비만일까?

긴가민가 확신이 서지 않을 때, 또 만약 비만하다면 어느 정도인지 아는 것은 살빼기 다이어트의

첫 시작점이다. 스스로 체크해 볼 수 있는 공식을 활용하여 정확한 내 몸 상태를 알아보자.

비만의 정확한 의미는 체내에 과다한 지방이 축적된 상태를 말한다. 체중이 많이 나가는 것이 문제가 아니라 지방이 너무 많이 축적된 것이 문제이다.

이러한 체지방을 측정하는 방법에는 여러 가지가 있다. 그 중에서 오늘날 가장 많이 활용되고 있는 비만도 측정법은 체질량지수(Body Mass Index)로 판단하는 것이다. 체질량 지수는 구하기도 쉽고 비교적 체지방률을 정확히 반영할 수 있어 비만도를 측정하는 데 있어 가장 많이 활용된다.

구하는 공식도 간단하다. **체중(kg)을 신장(m)의 제곱으로 나눈 값**이다. 도식으로 표현하면 다음과 같다.

$$\text{체질량 지수(BMI)} = \frac{\text{체중(kg)}}{\text{키(m)} \times \text{키(m)}}$$

예를 들어보자. 만약 신장이 170cm이고 체중이 82kg인 사람의 체질량 지수는 얼마나 될까? 체질량 지수를 구하는 공식에 대입해보자. 먼저 체중 82kg을 신장(m)의 제곱(1.7×1.7)인 2.89로 나누면 28.4가 된다. 이것이 바로 체질량 지수이다.

그렇다면 이 사람은 과연 비만일까? 아닐까? 판정은 다음을 참고해보자.

☞체질량 지수로
내 몸의 비만도 알아보는 법

· 체질량 지수(BMI)가 18.5kg/㎡ 이하일 때 : 저체중

· 체질량 지수(BMI)가 18.5~25kg/㎡ 이하일 때 : 정상

· 체질량 지수(BMI)가 25~29.9kg/㎡일 때 : 과체중

· 체질량 지수(BMI)가 30~39.9kg/㎡일 때 : 비만

· 체질량 지수(BMI)가 40kg/㎡ 이상일 때 : 고도비만

이상에서 알 수 있듯 체질량 지수가 30 이상이면 비만으로 정의하고 있다. 달리 표현하면 체질량 지수가 27 이상이면 이때부터 적극적인 비만 치료를 시작해야 한다는 의미로 받아들여야 한다. 체질량 지수가 이 정도 되면 당뇨병이나 고혈압, 심장병 등 각종 성인병에 걸리기 쉬운 상태가 되기 때문이다.

※ 비만도를 측정하는 데는 이외에도 몇 가지 방법이 더 활용되고 있다.
이를 소개하면 다음과 같다.

혹시 나도 비만인?
체크하는 검사법

⊙ **혈관노화 검사** – 혈관 내 콜레스테롤의 수치와 혈관 내막이 두꺼운지를 확인하는 검사로 다이어트 방법을 정하는 데 도움이 된다.

⊙ **자율신경 검사** – 비만은 스트레스가 큰 원인이 되기도 하기 때문에 자율신경 검사로 파악해 보는 것이 좋다.

⊙ **혈당검사** – 우리 몸에 지방을 축적시키는 인슐린의 정상적인 분비 여부도 혈당검사로 파악이 가능하다.

⊙ **진맥** – 한의학에서는 진맥을 통해 상태를 좀더 세심히 알아보기도 한다. 오장육부의 허실과 기와 혈의 부족 유무를 파악하여 몸 속에 문제가 있는 부분을 진맥을 통해 진찰한다.

많은 사람들은 뭐가 좋다고 하면 자신의 상태와 관계없이 다이어트를 하곤 하는데, 정말로 제대로 된 다이어트를 하기 위해서는 자신의 상태를 잘 파악하는 것이 가장 중요하다 할 것이다.

혹시 검사 과정이 귀찮은 과정이라고 생각할지 모르지만 사실은 가장 중요한 부분이다. 몸을 살리며 다이어트를 한다는 것은 육체와 정신을 건강하게 한다는 것인데, 그러기 위해서는 현재 내 몸 상태를 정확히 아는 것이 중요하다.

 내 몸을 살리는 다이어트

이런 증상 나타나면
비만증 의심해보세요!

눈으로 보기에 뚱뚱하다거나 말랐다거나 하는 것은 지극히 주관적인 기준이다.

가장 정확한 비만도 측정은 내 몸이 보내는 신호를 참고로 하는 것이 좋다.

혹시 내 몸이 비만인지, 아닌지 하는 문제는 누구나의 관심사이다. 눈으로 보기에 뚱뚱하다거나 마르다거나 하는 것은 주관적인 기준이 되기 때문에 종종 오류를 범하는 경우가 있다.

그래서 비만도를 측정하는 각종 방법을 동원해보기도 하지만 그보다 좀더 확실한 방법은 내 몸의 하소연에 귀를 기울이는 것이다.

내 몸이 보내는 신호를 결코 무시해선 안 된다. 내 몸의 비만도를 알 수 있는 어떤 정확한 공식이 있다 하더라도 내 몸이 보내는 신호만큼 정확하지는 않을 것이다.

가벼운 정도의 비만증인 경우는 두드러진 증상이 없다. 다만 자신의 체중이 다소 늘어났다는 느낌과 함께 행동이 다소 둔해졌다는 것을 느낄 뿐이다. 그러나 중간 정도의 비만증인 경우는 조금 특이한 반응을 나타낸다. 한 조사에 의하면 중간 정도의 비만증인 경우 더위를 많이 타는 증상이 32% 정도 되고, 또 땀을 많이 흘리는 경우가 51%를 차지하는 것으로 집계됐다.

또 조금 움직이고 활동을 하면 숨이 차 오르는 경우가 51%로 나타났고, 음식을 많이 먹어도 쉽게 배가 고픈 경우는 62%인 것으로 드러났다. 특히 움직이기를 싫어하는 경우는 51%를 차지하는 것으로 나타났다. 이 같은 연구 결과를 바탕으로 중간 정도의 비만증일 경우 나타나는 증상을 요약하면 다음과 같다.

- **숨이 차다 :** 움직이기만 하면 숨이 차고 심지어 쉬고 있을 때도 무기력하고 숨이 차 오르며 잠자기를 좋아하는 경향이 있다.

- **가슴이 두근거린다 :** 이 같은 증상은 움직이면 더욱더 심해지고 가슴속이 답답하고 숨이 막히는 듯한 느낌이 든다.

- **허기를 참지 못한다 :** 식욕이 항진되어 있어 허기를 참기 어려워진다. 여성의 경우는 월경이 불순해지거나 폐경, 불임증 등도 나타나게 된다. 남성은 성기능장애, 발기부전, 성욕감퇴, 불임 등 성기능에 이상이 나타날 수 있다.

- **많이 먹어도 배가 고프다 :** 헛배가 부르고 변비가 있다. 단음식과 육류를 좋아한다. 땅콩, 초콜릿 등 군것질을 즐긴다. 맥주와 당도가 높은 음료수를

좋아한다. 햄버거, 포테이토칩 등 패스트푸드를 좋아한다.

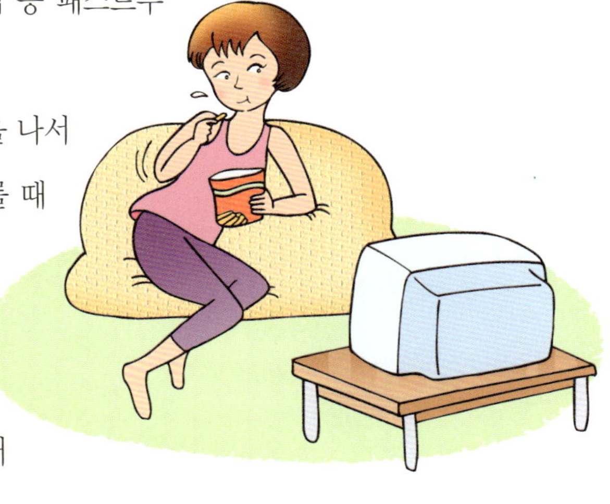

- **활동하기를 싫어한다 :** 집을 나서면 차를 이용하고 계단을 오를 때는 엘리베이터를 탄다. 드러누워서 TV를 시청하고 컴퓨터 게임을 하거나 앉은 채 몇 시간 동안 컴퓨터를 즐기며 움직이지 않는다.

- **더위를 두려워하고 땀이 많이 난다 :** 체력을 많이 소모시키는 노동은 견뎌낼 수 없고 활동을 약간이라도 하게 되면 곧 피로해지고 무기력하게 된다. 움직이기만 하면 숨이 차 오르고 계단을 오를 때도 숨이 차고 가슴이 두근거리며 걸음을 옮기기가 어렵다. 심지어 땀을 뻘뻘 흘리며 가쁜 숨을 몰아쉬게 되고 허리와 다리가 아프기도 하다.

- **잠자기를 좋아한다 :** 일부 비만증 환자인 경우 앉기만 하면 잠에 빠지고 다른 사람과 대화를 하는 중에도 잠을 자는 경우가 있다. 밤에 잠을 잘 때는 호흡이 일순간 멎게 되는 증상이 자주 있고 코를 심하게 골기도 한다.

- **일상생활을 하기가 힘들다 :** 신발 끈을 매기가 힘들고 화장실에서 허리 굽혀 일을 볼 때도 힘이 든다. 심지어 목욕하고 옷 입는 것조차 어려워진다.

- **늘 어지럽고 머리가 뻐근하다 :** 두통도 심하고 지능이 감퇴되면서 반응이 둔해진다.

• **월경량이 줄어들고 불규칙하다 :** 심지어 폐경도 있게 되며 남성은 성기
능장애, 발기부전 등이 있을 수가 있다. 이외에도 허리와 등에 시큰한 통증
이 있고 무릎관절이 시큰거리며 아프기도 한다.

② 중증 비만증일 때

일반적으로 중증 비만에서는 배가 불룩 튀어나오고 피부
색깔의 변화에 주의를 기울여야 한다. 특히 중증 비만증 어
린이의 경우 절반 이상은 목과 겨드랑이 밑, 사타구니 부위
의 피부가 검게 변하는 현상이 나타난다. 중증 비만인 경우
가장 흔히 나타나는 신체상의 증후를 소개하면 다음과 같다.

• **얼굴이 둥글어지고 목 부위가 굵어진다 :** 전신비만이 나타나거나 상반
신 비만, 또는 배가 튀어나오고 허리가 둥글며 엉덩이가 크다.

• **유방이 비대해진다 :** 특히 남자 청소년인 경우 젖가슴이 비대해지거나 성
기가 짧고 작아지는 현상이 나타나기도 한다.

• **얼굴색이 어둡고 검다 :** 중증비만인 경우 얼굴색이 어둡고 검다. 입술이
자주색이 되기도 한다.

• **주름 잡힌 피부에 물집이 생긴다 :** 피부의 주름 잡힌 곳이 서로 부딪쳐
상처가 생기거나 심지어 출혈이 나타날 수도 있다. 특히 허벅지가 유난히
굵은 사람인 경우 걸을 때 다리 근육이 서로 부딪치면서 피부가 손상되기도
한다.

• **피부의 색이 검어진다 :** 목 부위, 겨드랑이 밑, 팔꿈치, 사타구니, 배꼽부

위, 항문, 회음부와 손목부위 등 피부의 주름 잡힌 곳의 색이 검어지거나 거
칠어진다.

- **하체에 부종이 나타난다 :** 심한 경우 정맥이 불룩 튀어나오기도 한다. 혈
액순환이 잘 안됨으로써 발목 관절 부근의 피부가 검은색을 띠게 된다.

- **반듯하게 누워 잠자기가 불편하다 :** 심·폐 합병증을 가진 비만증인 경
우는 반듯하게 누운 상태로 잠을 잘 수가 없다. 심지어 밤중에 앉아서 잠을
자야 하는 경우도 있는데 이는 심장 기능이 극도로 쇠약해지기 때문이다.

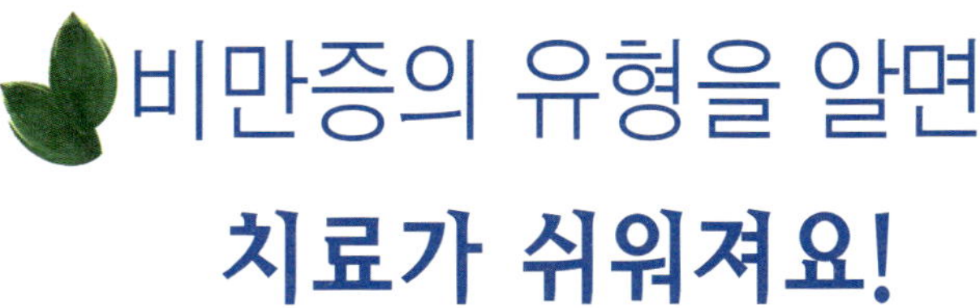

비만증의 유형을 알면
치료가 쉬워져요!

혹시 많이 먹어서 생긴 비만일까? 아니면 질병에 의한 비만일까?

비만에 대한 정확한 유형을 알면 치료 또한 훨씬 쉬워진다.

내 비만은 어떤 원인에 의해 발생했는지 체크해보자.

발병 원인에 따라…

▶ **단순성 비만 :** 단순성 비만은 가장 흔한 비만증 중의 하나이다. 총 비만환자의 99% 가량을 차지하고 있다. 그 발병 원인은 내분비와 대사성 질병에 의해 유발된 것이 아니다. 주로 체질과 먹는 음식의 양과 밀접한 관련이 있다.

우선 체질과 비만의 관계부터 알아보자. 우리는 종종 "나는 물만 먹어도 살이 찌는 체질이야."라는 말을 하곤 한다. 남보다 별로 많이 먹는 것 같지 않은데 유독 나만 살이 찌는 것 같은 느낌. 당사자 입장에서 보면 이만큼 억울한 일도 없을 것이다.

이럴 경우 생각해볼 수 있는 것이 첫째 체질성 비만이다. 일반적으로 체질성 비만은 아기 때부터 비만해지기 시작하여 사춘기가 되어도 영양의 과잉으로 비만은 계속된다. 이 경우는 가족력이 주로 있다. 또 지방세포의 증식과 비대는 모두 전신성으로 분포하게 되므로 사실 살을 빼기가 쉽지 않다.

둘째 먹는 음식의 양과 관련이 깊은 비만은 성인기에 주로 발병하는 비만이다. 즉 20세에서 25세가 지나면 비만해지기 시작하는 것으로 대부분 음식을 많이 먹지만 활동이 적음으로써 유발되는 것이다.

이럴 경우 지방세포는 비대하게만 나타날 뿐 지방세포의 증식은 없다. 또 지방은 대부분 몸체에 분포돼 있다.

▶ **질병에 의한 비만 :** 대부분 내분비의 혼란 또는 대사장애 등 어떤 특정한 질병에 의해 유발된 것으로 비만은 이들 질병의 중요한 증상 중의 한 가지에 불과하다. 주로 뇌하수체 기능 이상이나 갑상선기능 감퇴, 부신피질 기능 항진증 등이 있을 경우 많이 발생하는데 이 경우는 비만환자 중 1% 정도에 불과하다.

▶ **약물 부작용에 의한 비만 :** 주로 류마티스나 천식 등의 질병을 치료할 때 부신피질호르몬류의 약물을 복용했거나 정신병 등을 치료할 때 약물을 복용한 뒤에는 모두 비만이 유발될 수 있다.

CT검사를 이용하여 비만인의 복부 지방의 분포상황에 따라 비만을 내장지방이 많은 ▶ **내장형 비만**과 피하지방이 많은 ▶ **피하형 비만**으로 나눌 수 있다. 이를 요약하면 다음과 같다.

▶ **내장지방형 비만 :** 이 유형의 가장 큰 특징은 피하지방은 매우 얇지만 내장 부분은 비후하고 내장 속에 대량의 지방이 쌓여있는 것이다. 지방 에너지는 쓰고 남은 에너지를 저장하고 비축하는 작용이 있다. 이는 곧 은행처럼 지방 속의 내장지방과 피하지방이 마치 자유저축과 정기저축예금과 같은 것이다. 피하지방은 정기저축으로서 오직 긴급한 상황에서만 꺼내 사용하게 되어있다. 그런 반면 일반 자유저축과 같은 내장지방은 수시로 빈번하게 꺼내 사용하는 것이다. 그래서 내장지방이 많아지면 지방분해로 생겨나는 유리지방산이 많아지게 된다. 유리지방산은 곧바로 인체의 화학공장인 간장 속에 들어가서 많은 대사과정과 연계가 된다. 그런데 문제는 우리 몸에 유리지방산이 너무 많아지면 대사이상을 일으키게 된다는 것이다.

그러나 피하지방이 분해되면서 생겨나는 유리지방산은 큰 문제를 일으키지 않는다. 혈관 속에 들어간 뒤에야 간장 속으로 들어가게 되는데 간장 속에 들어가기 전 대부분 근육 조직에 의해 이용되기 때문이다. 그러므로 인체 대사에 미치는 영향은 매우 미미하다고 할 수 있다. 그래서 내장비만이 무서운 것이다.

이러한 내장비만 여부를 판단하려면 엄격하게 말해서 CT 검사를 시행해야 한다. 그러나 외관상으로 볼 때 배가 불룩 나온 사과형 비만이거나 배형 비만일 때는 의심해보는 것이 좋다.

설사 비만이라고 할 수 없고 겨우 허리둘레만 굵어졌다 하더라도 이 역시 내장 비만에 속할 가능성이 크다는 것을 염두에 두자. 이러한 내장형 비만은 반드시 개선시켜야 한다.

▶ **피하지방형 비만 :** 일반적으로 본다면 피하지방형 비만은 미용을 해치는 적이 될 뿐 잠재적인 장애는 없다. 그러나 장기간 동안 비만한 상태가 계속된다면 심장이나 관절에 부담을 줄 수 있기 때문에 성인병의 유발 원인이 될 수 있다. 따라서 비록 피하지방형 비만일지라도 그대로 방치해서는 안 된다.

체형에 따라…

우선 거울 앞에서 자신의 전신을 비추어보자. 일반적으로 복부비만을 사과형 비만이라고 부른다. 그런 반면 아랫배 부위와 엉덩이 부위의 비만은 배형 비만이라고 부른다.

그런데 문제는 비록 같은 비만이지만 비만이 나타나는 부위에 따라 성인병의 발병 여부와도 밀접한 관련을 맺고 있다는 사실이다. 이는 프랑스 의학자에 의해 밝혀졌다. 이 연구 결과에 의하면 지방이 상반신에 축적돼 있는 사과형 비만은 배형 비만보다 당뇨병은 물론 각종 성인병에 더 잘 걸린다는 것이다. 그 특징을 요약하면 다음과 같다.

▶ **사과형 비만 :** 지방이 주로 복부에 축적돼 있기 때문에 맥주배라고도 부른다. 허리와 엉덩이 둘레의 비율이 남성은 1이고, 여성은 0.8 이상이면 곧 사과형 비만에 속하므로 성인병에 대해 각별한 주

의를 기울여야 한다. 사과형 비만은 대부분 내장지방형으로 되어 있다.

▶ **배형 비만 :** 지방이 주로 아랫배, 둔부, 허벅지 등의 부위에 축적돼 있고 여성들에게 많다. 외관상으로 허리와 둔부 둘레의 비율이 약 0.7 이하가 된다. 배형 비만은 대부분 피하지방형으로 되어 있다.

지방조직의 형태에 따라…

지방조직의 세포수와 세포 크기에 의한 분류이다. 이는 대사이상이 지방세포의 크기를 변화시킨다는 사실에 그 근거를 두고 있다. 지방조직의 형태는 지방세포의 증식능력과 비만의 발생시기와 관련이 깊다.

이러한 지방조직의 형태에 의한 분류는 지방세포 증식형과 지방세포 비대형, 그리고 혼합형으로 세분할 수 있다.

▶ **지방세포수 증식형 :** 지방세포의 크기는 정상인데 세포수의 증가에 의한 비만이다. 이런 형태의 비만은 주로 유아기나 소아기에 주로 시작된다. 일반적으로 표준체중의 75%를 넘는 사람에게서 지방세포 증식형 비만을 많이 볼 수 있다.

특히 지방세포 증식기인 4~11세 사이에 과다한 양의 에너지가 공급되면 지나치게 지방세포의 수가 많아져 일생동안 남게 되고 또 성인비만으로도 이어진다.

따라서 소아기 때의 비만은 지방세포의 수가 많아지는 증식형 비만의 형태이므로 각별한 주의가 요구된다. 자칫 잘못하여 지방세포의 수가 많아지면 평생동안 비만할 확률이 높기 때문이다. 무엇보다 소아기 때부터 비만한 경우는 치료를 해도 지방세포의 크기만 줄어들 뿐 지방세포의 수는 줄일 수 없으므로 재발이 잘 되는 경향이 있다.

▶ **지방세포 비대형** : 지방세포수의 증가보다는 지방세포 크기의 증가에 의한 비만이다. 성인기에 주로 발생하는 비만형태라 할 수 있다. 성인이 된 후 비만해지는 것은 대부분 지방세포가 커지고 그 안에 과다한 양의 중성지방이 함유돼 있다.

이러한 지방세포 비대형 비만은 치료시 효과도 빠르고 재발의 위험성도 비교적 적다. 그대로 방치해두면 고지혈증, 고혈압, 관상동맥질환과 같은 대사성 질환을 일으키기 쉬우므로 그 치료는 빠를수록 좋다.

▶ **혼합형 비만** : 지방세포의 크기 증가와 세포수의 증가가 함께 나타나는 비만의 유형이다. 성인이 된 후 비만해졌더라도 체지방량이 30kg을 넘으면 지방세포가 커지다 못해 분화하게 된다. 이렇게 되면 지방세포의 크기도 커지고 그 수가 증가하는 혼합형의 형태를 나타내게 된다. 이때는 체중 조절을 해도 지방세포의 크기는 1/2 가량 줄일 수 있지만 이미 늘어난 지방세포의 수는 감소시키지 못하므로 치료하기가 매우 어렵다.

이러한 혼합형의 비만은 고도 비만에서 많이 볼 수 있다.

▶ **소아기 비만** : 소아나 사춘기에 주로 나타나는 비만형태이다. 소아기 비만은 유전의 영향을 많이 받는다. 특히 소아기 비만은 지방세포의 수가 늘어나기 때문에 성인기까지 지속되는 경

우가 많다. 따라서 소아기 비만은 반드시 소아기 때 치료해야 한다.

소아기 비만이 시작되는 시기는 출생 후 첫 1년 간과 4~11세 사이이다. 이때는 비만해지지 않도록 각별히 조심해야 한다.

▶ **성인비만 :** 비만환자 중 $\frac{3}{5}$는 주로 성인기에 발생한다. 이러한 성인비만은 연령과 생리적인 시기와 밀접한 관계가 있다.

여성의 경우를 예로 들어보자. 여성들의 경우는 대부분 임신 중에 과도한 지방이 축적되는 경우가 많다. 폐경기도 체지방의 증가와 밀접한 관련이 있다. 남성의 경우는 20대 후반에서 30대 초반 결혼과 더불어 비만이 되기 쉽다.

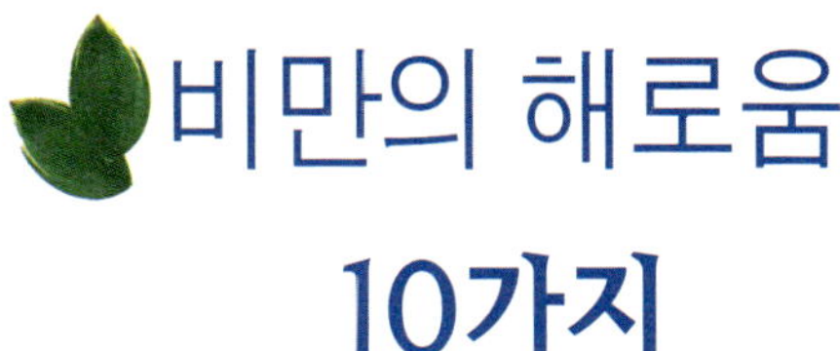비만의 해로움 10가지

비만은 인류의 건강을 위협하는 큰 적이다.

우리 몸에 크고 작은 해로움을 유발하기 때문이다. 일상생활뿐 아니라 살고 죽는 문제까지 관여

하고 있어 오늘날 비만은 현대인이 반드시 해결해야 할 공공의 적이 되고 있다.

비만은 그 역사가 장구한 부자병이다. 문제는 비만이 우리 몸에 크고 작은 해로움을 준다는 데 있다. 우리 인체는 섭취한 칼로리가 소모량보다 많으면 남은 칼로리는 곧 지방 형태로 전신 곳곳에 비축된다. 세계보건기구(WHO)에 따르면 "비만은 지방과다 축적으로 건강과 평상시 생활에 영향을 미치는 상태"라고 정의를 내리고 있다.

현대 의학적 관점에서 본다면 표준체중에서 20%를 넘거나 체질량지수가 28을 넘으면 비만으로 보고 있다. 이러한 비만은 오늘날 인류의 건강을 위협하는 큰 적이 되고 있다. 그 해로움은 다음과 같다.

① 생활과 일에 영향을 미친다

뻔한 이야기이지만 비만은 체형과 외모, 생활의 질, 그리고 일의 효율성에까지 그 영향을 미친다. 무엇보다 건강장수의 큰 적이다. 따라서 비만은 반드시 치료해야 한다. 세계 의학계도 비만 해결을 위해 연구실 불을 밝히고 있다.

비만이 불러오는 크고 작은 폐해들 때문이다. 우선 비만은 일상생활에 큰 영향을 미친다. 일례로 직장에서 차별을 받는 경우도 허다하다. 뚱뚱한 사람은 비교적 게으르고 첫인상도 좋지 않다며 채용을 꺼리는 경우가 비일비재하기 때문이다.

생활을 하는 데도 큰 불편을 준다. 옷을 입어도 맵시가 나지 않는 것은 물론 목욕을 하는 것도, 화장실 이용도 힘들고 불편하다.

② 통증을 유발한다

최근에 밝혀진 바에 의하면 과도한 비만은 통증성 비만 종합증에 잘 걸리는 것으로 밝혀졌다. 이는 주로 자발성 통증을 유발하는 것으로 여성에게 주로 발병한다. 특히 폐경기에 주로 발생한다. 그 독특한 증상은 아무런 경고도 없이 극심한 통증이 나타나게 된다. 마치 바늘로 찌르는 것 같이 아프다.

일반적으로 관절 부위와 가까운 부위에서 비교적 두드러지게 나타난다. 발생할 때는 무기력과 피부감각이 감퇴되는 현상을 동반한다. 지금까지 그 발병 원인은 정확하게 밝혀내지 못하고 있다. 다만 내분비장애와 연관성이 있는 것으로 보고 있다. 그런데 유감스러운 것은 이 증상은 특별한 치료방법이 없다는 것이다. 열심히 운동하고 식이조절을 해서 비만을 치료하는 것이 최선이다.

③ 가슴이 두근거리고 숨이 차다

비만하면 신체가 우둔하고 행동이 느려질 뿐 아니라 조금이라도 움직이면 가슴이 두근거리고 땀이 나며 숨이 찬 것이 주된 증상이다. 왜 그럴까?

비만한 경우는 우리 몸 속에 지방이 대량으로 적체되어 있는 상태이다. 이렇게 되면 신체에 필요 없는 또 다른 부담을 주게 된다. 그 결과 산소의 소모량이 정상 체중인 사람보다 30~50% 정도 증가하게 된다. 그 결과 가슴이 두근거리고 숨이 찬 증상이 나타나게 된다.

또 하나의 이유는 흉곽벽에 너무 많은 지방이 침적되면 흉부 호흡근의 운동범위를 제한시켜 흉곽의 순응도가 낮아지기 때문이다.

지방이 복강 내에 축적되면 횡격막 근이 위로 치켜지면서 폐활량이 감소하게 된다. 또 폐 속의 지방조직도 점차 증가하게 되면 폐포의 환기기능에 영향을 미치게 된다.

다시 말해 비만인은 산소의 소모량 증가로 인하여 산소를 섭취하는 생리기능이 정상인보다 낮아지게 되는데 이때 활동량이 증가하면 호흡곤란 현상이 빠르게 나타나게 되는 것이다. 그러나 비만에 의해 유발된 숨찬 증상은 그리 무서운 것이 아니다. 그런데 만일 중증비만증으로 목 부위에 지방이 과다하게 축적되어 혀가 비대해지고 혀뿌리가 뒤로 처지면서 종종 호흡이 막히는 현상이 있게 되면 호흡곤란을 초래할 수 있다.

만일 이 상태가 계속되면 산소의 공급이 신체의 필요량을 채울 수 없게 된다. 그렇게 되면 이산화탄소가 우리 몸 속에 너무 오랫동안 정체됨으로써 산소부족을 초래하게 되고 심지어 목숨까지도 위태롭게 한다.

이에 대한 치료는 비만을 치료하는 것뿐이다. 음식을 조절하고 아침 공복 시에 운동을 하는 것이 좋다. 일단 체중이 뚜렷하게 감소되면 현저한 치료효과가 나타난다.

③ 대뇌기능에 영향을 미칠 수 있다

비만한 경우 일반적으로 기억력이 비교적 떨어지고 반응이 다소 둔해지게 된다. 또 쉽게 피로해지게 되는데 이는 당대사 이상과 지방대사 혼란으로 대뇌기능에 영향을 미치기 때문이다.

비만한 경우는 종종 혈당과 지혈이 유난히 높고 혈액점도가 증가하며 적혈구의 산소 운반능력이 떨어지는 경향이 있다. 그 결과 대뇌에 산소 결핍 현상이 나타나게 된다. 따라서 쉬 피로해지고 잠을 많이 자며 기억력이 감퇴된다.

또 고혈압과 뇌경색 등을 초래할 가능성도 높다. 내분비계통에도 이상이 나타나면서 고인슐린혈증에 따른 합병증이 유발될 수 있는데 이로 인해 뇌출혈이나 뇌경색이 발생되기도 한다.

④ 내분비 기능을 교란시킨다

비만은 내분비계통의 질병에 속한다. 그러나 대부분이 내분비 이상으로 유발된 것이 아니라 비만이 항상 내분비기능의 혼란을 일으키는 주범이다.

그 주요 원인은 비만이 인슐린을 자극하여 과다하게 분비하도록 했을 가능성이 있기 때문이다. 또 성호르몬 분비 이상을 일으켜 이에 상응하는 기능과 대사의 혼란을 빚을 수도 있다. 이상과 같은 증상들은 체중을 줄이면 저절로 개선이 된다.

⑤ 비만은 성생활에 영향을 미친다

비만 남성은 생식기관이 비록 정상일지라도 고환 호르몬의 수치가 유난히 낮아지게 된다. 비만 여성은 월경량이 매우 적어지고 불규칙해지거나 심지어 폐경과 다모증도 나타날 수 있다.

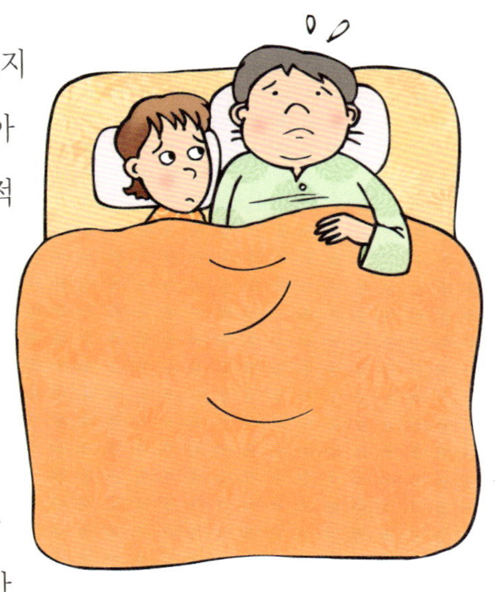

이러한 성호르몬의 분비 부족을 치료하려면 상당히 긴 시간을 필요로 한다. 따라서 자칫 잘못하면 성생활에 대해 흥미를 잃게 되는 수도 있다. 더군다나 비만 상태가 지속되면 결국에는 당뇨병이나 고혈압 등의 합병증도 유발시켜 성기능장애가 더욱 두드러지게 되는 것이다. 특히 고혈압을 치료하는 약 중에는 성기능에 영향을 미치기도 하는데 이렇게 되면 그야말로 설상가상이다.

그 뿐만이 아니다. 현대는 바야흐로 시각적인 세상이다. 날씬한 몸매를 선호한다. 사정이 이렇다보니 비만하면 이미 경쟁에서 열세이다. 연애나 결혼에서도 비교적 심한 불이익을 당하고 있다. 결혼을 한 상태에서도 마찬가지이다. 단지 뚱뚱한 외형 때문에 무의식 또는 의식적으로 받는 심리적인 스트레스는 상상을 초월한다. 그 결과 심인성 성기능장애가 나타나기도 한다.

과도한 비만인 경우 성생활을 함에 있어서도 제약이 따른다. 체위 선택도 어렵다. 특히 둔부나 허벅지, 복부의 지방이 과다한 상태라면 성생활에 방해가 되므로 성행위가 순조롭게 진행될 수가 없다.

그러다보면 성생활의 즐거움도 별로 느낄 수 없게 된다. 만일 남녀 모두 비만일 때는 이 같은 상황이 더욱 심하게 나타나게 된다. 게다가 비만은 종종 관절의 퇴화를 가속화시켜 성생활을 할 때 영향을 주게 된다. 설사 한쪽만 비만일지라도 역시 섹스 파트너에게 고통과 불편을 불러오게 된다.

⑥ 남성비만은 종종 불임증을 유발할 수 있다

한의학에서는 지나치게 비만한 경우 불임의 원인이 될 수 있다고 보고 있다. 남성만을 놓고 보더라도 이 같은 상황이 더욱 심하다. 그 원인을 살펴보면 두 가지가 있다. 현대의학의 연구에 따르면 지방조직이 남성호르몬과 여성호르몬에 변화를 일으키는 것으로 알려져 있다. 비만한 남성의 경우 남성호르몬은 갈수록 감소되고 여성호르몬은 날로 증가하게 된다. 여성호르몬의 비율이 조절을 상실하게 되면 성기능 저하, 성욕감퇴를 초래하고 심지어 발기부전으로 이어지기도 한다.

또 다른 이유는 지방이 대량으로 축적되면서 음부에 답답한 열이 적체되어 음낭의 열발산 기능에 영향을 미치기 때문이다. 특히 음낭 부위의 조직과 기관을 압박함으로써 고환을 들어올리는 근육의 힘을 약화시키면서 생식능력에 커다란 영향을 주게 된다.

> ☞ **고환의 열 발산 기능에 영향을 주게 되면…**

지방은 보온과 단열작용을 가지고 있다. 그런데 만일 남성의 음부에 지방이 너무 두꺼워지면서 음낭 부근에 보호망으로 형성되면 정상적인 열 발산 기능을 방해하게 된다. 그렇게 되면 일반적으로 체온보다 섭씨 2~5도 정도 낮은 온도를 유지하고 있는 고환의 온도가 올라가게 된다.

그렇게 되면 정자를 만들어내는 고환의 생산능력이 크게 저하되거나 정충의 활동능력에도 영향을 미치게 된다.

> ☞ **음낭 부위가 압박을 받게 되면…**

음부에 지방이 너무 많이 쌓여 있으면 음낭 속에 있던 고환이 지방에 떠밀려 복부로 들어가게 된다. 그 결과 고환 부위의 온도가 너무 높아지게 된다. 그렇게 되면 정자를 만들어내는 능력에 영향을 주게 된다. 그 뿐만이 아니다. 과다한 지방이 정액 통로를 압박하여 정액을 제대로 배출할 수 없게 만들기도 한다. 특히 혈관을 누르게 되면 고환에 혈액결핍으로 인한 생육불능을 초래할 수도 있다.

⑦ 여성 비만은 월경불순을 유발한다

여성비만은 불임증을 쉽게 유발하는 것 외에도 월경과 임신에도 영향을 미친다. 비만이 체내 호르몬의 분비와 균형에 영향을 미치기 때문이다. 그 결과 난소와 자궁기능의 조화를 잃게 하고 월경불순을 일으키게 된다. 심지어 폐경이 되기도 한다. 한 조사 보고에 의하면 월경이상 여성 가운데 43%가 비만증이 있고, 갱년기 이전에 폐경이 온 경우도 48%에 이르렀다고 한다.

만일 20세 이전부터 비만하면 그 폐해는 더욱더 크다. 월경이 불규칙할 뿐만 아니라 생식기와 유방, 발육 부전도 나타나고 제 2의 성의 징조가 뚜렷하지 않는 등 심각한 후유증이 나타날 수 있다. 여기서 발전하면 신경과 내분비계통에도 영향을 주면서 배란장애를 일으켜 불임을 초래하기도 한다.

실제로 한 조사 자료에 의하면 비만증인 여성의 경우 임신 연령대에서 임신이 안 되는 경우가 22.5%에 이르고 설사 임신이 되어도 임신성 고혈압이나 태아 위치 이상, 유산, 난산 등이 발생하는 빈도가 높은 것으로 밝혀졌다.

⑧ 소아비만은 성장발육에 영향을 미친다

소아와 청소년은 한창 성장발육의 중요한 시기에 놓여있다. 특히 자신의 외모에 유난히 많은 관심을 보이는 시기이기도 하다. 그런데 만일 이 시기에 뚱뚱하면 자존심에 심각한 타격을 받기 일쑤다. 소극적이 되고 외톨이가 될 수도 있으며 열등감에 괴로워하기도 한다.

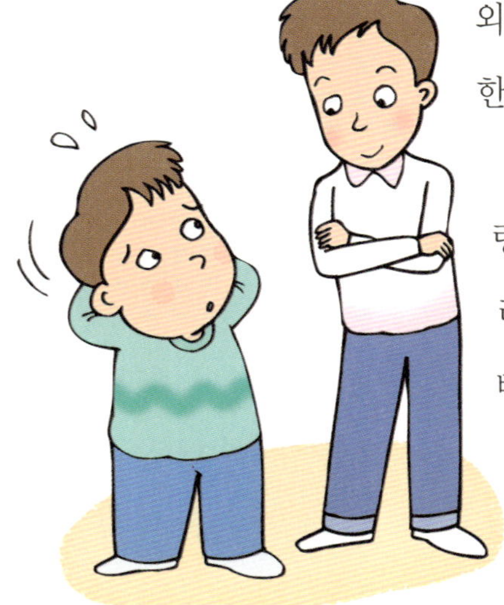

비만한 경우 골격 발육은 일반적으로 같은 연령층의 어린이에 비해 일찍 나타나게 된다. 그러므로 신장과 체중, 근육 등의 면에서 성장이 빠르다. 그러나 지방이 성호르몬의 정상적인 대사에 영향을 미치기 때문에 성장판이 앞당겨 닫혀버림으로써 종종 13~15세가 되면 성장이 멈추어버리는 경우도 많다. 따라서 그 이후부터는 더 이상 키가 자라지 않게 되거나 같은 연령의 아이보다 더디게 성장하게 된다.

일반적으로 본다면 지능에는 비만이 뚜렷한 영향을 미친다는 연구 결과는 없다. 그러나 성장기 과도한 비만증은 대뇌피질층 홈이 얇아지게 하고 틈 사이도 좁아지게 하므로 지능에도 영향을 줄 수 있다는 주장이 심심찮게 제기되고 있다.

그 뿐만이 아니다. 비만한 어린이의 경우 생식계통에도 영향을 미친다. 주된 현상은 성적으로 조숙하고 성기관 발육 불량과 성기능장애 등이다. 정상적인 어린이와 비교하면 비만한 여자 어린이는 종종 초경이 앞당겨지기도 하고 남자 어린이는 겨드랑이털, 음모와 수염의 발현이 비교적 빨리 나타난다는 보고가 있다. 그러나 3~4년이 지나면 이들 어린이의 발육은 마치 너무 빨리 타버린 숯불처럼 뒷심이 없게 된다.

따라서 사춘기에 접어들면 도리어 발육이 늦어지고 성기능 저하, 월경불순 등이 나타나고 심지어 불임 등의 증상이 나타나기도 한다.

이로써 알 수 있는 것은 성장은 빠를수록 좋은 것이 아니라는 사실이다. 물론 모든 비만증 어린이에게 나타나는 현상은 아니지만 한 가지 분명한 것은 비만이 아이의 성장에 미치는 영향은 결코 긍정적이지 않다는 것이다.

⑨ 비만은… 암 발생과도 연관이 깊다

임상 병리학에 의하면 과다한 칼로리를 섭취하면서 체중이 표준치를 훨씬 초과한 경우 결장암, 직장암, 담관암 등에 걸릴 확률이 높아진다는 것이다.

여성의 과도한 비만은 또 유방암과 난소암, 자궁내막암 등에 걸릴 확률을 높이는 것으로 밝혀져 있다. 남성의 전립선암도 비만과 밀접한 관련이 있는 것으로 드러나 있다. 그 이유는 뭘까?

우선 비만한 사람의 대장 근막에 과다한 지방이 적체되면 장관이 정상적으로 움직이며 운동을 할 수가 없게 된다. 그 결과 음식을 제대로 소화시킬 수 없고 흡수와 배설도 잘 이룰 수가 없게 된다. 그렇게 되면 처음에는 변비가 생기고 결국에는 대장 내의 독소가 점점 더 많이 축적되면서 발암물질이 된다. 그 결과 결장암이 생기고 직장암을 유발하게 된다. 여성의 경우 갱년기가 지난 후 과다한 호르몬을 보충해도 역시 자궁내막암에 걸릴 위험성이 커진다.

⑩ 마른 사람은 비교적 장수한다

일괄적으로 마른 사람이 장수한다고 단정할 수는 없지만 그동안의 연구 결과에 의하면 비만한 사람의 수명이 마른 사람에 비해 확실히 짧은 것으로 나타났다.

한 통계에 의하면, 40~49세 연령군 가운데 정상 체중을 30% 이상 초과할 경우 남성의 사망률은 42% 정도 높아지고 여성의 경우는 36% 정도 높아진다는 연구 결과가 발표되기도 했다.

그 뿐만이 아니다. 50세 이후 각종 질병에 걸릴 위험성과 사망률도 유난히 높은 것으로 드러났다. 비만한 경우 심혈관질병이나 고혈압, 당뇨병, 뇌졸중, 담석증과 신장병 등 각종 질병에 잘 걸리는 것이 주요 원인으로 파악되고 있다.

한 조사에 의하면 비만한 경우 관상동맥심장병에 걸릴 가능성이 정상인보다 무려 5배나 높다는 것이다. 발병 연령 또한 7~8년이나 앞당겨지고 고혈압에 걸릴 가능성도 높아 8배나 이르고, 담석증은 3배나 높게 나타났던 것이다. 특히 당뇨병의 발생과도 밀접한 관련이 있는 것으로 밝혀졌다.

비만하면 피하 근육과 간장 내의 지방이 증가하고 당원의 이용률이 도리어 내려가면서 혈당이 올라가기 때문이다. 그래서 비만한 경우 당뇨병의 발병률이 정상인의 3~7배나 높아지는 것으로 밝혀졌다. 이밖에도 체중의 증가는 일부 관절의 퇴행성 변화를 앞당기기도 한다.

그러므로 평소 비만을 예방하고 이상적인 체중을 유지하는 것이야말로 각종 질병의 발생을 줄이고 사망률을 낮추며 노화를 더디게 하는 최선의 비결이 될 수 있다.

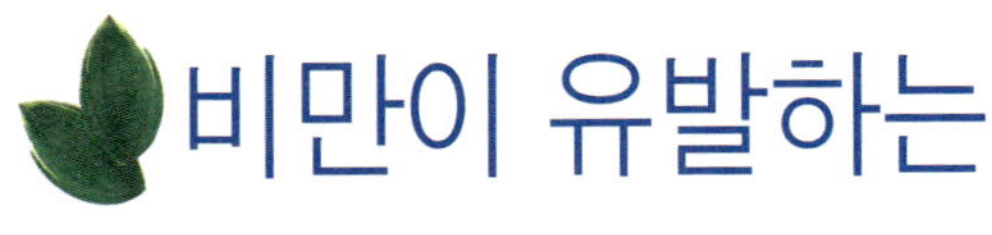 비만이 유발하는 합병증 13가지

비만이 무서운 것은 다양한 합병증을 유발하기 때문이다.

고혈압, 당뇨병, 통풍, 담석증 등 그 영향이 미치지 않는 곳이 없다. 특히 비만은 각종 암 발생에

도 깊이 관여하는 것으로 드러나면서 반드시 정복해야 할 이 시대 지상과제가 되고 있다.

비만증에서 흔하게 볼 수 있는 합병증은 참으로 많다. 고혈압, 당뇨병, 고지혈증, 지방간, 담석증, 통풍, 류마티스 관절염 등 그 영향이 미치지 않는 것이 별로 없다.

자궁암이나 유방암, 결장암, 전립선암, 신장암의 발병률과도 밀접한 관련을 맺고 있다. 서로 영향을 주고 받으면서 병의 직접적인 원인이 되기도 하고 또 증상을 악화시키는 주범이 되기도 한다. 그 중에서 비교적 흔하게 발생되는 비만의 합병증을 소개하면 다음과 같다.

　***당뇨병**은 혈중 포도당의 양이 증가
하면서 혈관과 신경에 장애가 나타나
는 일종의 질병이다. 이 또한 비만과는
밀접한 관계가 있는 성인병이다.

　음식 속의 당분은 소장에서 흡
수된 뒤 포도당으로 전환되어 인
체의 가장 중요한 에너지 공급원이 된다.

　혈액 속의 포도당은 근육활동에 필요한
에너지를 공급하고 남은 것은 간장 또는 지
방조직 속에 저장된다. 이때 포도당의 이용과 저장 과정 중에서 가장 중요한 핵심
요소는 췌장에서 분비되는 인슐린이다.

　우리가 식사 후 혈당치가 올라가면 혈액 속의 포도당 농도가 증가된다. 그렇게
되면 바로 췌장에서 분비해내는 인슐린이 나서서 이를 이용하고 저장시키는 일을
하게 된다. 그러므로 식사 후 조금 지나면 혈당치가 내려가게 된다.

　그런데 비만한 경우 신체 면적이 비교적 넓기 때문에 필요로 하는 열량도 많아
지고 게다가 대다수 비만인이 많이 먹기 때문에 식사량이 비교적 많거나 군것질
을 많이 하게 된다. 그렇게 되면 췌장은 힘들어진다. 계속 일을 해야 충분한 인슐
린을 공급할 수 있기 때문이다. 그런데 이 상태가 장기화되면 췌장 기능에 이상이
생길 수도 있다. 쇠약해지고 고갈상태가 된다.

　이렇게 되면 인슐린의 저항작용이 나타나면서 인슐린 분비 부족을 일으키게 된

다. 그 결과는 자못 심각해진다. 인슐린이 정상적인 작용을 할 수가 없게 되면서 혈액 속의 포도당이 효과적으로 이용되지 못하게 되고 전환하고 저장하는 기능 또한 문제가 생기게 된다. 그 결과 혈당치가 조절되지 않아 올라가게 된다. 특히 내장지방형 비만증인 경우 문제가 심각해진다. 췌장 자체에도 지방이 가득차 있어 활성화가 부족하면 그 상태는 더욱 심해지기 때문이다. 그 결과 혈당 수치는 계속 올라가면서 당뇨병이 되는 것이다.

이때 환자는 반드시 인슐린을 공급받아야만 췌장에서 분비되는 인슐린의 부족분을 보충할 수 있고, 그래야만 신체기능의 정상적인 작동 또한 유지시킬 수가 있는 것이다.

그런데 만약 그렇지 못하여 당뇨병이 발생했을 때 이를 제때에 치료하지 않으면 신장병이나 동맥경화, 망막증 등 여러 가지 합병증을 일으키기도 한다.

***동맥경화**는 심근경색, 뇌졸중을 일으킬 뿐 아니라 심지어 이로 인하여 사망에 이르게도 하는 원인 중 한 가지이다. 우리들의 혈관은 원래 부드럽고 유연하다. 또 탄력이 풍부하고 혈관내벽은 굉장히 매끄럽다. 그 결과 혈액은 원활하고 순조롭게 술술 잘 흐르게 된다.

그런데 만일 음식을 섭취하는 양이 많으면서 운동을 하지 않거나 비만으로 인해 혈중 지방이 증가하면서 혈관 속 여기저기에 퇴적되면 혈관벽이 점차 두꺼워지고 딱딱해지게 된다.

이렇게 되면 콜레스테롤과 혈소판 등이 그 위에 달라붙으면서 덩어리가 형성된다. 그 결과 혈관이 좁아지고 혈액의 흐름이 막히게 된다. 이렇게 된 상태를 동맥경화라고 한다.

동맥경화가 진행되면 심장으로 통하는 혈관이 막히게 되어 심근경색이 나타나고 뇌로 통하는 혈관이 막히게 되어 뇌혈전이 발생하게 된다. 또 동맥이 경화되고 약해지면서 뇌혈관이 파열되어 출혈이 있으면 이는 곧 출혈성 뇌졸중이 된다.

특히 동맥이 경화되고 혈관의 탄력이 감소된 데다 혈압이 올라가면 동맥의 약해진 부분이 불룩 솟아올라 동맥혹을 형성할 가능성도 있다. 이것도 일단 파열되어 출혈이 발생하면 역시 생명을 위협하게 된다. 혈관이 굳어지고 경화되는 과정은 전혀 알지 못하는 상태에서 진행되므로 평소에는 아무런 증상이 없고 뚜렷한 징조도 나타나지 않는다. 종종 혈관이 상당히 심하게 막힌 뒤 갑자기 심한 증상이 나타나고서야 돌이킬 수 없는 후회를 하게 된다. 그러므로 과도한 비만은 최대한 예방해야 한다.

***내장지방증후군…** 동맥경화의 주요 원인은 지방과 저밀도 콜레스테롤의 과다 축적과 운동 부족, 정신적 긴장이나 스트레스 등이 원인이다.

그 중에서 내장지방형 비만도 중요한 원인 중 한 가지이다. 그동안의 연구 결과에 의하면 내장도 지방에 에워싸이면 활동력과 정상적인 기능이 저하되는 것으로 밝혀졌다.

일단 인슐린 분비 부족과 고지혈증, 고혈압이 합병증으로 발생하면 임상에서 이를 인슐린저항종합증으로 부른다. 이러한 상황이 계속해서 악화되어가면서 여러 방면의 대사이상을 일으키게 되어 당뇨병과 동맥경화증을 유발하게 될 때는 대사증후군과 내장지방증후군이 된다. 이들은 모두 혈관의 노화를 가속화시켜 더욱 많은 질병을 유발하는 악순환을 초래한다.

***심근경색…** 우리의 심장이 쉴새없이 박동하면서 혈액을 전신으로 보내려면 심장을 에워싸고 있는 관상동맥에 충분한 산소와 영양의 공급이 있어야만 가능하다.

그런데 만약 이러한 관상동맥이 막히게 되면 의학적으로 관상동맥성 심장병이라고 하는데 바로 관상동맥이 유발시킨 심장병이다. 막힌 상태가 심하게 되면 심근에 산소결핍, 혈액결핍을 초래하여 계속 박동할 수가 없게 되는데 이를 심근경색이라고 한다. 급성으로 발생하면 30분 이내에 사망하게 되는 무서운 질환이다. 일반적인 상황 아래서 관상동맥 심장병은 두드러진 증상이 없다. 다만 정신적으로 흥분되고 마음이 긴장되거나 격렬한 운동을 약간만이라도 하면 심장이 격렬하게 뛰므로 많은 양의 산소와 혈액이 필요하게 된다.

그러나 혈관 내부 통로가 좁아져 혈액이 원활하게 흐를 수가 없거나 때때로 막혀서 통과가 안될 때는 가슴에 통증이 나타나게 된다. 그런데 일단 진정이 되면 통증도 완화된다. 이런 환자는 혈관확장제와 초산글리세린 약제 등을 항상 휴대하여 발작할 때 응급조치로 복용해야 한다. 관상동맥성 심장병이 그리 심한 경우가 아닐 때는 풍선확장술 등의 방법으로 치료하면 된다.

그런데 만일 상당히 심하게 막히고 심지어 경미하게 심근경색 증상이 나타났다면 심장혈관수술을 받을 수밖에 없다. 가장 중요한 것은 만일 심근경색이 발생하면 가장 빠른 시간 안에 병원에 가서 응급조치를 받아야 한다는 것이다. 그러지 못하면 곧 사망하게 된다.

＊중풍··· 일반적으로 말하는 뇌졸중 또는 중풍에는 뇌경색과 뇌출혈의 두 가지가 포함되는데 그 상태가 심하면 목숨을 잃을 수도 있다.

설사 불행 중 다행으로 살아남는다 해도 반신불수, 언어장애 등 심각한 후유증을 남기기 때문에 이에 대한 두려움은 크다. 임상에서는 일반적으로 다음의 네 가지 유형으로 분류하고 있다.

- **지주막하출혈** – 뇌혈관에 동맥혹이 나타나고 그것이 일단 파열되면 대뇌 표면 출혈을 유발하게 된다. 일반적으로 지주막하에서 주로 나타나는데 비록 비만과 직접적인 관계는 없지만 비만이 고혈압을 유발하고 혈압이 올라가게 되면 뇌혈관을 파열시킬 가능성이 증가하기 때문에 비만과 아주 상관없지도 않다.

- **뇌출혈** – 주요 원인은 역시 장기간의 고혈압으로 인하여 혈관이 점차 약해지기 때문이다. 일단 혈관이 혈압을 견뎌낼 수 있는 능력을 넘어설 때는 가장 약해진 지점에서 파열이 일어나게 된다. 그 결과 뇌기능에 장애가 나타나게 되는 것이다. 비만은 고혈압의 주범이기 때문에 뇌출혈의 발생과도 밀접한 관련이 있다.

- **뇌혈전** – 동맥이 경화된 후 혈관 내부가 좁아지게 되면 혈전이 혈관 내벽에 붙어서

혈액의 흐름을 막게 된다. 이는 곧 혈관 속에 전자를 둔 것과 같아서 붙여진 이름이다.

- **뇌경색** – 주로 관상동맥, 경동맥과 경추동맥 등의 지점에 형성되는 혈전을 가리킨다. 혈전은 혈액을 따라 뇌속의 동맥으로 흘러들어가는 데 이때 뇌속의 미세혈관을 막으면서 유발된 증상을 말한다. 이것은 뇌동맥 혈전이 혈관을 막아 뇌에 대한 혈액공급이 원활하지 않게 되면서 각종 문제를 유발시킨다. 뇌세포가 산소 부족으로 인해 손상을 입고 또 세포 괴사도 일으키기 때문이다.

일반적으로 사람들은 중풍이 급작스럽게 발생되는 줄로 알고 있다. 그러나 사실은 그렇지 않다. 환자 대부분의 경우 사전에 몇 가지 징조가 나타난다.

대개 비만하고 혈중지방이 과다하면 혈전은 쉽게 형성되지만 우리 인체에는 혈전을 자연적으로 용해시키는 기능이 있다. 작은 혈전이 나타나면서 혈관이 잠시 동안 막히게 되면 환자에게 잠시의 현기증, 가벼운 정도의 손발저림이나 마비, 또는 혀가 뻣뻣해지는 증상, 행동이 둔해지는 증상 등이 나타나게 된다.

그런데 저절로 용해되면 증상도 따라서 사라지게 되는데 만일 이때 경각심을 높이고 예방과 치료에 주의를 기울이지 않는다면 후에 크게 후회해도 이미 그 때가 늦은 경우가 많다.

***고혈압**을 일으키는 요소는 많다. 유전도 원인이 될 수 있고 소금 과다 섭취도 발병 주범이다. 과도한 피로, 과도한 스트레스는 물론 비만도 결코 빼놓을 수 없는 발병 원인 중 한 가지이다. 최근의 한 통계에 의하면 고혈압 환자 가운데 비

만한 사람이 그렇지 않은 사람보다 4배나 더 많다는 것이다. 그러나 다이어트로 살빼기에 성공하면 약 60%의 환자에서 혈압이 내려갔다는 연구 결과는 우리에게 희망적이다. 따라서 비만은 확실히 고혈압과 깊은 연관성이 있다는 것을 알 수 있다.

고혈압은 또한 내장에 지방이 축적돼 있는 것과 연관이 있다. 비만한 사람은 인슐린의 저항현상이 종종 있다. 때로는 인슐린 과잉 분비를 초래하기도 한다. 왜냐하면 순환되는 혈당량이 증가하게 되면 고혈압을 유발시키게 되고 장기간 동안 고혈압 상태가 지속되면 여러 가지의 합병증을 유발하기 때문이다.

이밖에도 혈압이 올라가면 심장은 반드시 더욱더 큰 힘을 써야 혈액을 온몸으로 보낼 수가 있게 된다. 그 결과 심장비대를 초래하게 된다. 그리고 심장이 더 이상 압력을 견뎌낼 수 없을 정도로 비대해지면 심장기능 부전증이 나타나게 된다. 심한 경우는 심장박동 정지가 되면서 혈관벽이 평소보다 더욱 큰 압력을 받아 혈관을 손상시키게 된다. 이때도 동맥경화가 발생될 수 있다.

고혈압은 또 당뇨병과도 연관이 깊다. 만일 이 두 가지가 함께 발생한다면 동맥경화를 가속화시키게 된다. 이 역시 고혈압에서 기인된 것으로 각종 성인병을 유발하는 악순환과 연관이 깊다.

***지방간…** 간장은 인체의 화학공장으로 불리고 있는데 이는 알코올 분해, 단백질과 지방의 합성, 그리고 포도당과 지방을 에너지로 전환시키는 등의 기능을 가지고 있다. 따라서 인체에 필수적인 각종 물질의 대사중심이라고 할 수 있다.

간장에는 원래 5%의 중성지방을 함유하고 있는데 만일 이 중성지방이 계속 증가하여 상당한 정도에 이르게 되면 지방간이 형성된다.

일반적으로 본다면 지방의 양이 30% 이상에 도달하면 치료를 해야 한다. 만일 그대로 방치하면 간염, 간경화 등을 유발하게 되므로 적극적인 치료가 필요하다.

지방간의 원인은 지방, 당분, 알코올의 과다 섭취에 있다. 이들 물질이 분해될 때 생성되는 물질들이 간장에서 중성지방으로 합성된다. 이렇게 만들어진 중성지방은 물에 녹지 않고 단백질과 결합되어야 지단백의 형태로 혈액을 통해 간장 밖으로 나가게 된다.

그런데 만일 중성지방을 합성시키는 재료가 너무 많거나 중성지방으로 합성되는 속도가 지방과 단백질이 결합하면서 지단백을 형성시키는 속도를 초과한다면 중성지방이 혈액을 통하여 간장 밖으로 나가지 못하여 간장 속에 정체되는데 이것이 바로 지방간이 된다. 이러한 지방간을 만들어내는 데도 비만은 최대 원인 중 하나이다.

***고지혈증**은 혈중에 과다한 지방이 들어있는 것을 가리킨다. 인체 속의 지방은 콜레스테롤이 위주로 돼 있고 중성지방, 인지질, 유리지방산 등이 있다.

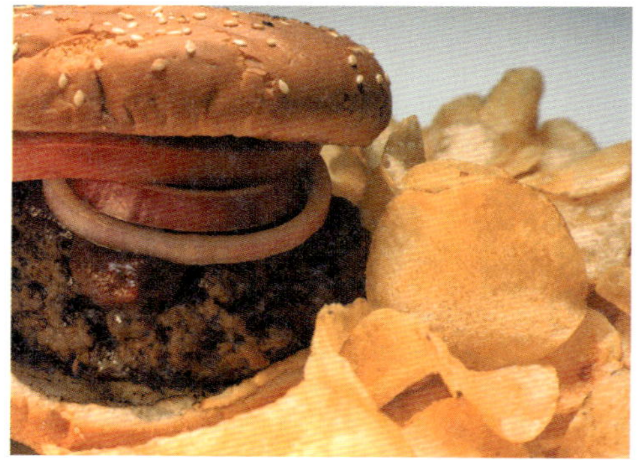

이들 물질은 혈액을 통하여 전신으로 공급되면서 인체 각 조직과 기관 속에서 각양각색의 작용을 발휘하게 된다. 혈

중 지방 중에서 성인병과 가장 밀접한 관계를 지닌 것은 콜레스테롤이다. 콜레스테롤 그 자체는 세포막을 형성하고 부신피질호르몬과 성호르몬을 합성시키는 재료이다. 또한 지방을 분해하는 담즙산의 원료도 되므로 인체에 절대로 없어서는 안 되는 요소이다.

그러나 콜레스테롤이 과다하게 되면 역시 혈관 내벽에 달라붙으면서 동맥경화를 유발시키고 한 걸음 더 나아가 심근경색과 뇌졸중을 일으키게 된다. 특히 비만한 사람은 콜레스테롤의 함량이 높을 뿐만 아니라 우리 몸에 좋지 않은 저밀도 콜레스테롤의 함량도 역시 높은 것으로 알려져 있다.

***담석증…** 담즙은 간장에서 생성되어 담관을 통하여 장관 속으로 들어가게 되는데 지방분해와 흡수를 촉진시키는 데에 도움이 되고 남은 담즙은 곧 담낭 속에 비축되어 쓰임에 대비하게 된다.

담즙의 주요 성분은 빌리루빈과 콜레스테롤이다. 만일 성분이 과다하게 진하거나 담도가 어떤 이유로 막히면서 담낭 속의 담즙이 배출되지 않으면 곧 농축되어 돌 모양의 물질로 형성된다.

빌리루빈과 콜레스테롤은 단독으로 담석을 형성할 수 있고 또 함께 담석을 형성하기도 한다. 결석은 담낭 속에서 발생되는 것 외에 담즙이 통과하는 담관, 담총관 속에서도 나타날 수가 있다. 비만한 경우 혈중의 콜레스테롤 함유량이 비교적 많기 때문에 담석증의 발병률도 비교적 높다.

***통풍…** 체구가 비대하면서 술, 육류를 즐겨 먹는 사람은 통풍에 잘 걸리게

된다. 그 발병 원인은 주로 혈중의 대사산물인 요산이 많아지면서 결정체로 관절강 속에 침적됨으로써 빚어진다. 요산은 일반적으로 소변을 통하여 배설된다. 그런데 만일 체내에서 합성이 증가되거나 배설이 시원치 않아 혈중에 요산의 함량이 많아지면 곧 요산결정체가 형성된다.

백혈구는 요산결정체를 제거하는 작용이 있다. 그러나 요산을 제거할 때 이와 동시에 일종의 자극성 물질이 생성되는데 이때 격렬한 통증이 유발된다. 이것이 바로 통풍이다. 술과 육류를 좋아하는 사람은 이러한 통풍을 특히 조심해야 한다. 육류에는 대량의 핵산이 들어있어 요산을 형성시키기 쉽다.

알코올 또한 요산의 합성을 촉진하고 요산의 배설을 억제함으로써 요산결정체를 만들어낸다. 이것이 관절강 속에 침적되면 바람만 불어도 통증을 느끼게 되므로 통풍이라고 부르게 된 것이다.

주로 음주, 육류 섭취와 영양과잉은 비만을 유발할 뿐만 아니라 통풍을 유발시키는 주범 중 한 가지이다.

***변형성 무릎관절염…** 무릎관절의 부하는 체중의 7~8배이다. 이는 비만한 경우 무릎관절이 손상을 입게 되는 주된 원인 중 하나이다. 환자는 걷기가 어렵고 운동부족으로 인하여 비만 증상을 더욱 심화시키게 된다.

무릎관절은 무릎 위의 대퇴골과 무릎 아래의 정강이뼈가 연결되면서 이루어진 것이다. 각 골격의 앞쪽 끝부분에는 모두 연골이 있는데 그 작용은 골격간에 직접적으로 부딪치게 되는 것을 방지하고 이와 동시에 충격에서 일어나는 각종 손상을 완화시키는 역할을 하게 된다.

 내몸을 살리는 다이어트

그런데 만일 무릎관절이 장기간 동안 과도한 부하를 받게 되면 연골은 점차 얇아지고 변형을 일으키게 된다. 심한 경우 직접적으로 뼈와 마찰을 일으키거나 연골 부스러기가 관절 속의 조직을 자극하여 통증이 나타나기도 한다.

특히 무릎관절 안쪽은 더욱 많은 힘을 받게 된다. 그래서 변형성 무릎관절염은 대부분 안쪽부터 시작되는 경향이 있다. 심한 경우는 변형이 되거나 O형 다리가 되기도 한다.

무릎관절은 상반신의 무게를 떠받칠 뿐 아니라 빈번한 활동으로 인해 실제로 받는 힘은 체중보다 훨씬 크다. 그러므로 쉽게 손상을 입게 된다. 변형성 무릎관절염은 비만이 유발한 대표적인 무릎관절 손상이다.

***성호르몬 이상…** 성호르몬의 분비량은 비록 적지만 정상적인 성기능을 유지하고 성별 특징을 나타내는 데 있어 필수적인 것이다. 그러나 성호르몬은 지방에 잘 녹기 때문에 체구가 비만할 때는 성호르몬이 많은 양의 지방에 의해 희석되면서 혈중의 농도가 더욱 낮아지게 된다. 그 결과 여성은 월경불순, 폐경, 불임증 등의 증상을 유발하고 남성은 고환호르몬의 분비량이 감소됨으로써 대뇌를 자극하여 성욕을 일으키게 하는 작용이 감퇴된다. 그러므로 성욕 감퇴, 발기부전 등 심각한 후유증을 남기게 된다.

최근의 한 연구에 의하면 비만한 사람은 대부분 당류와 지방대사에 이상이 있고 이와 동시에 성호르몬의 대사 이상도 동반하고 있는 것으로 밝혀졌다.

***암…** 최근의 임상 병리학에 의하면 고지방음식을 먹거나 과다한 열량을 섭

취하거나 체중이 정상 수치 표준을 초과하는 사람은 모두 결장암, 직장암, 담낭암
의 발병률이 크게 높아질 수 있다는 것이다. 여성의 경우는 유방암, 난소암, 자궁
내막암의 발병률이 증가할 가능성이 있다고 했다. 남성비만의 경우도 전립선암의
발병률을 크게 높여놓는 것으로 밝혀졌다.

비만한 사람은 대장근막에 과다한 지방이 적체되어 장운동을 정상적으로 이루
어 소화된 음식을 제대로 배설시킬 수가 없게 된다. 이로 인해 자연히 변비가 생
긴다. 일단 장속의 노폐물이 제때에 배출되지 못하고 독소가 체내에 너무 오랫동
안 정체돼 있으면 암을 유발시킬 수가 있어 결장암, 직장암의 발병률이 높아지게
할 수 있다.

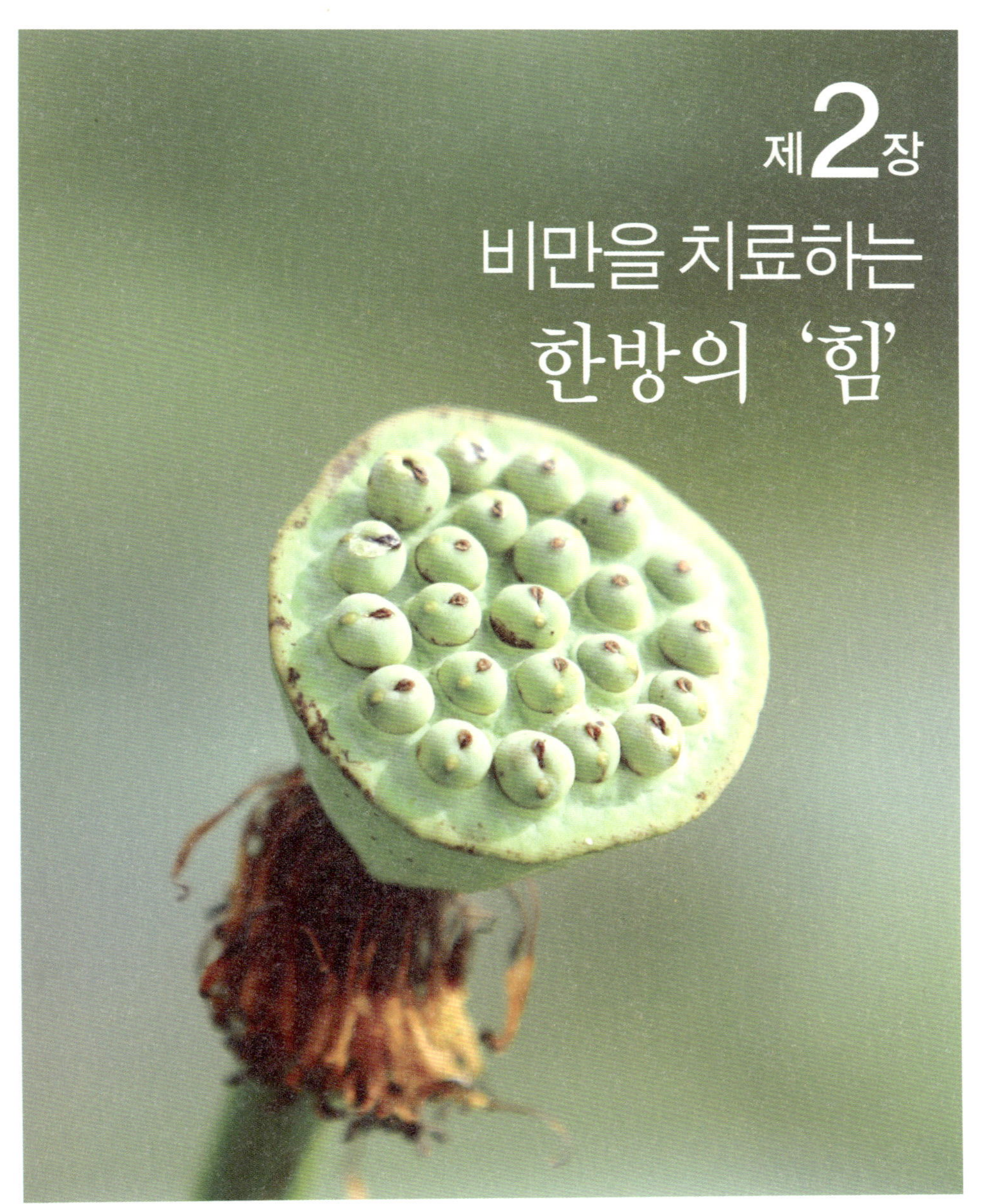

제2장
비만을 치료하는
한방의 '힘'

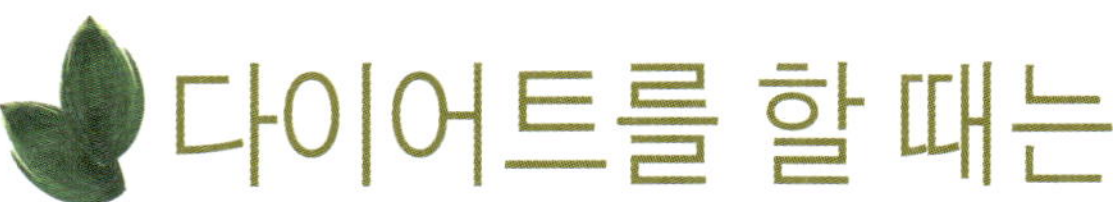
다이어트를 할 때는
자존감을 지키자

다이어트의 시작은 반드시 자신을 사랑하는 마음에서부터 출발해야 한다. 단지 뚱뚱한 몸매가 보기 싫다는 이유만으로 다이어트를 시작하기보다는 다이어트가 내 몸을 보다 건강하게 해줄 것이라는 믿음을 갖는 것이 더더욱 중요하다.

다이어트를 하고자 하는 사람들은 대부분 외모와 몸매에만 집착하지 정작 자신의 몸은 사랑하지 못하고 제대로 살펴보는 것을 거부하곤 한다. 따라서 다이어트를 하기 전에는 한 번쯤 자신이 진정으로 소중한 가치를 소홀히 하지 않았는지 확인해볼 필요가 있다.

내가 가지고 있는 장점이나 재능을 더욱 계발시키고 더 잘할 수 있게 해주기 위해 꼭 필요한 조건이 건강한 몸이라는 사실을 잊지 말아야 할 것이다.

자존감은 말 그대로 "내가 나를 존중하고 있는가?" 하는 것이다. 내가 내 자신을 어떻게 여기는가를 살펴보는 것이다. 살이 빠지면 좀더 나를 사랑할 것 같을 것이다. 물론 그렇다. 하지만 반대로 나를 사랑하면 건강하게 살이 빠진다. 더 중요한 것은 나 자신을 사랑하게 되면 체중관리를 훨씬 더 쉽게 할 수 있다는 사실이다.

실제로 많은 연구에서 자존감이 증진되면 체중 감량 후 유지도 훨씬 쉬워지고 감량 또한 쉽다는 보고가 있기도 하다.

자신을 사랑하는 마음으로 현재의 상태를 확실히 파악해서 나를 사랑하는 마음으로 다이어트를 시작한다면 좋은 결과를 가져올 수 있을 것이다.

또 하나 중요한 것은 다이어트는 결코 이벤트가 아니라는 것이다. 다이어트는 반드시 일상생활이 되어야 한다. 그리고 다이어트의 본질은 우리를 건강하게 하기 위한 것이라는 사실도 꼭 기억하자.

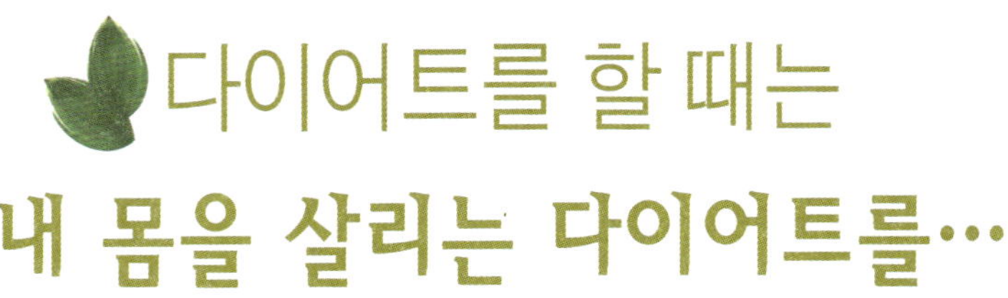 다이어트를 할 때는
내 몸을 살리는 다이어트를…

'다이어트' 하면 대부분 굶어서 살을 뺄 결심부터 한다. 이것은 결코 바람직한 방법이 될 수 없다. 우리 몸을 망치는 지름길이다. 다이어트를 할 때는 반드시 우리 몸을 살리는 다이어트를 해야 한다.

한의학에서는 우리 몸을 어떤 방법으로 살리면서 다이어트에 도움을 주게 될까? 우리 주위에는 조금만 먹어도 살이 찌는 사람도 있고 이런 저런 이유로 다이어트에 자주 실패하는 사람들이 많다.

이런 사람들도 희망을 갖고 다이어트에 도전할 수 있는 방법은 없는 것일까?

그러자면 우선 비만의 실체부터 파악하는 것이 중요하다. 비만의 원인은 유전적 소인과 환경인자 등 여러 가지가 알려져 있다. 즉 부모가 비만인 사람의 자식은 비만증이 잘 된다는 조사보고도 있다. ob(obese)라는 유전자는 비만 발병 위험성을 증가시키며, 렙틴이라는 포만호르몬도 있어서 이 렙틴의 결핍은 비만을 야기시키는 것으로 알려져 있다.

생활습관의 변화에 따른 칼로리의 과잉섭취와 운동 부족도 비만을 유발하는 중요한 인자라고 할 수 있다. 과다한 지방 섭취가 체중 증가의 중요한 원인이 되는 것은 지방은 탄수화물이나 단백질보다 열량이 월등히 높고 식이지방은 체내에 쉽게 축적되는 특성이 있기 때문이다. 탄수화물이나 단백질은 4Kcal/g의 열량을 발생시키는 반면 지방은 9Kcal/g의 열량을 내기 때문이다.

이렇듯 비만은 다양한 원인이 복합적으로 작용해 발생하기 때문에 살을 빼는 것이 어려운 것이다.

그렇다면 몸을 살리는 다이어트는 어떻게 하는 것일까?

결론적으로 말해 단순히 열량을 줄여서 체중을 줄이는 방법과는 분명 다르다는 점이다. 우리 인체의 음양이 살아나고 조화를 이루도록 도와서 근본적인 대사작용을 활성화시키기 때문에 다시 체중이 증가하는 경우가 드물고, 체질 개선의 효과도 거둘 수가 있다.

날씬해지는 것에만 집착하여 무리한 다이어트를 하는 것은 절대 금물이다. 내 몸이 살아야 다이어트도 즐겁고 결과적으로는 다이어트 결과 또한 좋아진다는 것을 꼭 기억하자.

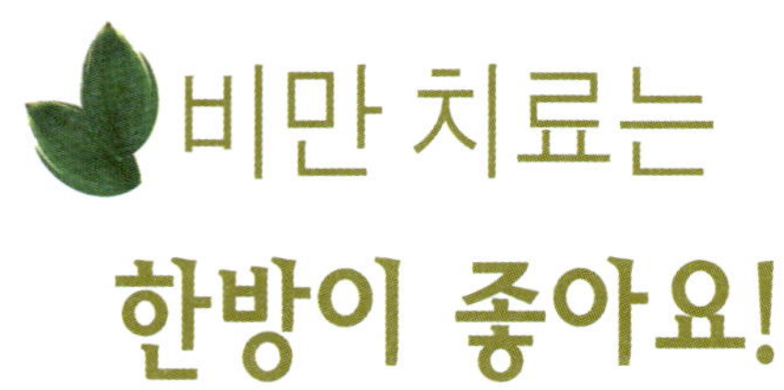

비만 치료는
한방이 좋아요!

한방 다이어트의 원리는 발병 원인에 대한 근본적인 치료가 가능하다는 것이 가장 큰 장점이다.

비만을 유발하는 발병 원인이 제거되면 자연히 살도 빠지고 건강 또한 좋아지게 된다.

한의학에서는 일찍이 비만에 대한 관심이 적지 않았다. 한의학의 최고 경전인 〈황제내경〉 소문素問편에는 비만을 '肥貴人則膏粱之疾也'라고 하여 살찌고 잘먹고 잘사는 사람은 기름진 음식으로 인하여 질병이 온다고 하여 '음식의 병'에 속하는 것이라고 보았다. 또한 사람이 비만하면 수명이 짧아진다고 기록되어 있을 뿐만 아니라 각종 질병의 유발 원인으로 단정 짓고 있다.

비만한 사람은 속에 열이 많이 생기고 단 음식은 속을 그득하게 하여 기운이 위로 넘쳐서 소갈병이 생기게 된다고 했다. 또 얼굴이 시뻘겋게 상기되고 땀을 많이 흘리며 숨이 차오르는 증세도 함께 나타난다고 보았다.

따라서 이에 대한 치료는 기를 돕고 열과 습을 해소시키는 것부터 시작해야 한다.

한의학에서 비만증이 발생되는 원인은 다음 네 가지로 보고 있다.

첫째, 선천적으로 타고난 체질과 연관이 깊은 것으로 보고 있는데 이는 현대의학에서 말하는 유전적인 요소라고 할 수 있다.

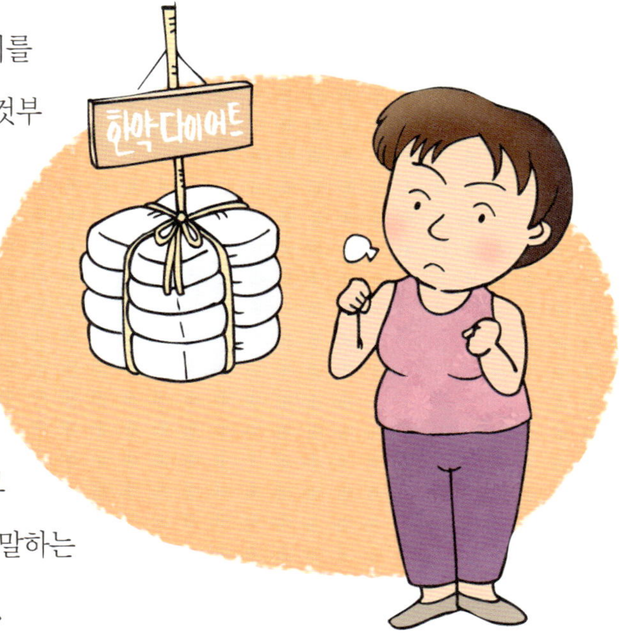

둘째, 기름기가 많은 음식을 과다 섭취함으로써 영양분이 과잉 공급되면 비만이 유발된다.

셋째, 눕기를 좋아하고 활동량이 적어서 체력 소모는 낮고 그 대신 영양이 과잉되면 지방이 피부에 축적돼 비만증을 유발하게 된다.

넷째, 오장육부의 기능이 조화를 잃게 되면 비만증이 유발된다.

한의학적으로 볼 때 에너지 축적과 관련된 장기인 간장, 비장의 기능이 정상보다 항진되고, 에너지를 소모하는 장기인 심장, 폐장, 신장의 기능이 약해지면 비만이 생긴다고 본다.

예를 들어 간기능이 원활하지 못하면 기가 정체되고 비장이 허해지면서 소화기능이 제대로 작동되지 못한다. 또 신장의 기능이 허약하면 속에서 혼탁한 담이 생기게 된다. 여기에 외부로부터 나쁜 습기가 침입해 들어오면 담과 습이 몸 속에 축적되면서 비만증을 유발하게 되는 것이다. 비만은 이러한 발병 원인을 근거로 하여 치료방법을 정해야 한다. 따라서 살빼기 다이어트의 한방 치료 원리는 다음과 같다.

한방 다이어트 원리는…

· 비장을 튼튼하게 하고 기를 도우며 담과 습을 제거하고 몰아내야 한다.

· 간이 울결되지 않도록 기의 운행을 원활히 하여 혈액순환을 촉진시키고

  담을 제거해야 한다.

· 신기능을 보하고 대장을 윤택하게 하여 대변을 소통시키는 위주로 해야 한다.

· 기를 운행시켜 음식을 소화시키고 지방을 감소하며 담을 삭이고 삼초를 소통하는

  등의 방법도 써야 한다.

이렇게 하여 전신의 기능을 조절하여 몸 속에 남아도는 지방분해를 가속화함으로써 비만을 해소시킬 수 있다.

이렇듯 비만증에 대한 한의학적 관점은 비교적 오랜 세월 동안 축적된 자료와 이론을 바탕으로 하고 있어 치료 전망을 밝게 하고 있다. 특히 한의학에서는 독특한 치료기법을 활용하고 있어 비만증의 치료효율을 월등히 높여놓고 있다.

지금까지의 연구 결과 비만을 일으키는 원인은 여러 가지가 있다. 또 사람마다 타고난 체질에 큰 영향을 받는 것으로 알려져 있다. 비만에 대한 한의학적 치료방법은 이러한 특성을 감안하여 반드시 증상을 정확하게 판별한 뒤 적당한 치료법을 쓴다는 것이다.

 내몸을 살리는 다이어트

즉 환자의 몸에서 발생한 모든 증상을 관찰하여 질병을 명확하게 알아낸 뒤 적당한 약재와 약선, 약차음료 등을 배합하고 응용함으로써 발병 원인에 대한 근본 치료가 가능하다는 것이 한방치료의 가장 큰 장점일 것이다.

발병 원인이 제거되면 자연히 살도 빠지고 건강 또한 좋아지게 되는 일석이조의 효과를 거둘 수 있다. 바깥인 표標와 속인 본本을 동시에 치료하는 한의학적 원리야말로 살빼기 다이어트의 최대 장점일 것이다.

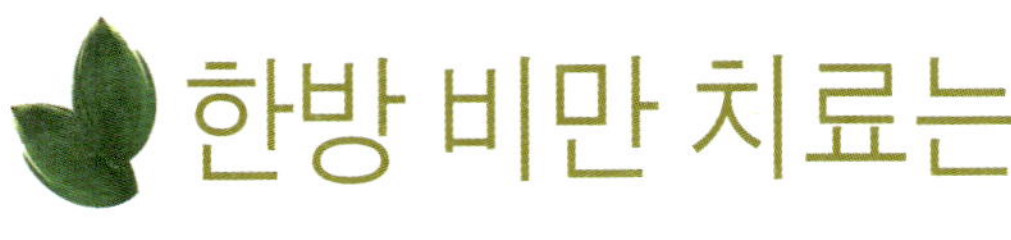 한방 비만 치료는 어떻게…

한방 치료의 기본은 증세를 변별한 뒤 적절한 치료법을 행하는 것이다. 비만의 경우도 마찬가지이다. 비만의 유형에 따라 그에 적절한 치료방법을 쓰면 좋은 치료 효과를 얻을 수 있다. 비만의 유형에 따라 달라지는 한방 치료법을 알아보자.

case① 비장의 기능이 허약한 경우

이는 곧 비장의 작용이 조화를 잃어 발생하는 비만의 유형이다. 비장이 제 기능을 다하지 못하면 인체의 수분대사와 소화 흡수 기능에 영향을 주게 된다. 그렇게 되면 인체의 대사율이 저하되면서 수분은 정체되고 근육은 감소되며 지방이 증가되면서 비만이 유발된다. 이 유형에 속할 경우 환자의 겉모습은 얼굴과 사지에 부종이 있고 근육이 물렁물렁하다. 안색은 누렇거나 희고 체구가 뚱뚱하다. 소변은 비교적 적고 대변은 설사가 잘 나거나 변이 무른 편이다.

여성의 경우는 분비물의 양이 많아지고 그 성질은 끈적거리며 색깔이 희다. 식욕이 떨어져서 비록 먹는 것이 적어도 역시 살이 찌는 유형에 속한다. 입안은 늘

텁텁하고 끈적거리며 혀는 색깔이 엷으며 태는 희고 두껍다. 주로 산후비만이 이 유형에 속한다.

비장의 기능이 허약하여 빚어진 비만일 경우 한방으로 비교적 쉽게 호전시킬 수 있다. 이때 주로 쓰는 약재로는 택사, 황기, 반하, 산사 등을 적당한 양으로 달여 복용한다. 처방약은 향사육군자탕을 체질과 형상에 따라 쓰면 좋다.

비장의 기능 허약으로 인해 비만증이 유발된 경우 스스로 실천할 수 있는 지압 요법을 꾸준히 활용하는 것도 큰 도움이 된다.

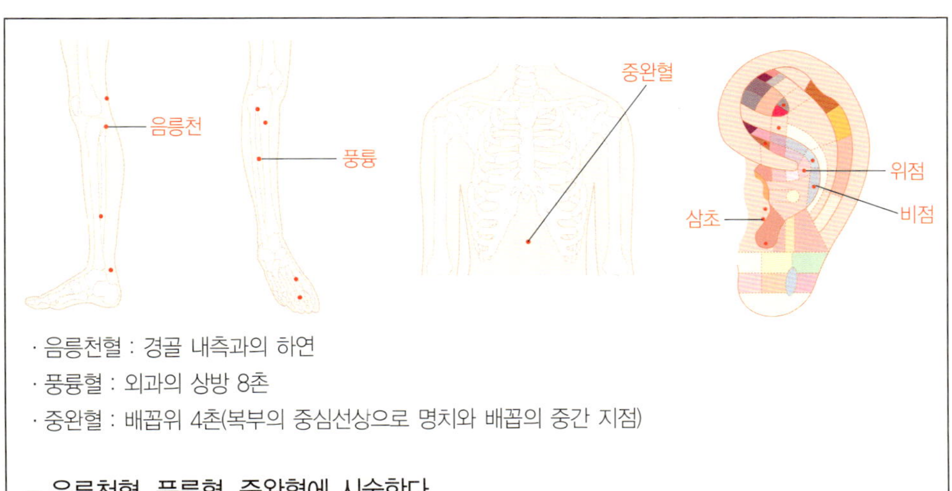

· 음릉천혈 : 경골 내측과의 하연
· 풍륭혈 : 외과의 상방 8촌
· 중완혈 : 배꼽위 4촌(복부의 중심선상으로 명치와 배꼽의 중간 지점)

– 음릉천혈, 풍륭혈, 중완혈에 시술한다.
– 귀에 있는 비점, 위점, 삼초에 지압법을 시술한다.

하는 요령도 간단하다. 자극을 주면 효과가 있는 것으로 알려진 지압점에 일정한 자극을 주면 되기 때문이다. 이때 주로 활용되는 지압점은 음릉천혈, 풍륭혈, 중완혈 등이다. 또한 귀에 있는 비점, 위점, 삼초에도 자극을 주면 좋다.

특히 이 유형의 비만은 부종을 잘 일으키기 때문에 근육운동을 많이 해야 하고 평소 인체의 수분대사에 도움이 되는 수분이 많은 식품을 섭취하는 것도 유익하다. 예) 수박, 오이, 무 등

이 유형은 몸의 양기와 화기가 너무 거세어 위장기능이 과도하게 항진돼 있는 경우이다. 따라서 식욕이 놀라울 정도로 왕성하고 먹어도 먹어도 배가 고픈데 이 같은 과식으로 인하여 비만을 초래하게 된다.

이 유형은 근육이 단단하다. 운동을 하지 않아도 비만한 근육은 단단한데 이 또한 체질적인 원인이라 할 수 있다. 생리상태는 어지러움을 많이 느끼고 머리가 뻐근하며 몸이 무거워 게으르고 움직이기를 싫어한다.

소변은 누렇고 대변은 딱딱하게 말랐거나 변비가 있어 치질에 잘 걸린다. 갈증이 잘 나서 음료를 즐겨 마시며 심지어 겨울철에도 얼음물을 마신다. 배가 쉬 고파오며 포만감을 느끼기가 어려워 먹은 지 얼마 되지 않아 또다시 먹으려 든다. 기름진 음식을 좋아하며 군것질이 손에서 떨어지지 않는다. 입안은 마르고 쓰며 냄새가 난다. 혀는 붉고 태는 누런색이다.

이 같은 비만 유형은 주로 청소년기와 장년층, 또는 은퇴한 운동선수에게 많이 나타나는 경향이 있다.

이 유형을 다스리는 한약 처방은 양격산에 삼인탕, 사황산, 방풍통성산 등을 체질과 형상에 따라 쓰면 좋다.

지압요법도 효과 좋아요!

먹어도 먹어도 배가 고픈 경우는 평소 지압요법을 꾸준히 실천해도 많은 도움이 된다. 자극을 주면 좋은 혈자리는 다음과 같다.

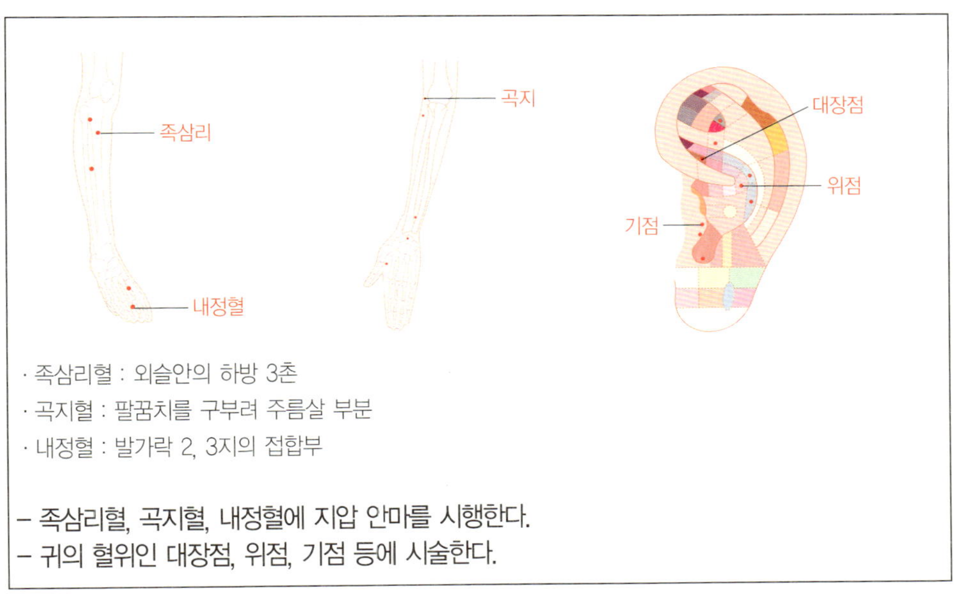

이 유형의 비만증은 평소에 열을 내리는 음식을 많이 먹고 식욕을 자극시키는 음식을 적게 먹거나 삼가도록 한다. 즉 커피, 후추 등은 피하는 것이 좋다.

한방에서는 이 유형을 간울기체형肝鬱氣滯型 비만이라고 한다. 일반적으로 이 유형은 정서적으로 감정의 기복이 심하고 불안해 하며 화를 잘 내는 경향이 있다. 그 결과 간장을 손상시켜 간장의 기혈이 원활하게 소통되지 않아 인체의 대사기능에 영향을 미치게 된다. 또 인체의 수분대사와 습이 정체되고 지방이 축적됨으로써 비만증을 유발하게 된다.

이 유형의 겉모습은 전신이 굳어지고 미간은 잔뜩 찌푸려 있으며 피부색은 누렇고 푸르다. 가슴속은 더부룩하고 개운하지 않으며 쉽게 우울해지고 한숨을 잘 쉰다. 불면증이 있고 설사 잠을 이룬다 해도 꿈을 많이 꾼다. 늘 짜증을 잘 내고 우울하다.

긴장을 잘 하면서 가만히 있지를 못한다. 여성은 월경 이상이나 폐경이 되는 수도 있다. 소변은 색깔이 누렇고 대변은 변비 혹은 설사가 잦다. 식욕은 정서적으로 불안하고 화가 나거나 우울할 때는 먹는 것으로 화를 풀려고 하므로 폭음 폭식을 자주 한다. 혀는 어두운 색이고 태는 희다. 여성이면 월경 이상이 합병증으로 생기기도 한다.

☞현명한 대처법

이 유형의 비만에는 소요산, 도홍사물탕 가감방 등을 체질과 형상에 따라 쓰면 좋은 효과를 볼 수 있다.

지압요법도 좋아요!

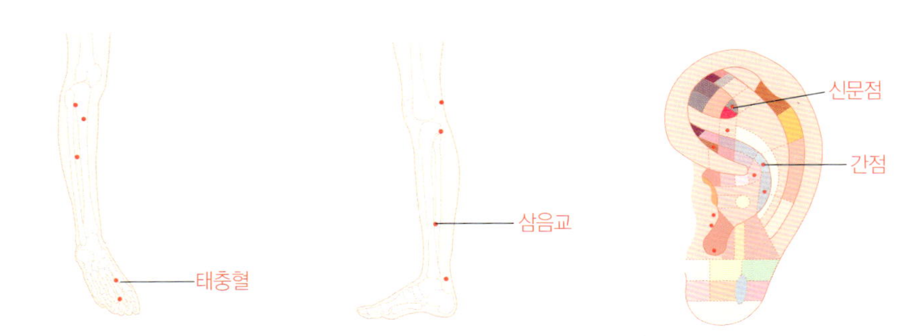

· 태충혈 : 발등 부분에서 높게 올라온 곳으로 엄지발가락 그 옆 발가락 사이에 연결된 지점.
· 삼음교혈 : 발의 안쪽 복사뼈에서 손가락 3마디 위쪽 지점.

– 태충혈, 삼음교혈에 지압요법을 행한다.
– 간점, 신문점 등의 이혈에 지압요법을 실천해도 좋다.

스트레스로 인해 폭음이나 폭식하는 것을 피하기 위해서는 평소 정서적으로 안정하고 스트레스는 그때그때 풀어주는 것이 좋다. 시간 나는 틈틈이 운동을 하는 것은 가장 좋은 스트레스 해소법이 될 것이다.

**case④
신장의 기능
허약이 부른
비만일 때**

한방에서는 이 유형의 비만증을 신허증^{腎虛症}이라 한다. 신장 기능의 허약으로 인해 체내에 수분과 습기가 정체되고 간기능의 허약으로 인해 기가 울체되어 비만증을 유발하게 된다.

이 유형은 피부색이 어둡고 근육이 풀어져 있으며 얼굴 색소의 침착이 나타난다. 생리적으로는 불면증에 꿈이 많고 기억력도 감퇴된다. 허리가 시큰하고 등이 아프며 하체가 무력하다. 눈은 뻣뻣하고 귀에서 소리가 나며 현기증이 있다. 소변이 잦으며 대변은 건조하고 딱딱하며 굳어진 상태이다. 여성은 월경이 앞당겨지거나 갱년기종합증을 유발하게 된다.

이 유형의 비만증은 비록 적게 먹으려고 노력하지만 체중은 점점 늘어나게 된다. 입안은 마르고 혀는 미끄러우며 태가 없고 혀끝은 시뻘건색을 띤다. 이 같은 경우는 중·노년기 이후에 비만해지는 경우에 속한다.

현명한 대처법

이 유형의 비만증에는 하수오, 산사, 단삼, 녹차 등의 약재를 활용하면 좋은 효과가 있다. 지압요법도 병행하면 효과적이다. 이때 주로 활용되는 혈자리는 태충혈, 태계혈, 삼음교혈을 꾸준히 지압해주면 된다.

귀 혈위로는 간점, 신점, 내분비점 등에 지압 안마요법을 시행한다.

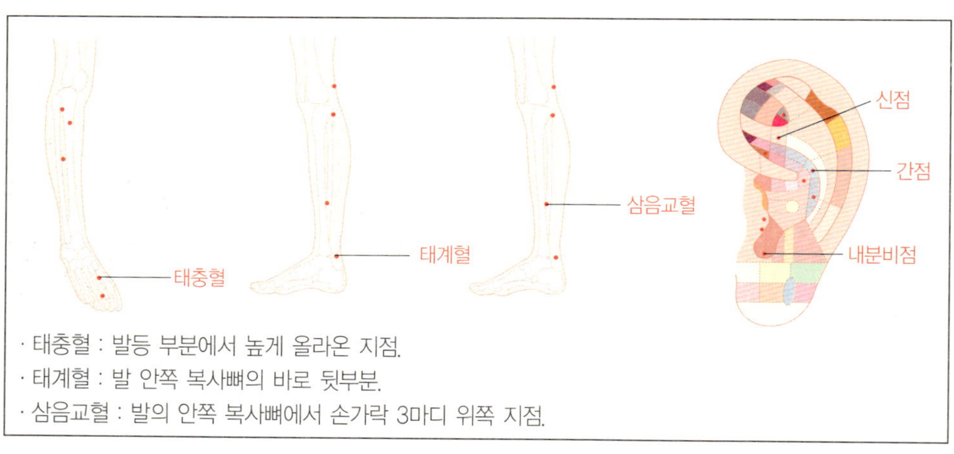

· 태충혈 : 발등 부분에서 높게 올라온 지점.
· 태계혈 : 발 안쪽 복사뼈의 바로 뒷부분.
· 삼음교혈 : 발의 안쪽 복사뼈에서 손가락 3마디 위쪽 지점.

특히 이 비만형은 체질 강화에 힘을 쓰면서 간장과 신장을 보하는 식품을 많이 먹으면 좋다. 대표적인 식품으로는 검은깨, 해삼, 검은콩, 구기자 등을 먹으면 비만 예방뿐 아니라 노화를 더디게 하는 효과가 있기도 하다.

체질적으로 비만하고 두통에 현기증, 눈이 뻐근하며 귀울림이 있다. 얼굴색은 시뻘겋게 상기되고 혈압이 올라간다. 손발이 저리고 마비현상이 나타나기도 한다. 가슴속이 답답하며 열이 있다. 혀는 끝이 붉고 태는 적으며 맥박은 가늘게 띈다.

이와 같은 비만증일 경우는 몸 속의 담과 탁한 노폐물을 없애주고 약한 음기를 자양하면서 열을 내리는 치료법을 쓰면 좋은 효과가 있다.

이럴 때 한방에서는 반하백출천마탕에 이진탕 등을 체질과 형상에 따라 가감하여 그 증상을 개선시킨다.

체구가 비대하고 피로하며 기력이 없다. 허리와 등 부위에 시큰한 통증이 있고 현기증에 숨이 차다. 추위를 많이 타며 사지가 차다. 하체에 부종도 잘 나타난다. 혀는 색깔이 엷고 부풀어 있으며 맥박은 가라앉은 채 가늘게 띈다.

이럴 경우 그 치료는 몸의 기를 북돋아주고 비장을 튼튼하게 하며 신장의 기능을 좋게 해야 한다.

이때 주로 활용되는 처방은 사군자탕과 신기환 등을 형상과 체질에 따라 가감하여 쓴다.

다이어트를 할 때는
비장을 살리는 다이어트를…

다이어트를 짧은 시간에 과격하게 해서 굉장히 살이 많이 빠진 사람을 본 적이 있을 것이다. 보통의 경우 이런 사례들을 굉장히 부러워하고 롤모델로 삼고 싶어한다. 그런데 이런 다이어트에서 대부분 간과하고 있는 것이 건강이다. 아무리 강조해도 지나침이 없는 말! 다이어트를 할 때는 반드시 내 몸을 살리는 다이어트를 해야 한다. 내 몸을 죽이고 살을 빼면 무슨 소용이 있겠는가?

그러나 대부분의 경우 다이어트를 하면서 몸을 오히려 상하게 만드는 경우가 허다하다. 이런 경우 제일 많이 상하는 부분이 바로 우리 몸 속의 장기 중 하나인 비장이다.

일반적으로 명치 뒤에서부터 배꼽까지를 비장의 위치로 볼 수 있다. 비장이라는 장기는 이자를 말하는 것이 아니라 현대의학적으로 볼 때 위의 기능적 의미를 가지는 장기라고 생각하면 된다.

한의학적으로 볼 때 비장은 다음과 같은 몇 가지 특징을 가지고 있다.

· 비주운화라 하여 음식물을 소화, 흡수하며, 영양물질을 전신으로 옮긴다.

· 비장은 혈을 통섭한다 하여 혈액을 만드는 기능과 혈액이 맥 중에서 넘치지 않고 잘 흐르도록 해주는 역할을 한다.

· 비장은 기육과 사지를 주관한다 하여 한의학적으로 기와 혈을 만드는 근본이 되는 장기가 바로 비장이다.

결국 우리 몸의 살과 몸 전체가 비장에서 소화된 음식물에 의존한다는 의미이다. 이러한 비장의 기능이 떨어지면 각종 좋지 못한 증상들이 나타나게 된다. 소화불량, 두통, 어지럼증, 부종, 피로, 변비, 설사, 손발저림 등 다양한 증세가 나타나게 된다. 그러므로 여기서 말하는 비장과 위장은 단순히 해부학적인 개념의 비위가 아니라 음식물의 소화, 흡수, 축적과 관련된 모든 장기의 기능을 포괄적으로 설명하는 것이라고 할 수 있다.

따라서 비장은 우리 몸속에서 핵심이라고 해도 과언이 아니다. 살이 찌고 빠지는 데 있어서도 마찬가지이다. 비장이 커다란 영향을 미치게 된다.

현대인의 비만을 설명하기 위해서는 많이 먹어서 살이 찌는 형과 그다지 많이 먹지도 않는데 살이 찌는 형이 있다. 한의학에서는 전자를 비실형이라고 하고 후자를 비허형이라고 한다.

비실형의 특징

· 평소에 과식하는 경향이 있다.

· 스트레스를 받으면 폭식으로 푸는 편이다.

· 평소에 기름진 것들을 자주 먹는 편이다.

· 식욕이 심하게 왕성하다.

· 아무리 컨디션이 안 좋아도 식욕이 떨어지지 않는다.

· 술을 자주 마시는 편이다.

· 과식을 하고 나면 배는 부른데 자꾸 목이 마르다.

이상과 같은 증상을 가진 사람들이 있는데 이런 사람들은 언뜻 보기에는 비장이 튼튼한 것

같지만 한의학에서 보는 실이란 필요 이상으로 항진된 것으로 결코 건강한 것이 아니다.

비허형의 특징

· 추위를 많이 타고 자주 피로하다.

· 머리가 텅 빈 듯한 어지럼증을 자주 느낀다.

· 말을 하고 나면 기운이 더 없다.

· 아침에 일어나는 것이 힘들게 느껴진다.

· 식욕도 없고 잘 체하며 식사 후에 바로 대변을 본다.

비장은 인체 내 수습을 운화(이동시키고, 에너지화 함)함으로써 폐·신장과 함께 체내 수액의 평형을 유지하는 데 관여한다. 그런데 기가 허하게 되면 비장의 운화기능이 무력하게 되어 음식물이 제대로 운화되지 못하게 되고, 그렇게 되면 습담이 발생하게 되어 비만을 유발시킨다.

따라서 다이어트에 성공하려면 가장 먼저 비장의 기능을 정상화시키도록 해야 한다. 비장의 운화기능이 정상화되면 우리 몸의 담과 습이 줄어들게 된다. 그러면 일단 원기를 생성하는 능력이 좋아지고 또 생성된 좋은 기운은 정상적으로 도달되어 온몸에 기운이 생겨나고 몸의 활력이 넘치게 된다. 특히 나쁜 기운은 배출이 용이해져 습한 담이 생기는 것을 막게 되니 일석이조의 효과가 있다. 그러므로 다이어트의 시작은 비장의 기능을 좋게 하는 것부터 시작해야 성공할 수 있다.

 내 몸을 살리는 다이어트

비장 상태가 좋지 않은 사람들의 가장 큰 특징은 무력감이다. 즉 비장을 통한 체내 영영분의 운반이 원활하지 않게 되어 늘 노곤하고 무기력하고 조금만 움직이려고 해도 힘이 들기 때문에 운동 자체를 귀찮아하게 되는 악순환의 시초가 된다.

즉 소화능력이 떨어지는 데다 움직이기까지 싫어하기 때문에 살이 찌는 자연스런 악순환의 고리가 생성된다. 거기다가 쉽게 피곤하고 몸은 잘 붓고 떨어진 소화기능 탓에 피곤하고 변비와 설사가 쉽게 생성되고 소화기성 두통, 현훈, 메스꺼움 등도 쉽게 동반되기 때문에 평상시에도 삶의 질 자체가 굉장히 낮아지게 된다.

어렵게 다이어트를 했어도 비장 상태가 좋지 않으면 다시 쉽게 살이 찌므로 건강의 기초, 다이어트의 기초는 비장이 쥐고 있다고 해도 과언이 아니다.

그렇다면 어떻게 해야 비장의 기능을 좋게 할 수 있을까? 그렇게 해서 자연스럽게 살도 빠지고 몸도 건강해지는 방법은 과연 없을까?

여러 가지 방법이 있을 수 있다. 식이요법, 운동요법, 한의학적인 치료 등을 병행하면 좋은 효과를 볼 수 있다. 우리가 매일 먹는 음식은 살이 찌게도 하고 몸을 상하게도 한다. 잘 먹는다고 다 몸에 좋은 건 분명 아니다. 비장에 좋은 식이요법을 실천해야 한다. 또 비장에 좋은 운동요법도 도움이 된다. 가장 간단한 운동법은 식사 후에 한 시간 정도 지난 후 천천히 걷는 것이다. 한의학적으로 배꼽 위의 중완혈에 뜸을 떠주고 엄지발가락의 대돈, 은백혈, 대도혈과 손바닥의 소부혈 부위를 지압해주면 좋은 효과를 볼 수 있다.

1. 차고 자극성 있는 음식은 피하고 부드러운 음식을 소량씩 자주 먹는다.

2. 위에 부담을 주지 않기 위해 1회의 식사량을 적게 하고 몇 회로 나누어 먹도록 하며 아침을 거르지 않는다.

3. 저지방 · 고단백식을 하고 비타민이 풍부하게 들어있는 식품을 선택한다.

4. 식사 중이나 전에는 물이나 커피, 차 등을 삼간다.

5. 소화불량이 있으면 식후에는 휴식을 취하도록 하고 식후 30분~1시간에 오른쪽을 아래로 눕는다.

6. 단백질 식품이나 녹황색 채소가 좋고 조미료나 지방성 식품은 좋지 않다.

7. 위에 자극을 주지 않는 범위 내에서 소화가 잘 되고 충분한 영양소를 함유한 식품을 적극적으로 섭취한다. 특히 양질의 단백질, 각종 비타민, 미네랄 등을 섭취하여 위점막 기능을 회복시킨다.

8. 식사량을 줄이는 대신 간식 시간을 정해서 먹는 것이 좋다. 간식은 하루에 1~2회, 오후 3~4시경 쯤에 하여 공복시간을 두지 않도록 한다.

9. 단백질 식품이나 소화가 잘 되는 탄수화물 식품이 좋고 단맛이 강한 식품이나 위에 자극을 주는 술, 담배, 커피, 향신료, 탄산음료는 좋지 않다.

10. 위산과다일 때는 규칙적인 식사를 하고 과음, 과식을 하지 않도록 한다.

11. 만약 배에 가스가 차면 사과, 맥주, 양배추, 멜론, 견과류, 양파 등 가스를 생성하는 식품은 제한한다.

12. 지나치게 짜거나 단 음식은 피한다.

13. 위가 안 좋은 경우 당근주스와 씨앗을 장복한다.(해바라기씨, 잣 등)

14. 탄산음료나 카페인이 함유된 커피, 콜라, 코코아 등은 위산분비를 자극하므로 섭취를 제한하고 맵고 짜거나 자극적인 음식은 피해야 한다.

15. 양배추는 비타민 K와 U가 많이 들어있어 위나 십이지장의 궤양성 점막을 재생시켜 주고 위궤양 치료에 효과가 있다. 비타민 U가 열에 약하기 때문에 생것을 그대로 먹거나 살짝 데쳐서 먹도록 한다.

16. 소금기가 많은 음식은 위 점막에 부종을 일으켜 위기능을 악화시키므로 피한다.

17. 신맛이 강한 과일이나 주스는 유기산이 들어있어 신맛을 내기는 하지만 체내에 들어가면 분해되어 산성을 유지하지 못하고 칼륨 등의 무기질이 있어 산을 중화하는 데 이용되므로 과일은 알칼리성 식품에 속한다. 또한 과일의 비타민 C는 상처 회복에 도움이 되므로 먹어도 좋다.

18. 감자에는 가열해도 파괴되지 않는 비타민 C와 칼슘, 칼륨 등이 풍부해 위와 십이지장의 점막을 튼튼하게 해주는 작용을 한다.

19. 호박은 과육뿐만 아니라 꽃, 잎, 씨앗에도 풍부한 비타민 C와 카로틴이 들어있어 오래된 위궤양 환자에게는 이상적인 채소다. 전분질이 함유되어 있어 열에도 비타민 C는 파괴되지 않는다. 그러므로 호박죽이 좋다.

20. 파래의 독특한 맛을 내는 성분에는 위궤양이나 십이지장궤양을 예방하고 진정시켜 주는 작용이 있다.

21. 녹차와 홍차의 떫은맛에는 장속의 해로운 독소로부터 점막을 보호하고 소화를 돕는 작용이 있어 궤양의 치료와 예방에 도움을 준다. 떫은 맛을 내는 탄닌은 홍차가 녹차보다 10~20% 가량 높다. 그러나 카페인 성분이 있어 너무 많이 마시면 부작용을 초래한다.

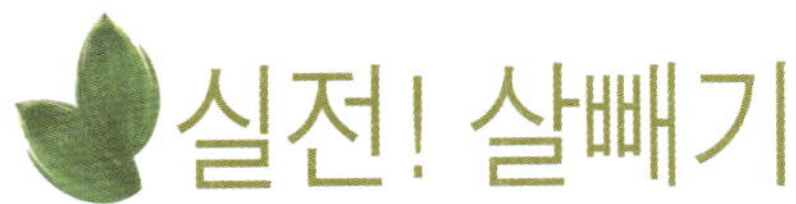

실전! 살빼기 한약재 20가지

증상에 따라, 혹은 체질에 따라 각기 다른 접근과 치료법을 쓰는 것은 한의학의 커다란 장점이다. 살빼기 한약재를 활용할 때도 마찬가지이다. 우선 정확한 증상과 체질을 변별한 뒤 그에 맞는 한약재를 활용해야 좋은 효과를 볼 수 있다.

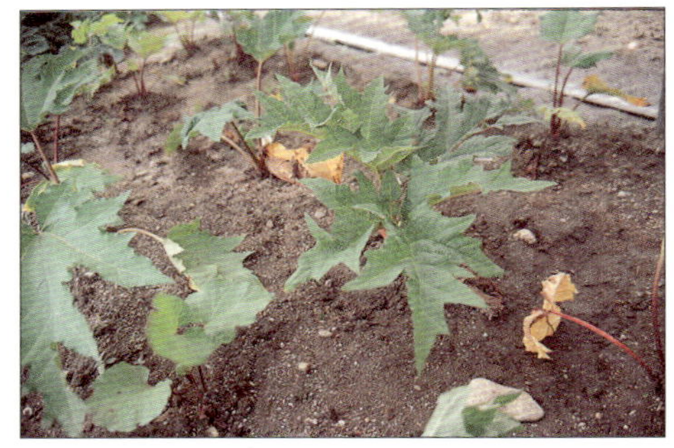

▲ 장군풀

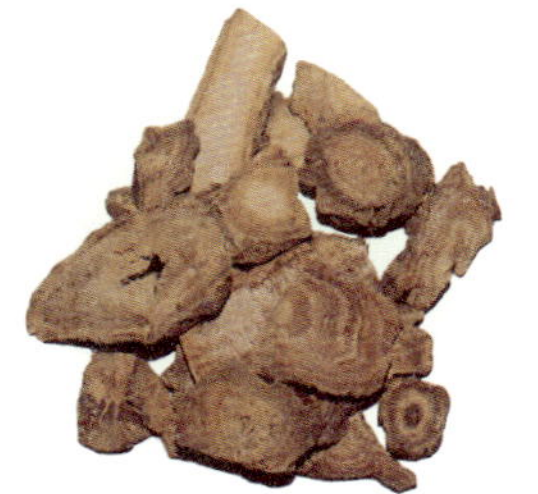

▲ 약재 대황

변비를 해소하는 살빼기 한약 **대황**

장군풀의 뿌리나 뿌리줄기를 말한다. 성질은 몹시 차고 맛은 쓰다. 비교적 강력한 혈액순환작용이 있어 어혈을 없애고 장부를 청소하며 소통시킨다.

따라서 대장에 직접적으로 작용하여 대장의 연동운동을 돕는 효능이 있다. 특히 인체 수분대사를 원활히 하는 작용이 있어 배설작용을 돕기 때문에 변비로 인해 빚어진 비만증 치료에 좋은 효과가 있다.

단, 속이 냉한 사람이나 임산부, 또 월경기에
는 이 약재를 쓰지 않는 것이 좋다.

산사

가을이 되면 빨갛게 익어가는 산사는 장밋과
에 속한 산사나무의 성숙한 과실을 말한다. 그
성질은 따뜻하고 맛은 시큼하면서 약간 떫다.

산사는 혈압을 내리고 몸 안에 쌓인 지방을 없
애는 작용이 탁월하다. 실제로 〈본초강목〉에 의
하면 "산사는 몸 안에서 소화되지 못하고 쌓인
고기를 소화시키고 오랜 체증으로 뱃속에 생긴
딱딱한 덩어리를 없애며 명치끝이 답답하고 신
물이 올라오는 증상을 막아준다."고 했다.

따라서 산사는 유지방을 긁어내고 음식을 소
화시키며 위장의 대사를 촉진하여 위속에 지방
음식이 너무 오랫동안 정체되는 것을 막아주는
작용을 한다. 그 결과 지방의 흡수를 억제하게
되는 것이다. 그러므로 산사는 식사 후에 복용하
면 좋다.

단, 산사는 공복 또는 비장과 위장이 허약할 때
나 장과 위의 기능이 좋지 못할 때는 복용을 하

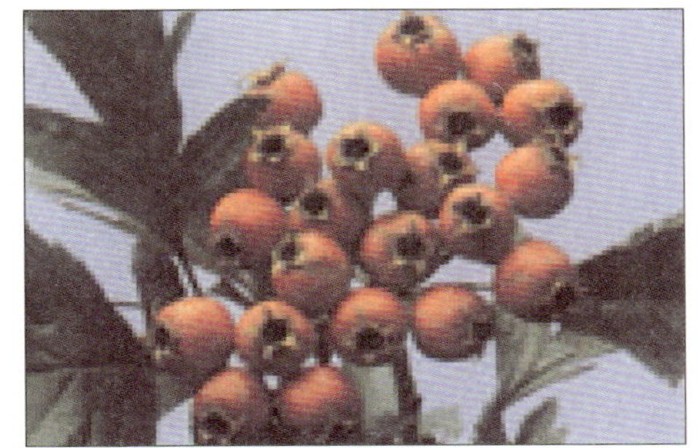

▲ 산사

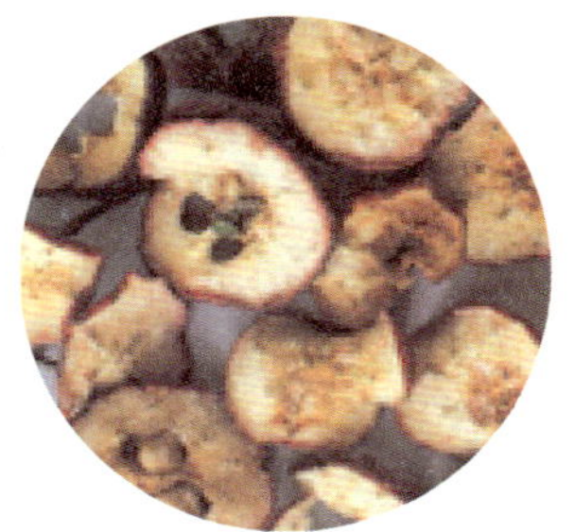

▲ 약재 산사

지 않는 것이 좋다. 또한 산사는 치아의 법랑질을 손상시킬 수 있기 때문에 충치가 있으면 많이 복용하지 않는 것이 좋다.

생산사 10~15g(하루량)을 끓인 다음 식혀서 마시면 다이어트에 효과가 있는 천연 다이어트 음료가 된다.

천연 배설제 **맥아**

보리를 발아 건조시킨 맥아는 예로부터 민간에서 많이 먹고 체했을 때 널리 쓰이던 민간요법 중 하나이다. 맥아 또한 우리 몸의 배설과 소통을 원활히 해 다이어트에 효과가 있다.

그 성질은 따뜻하고 맛은 달다. 특히 맥아는 입맛을 돋우고 비장을 튼튼하게 하며 음식을 소화시키므로 전분류 음식을 많이 먹어 빚어진 비만 개선에 좋은 효과가 있다. 이러한 맥아는 항상 엿기름과 함께 쓰면 좋다.

☞주의 : 생맥아는 전분에 비해 소화능력이 뛰어난 편이다.

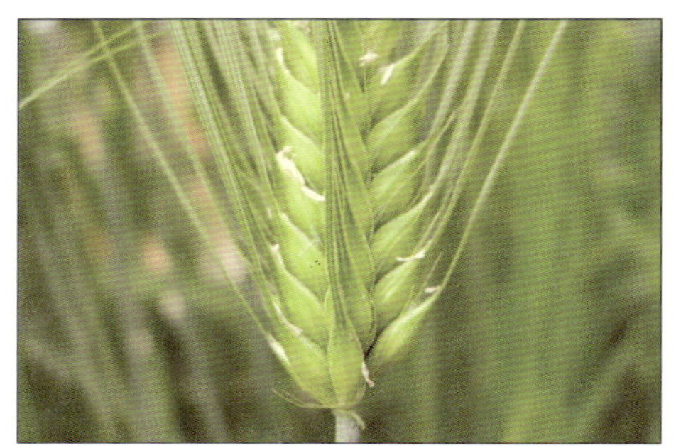

▲ 보리

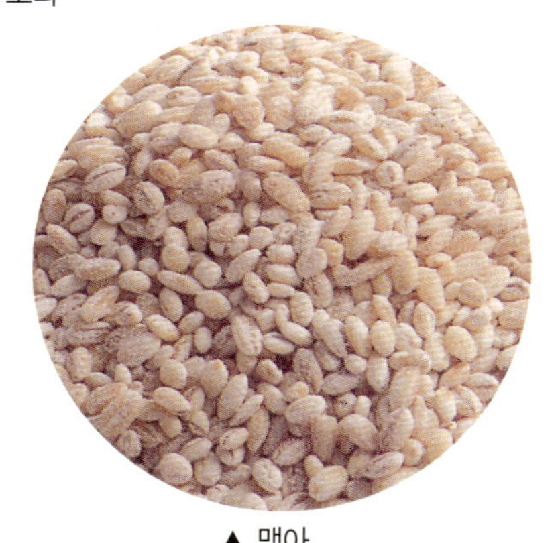

▲ 맥아

발아현미

현미를 발아시킨 곡아는 그 성질이 따뜻하고 맛은 달다. 주로 음식을 소화시키고 입맛을 돋우는 효능이 있다.

특히 전분을 분해시키는 효소를 듬뿍 함유하고 있어 육식과 기름진 음식을 먹은 뒤 더부룩하고 배부른 느낌을 해소하는 데 좋은 효과가 있다.

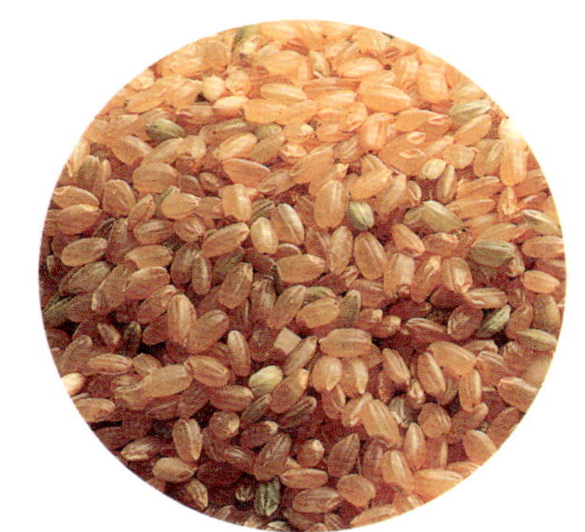
▲ 현미

나복자

십자화과에 속한 무의 성숙한 종자를 일컫는 나복자는 그 성질이 평하고 맛은 매우면서 달다.

나복자의 주요 약효는 우리 몸의 기를 통하게 하고 체한 것을 내리게 하는 데 뛰어난 효과가 있다는 점이다.

그것은 나복자가 위산의 분비를 촉진시켜 소화를 촉진하고 중기를 손상시키지 않으면서 모든 식적을 없애는 약효가 있기 때문이다. 따라서 식사 후 헛배가 불러오거나 복부가 팽만하고 트림이 자주 나올 경우 활용하면 좋다. 이러한 약효가 다이어트에도 효과적이다.

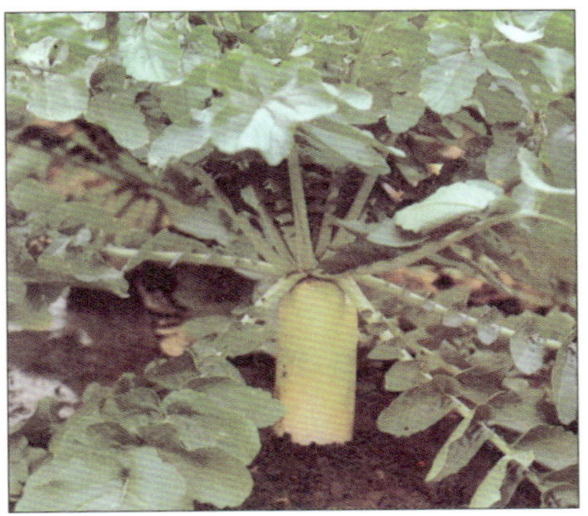
▲ 무

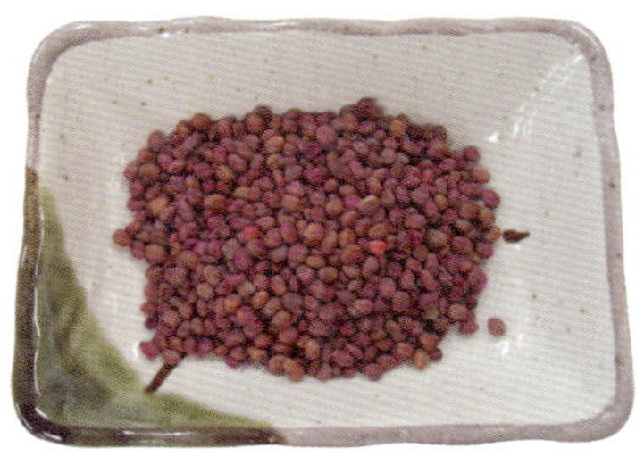
▲ 나복자

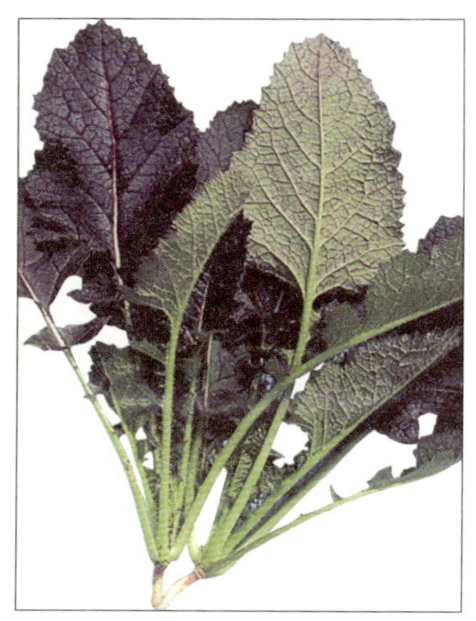

▲ 갓

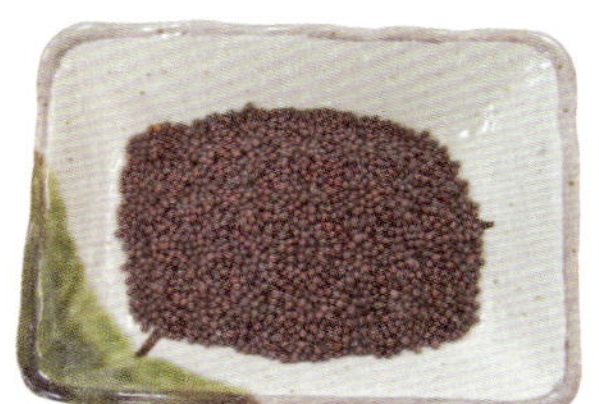

▲ 백개자

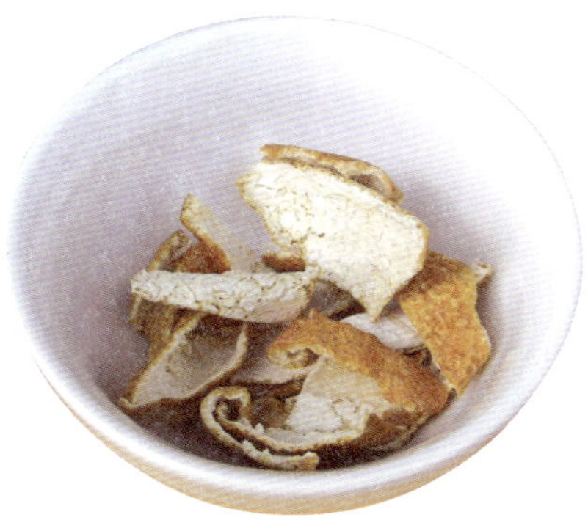

▲ 약재 진피

소화를 돕는 **백개자**

십자화과에 속한 갓의 성숙한 종자인 백개자는 그 맛이 맵고 성질은 따뜻하다. 백개자의 주요 약효는 담을 없애고 부종을 해소하는 효과가 있다. 따라서 담이 많고 가슴 속이 답답한 증상에 응용하면 좋은 효과가 있다.

특히 소화액의 분비가 잘 되게 하고 위장관의 운동을 활성화시키는 약효가 있기도 하다. 이러한 약효가 살을 빼는 데 도움이 된다.

☞주의사항

몸의 음기가 허약하고 화가 거세거나 치질, 대변출혈 등의 증세가 있으면 복용하지 않는 것이 좋다.

소화불량을 해소하는 **진피**

귤껍질을 말려 만든 진피는 그 맛이 쓰고 매우며 성질은 따뜻하다. 주요 약효는 기를 다스리고 소화불량과 식욕부진 등의 증상을 개선시키는 것이다. 특히 진피는 여러 약재를 조화롭게 하면서 약재의 부작용을 감소시키는 효능도 있다. 이러한 진피 또한 다이어트 약재로 활용하면 살 빼는 데 도움이 된다.

 후박

목련과에 속하는 후박의 수피를 건조한 것으로 맛은 쓰고 성질은 따뜻하다.

주요 약효는 막힌 기를 뚫어주는 효과가 크다는 것이다. 우리 몸의 습과 담, 기와 음식, 그리고 한기와 열기로 인해 기가 막힌 증상에 모두 응용할 수 있다.

특히 가슴이 답답하거나 소화불량으로 인한 변비, 체내에 정체된 습과 담을 없애는 효과가 뛰어나다. 이러한 효능으로 인하여 살을 빼는 다이어트 약재로 활용하면 좋은 효과를 나타낸다.

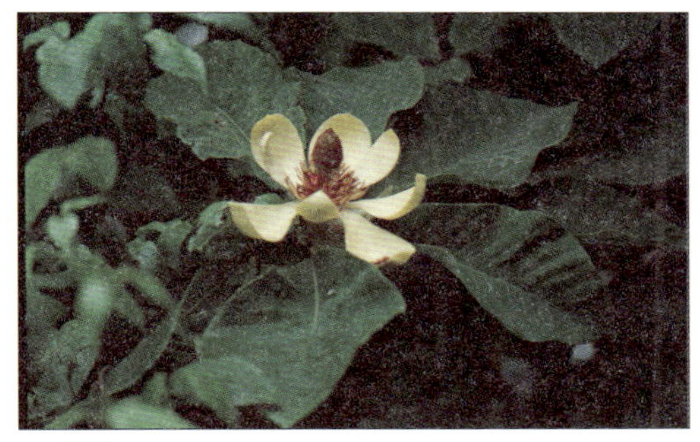

▲ 후박

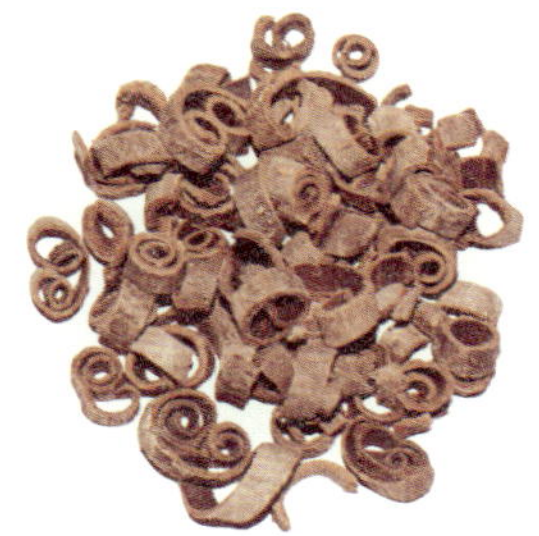

▲ 약재 후박

 천궁

미나리과에 속한 다년생 초본인 천궁은 그 성질이 따뜻하고 맛은 맵다. 주요 약효는 기와 혈의 순환을 원활히 하고 어혈을 제거하는 데 좋은 효과가 있다. 또 우리 몸 안으로 침입한 풍의 기운을 없애는 동시에 통증을 멎게 하는 효능도 있다.

따라서 천궁은 여성의 월경불순과 월경통 등

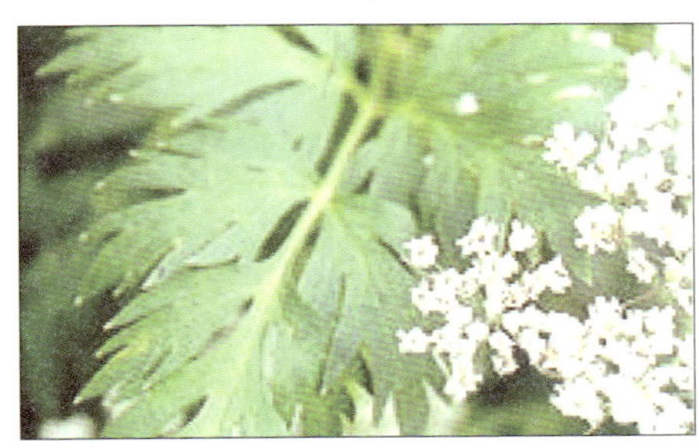

▲ 천궁

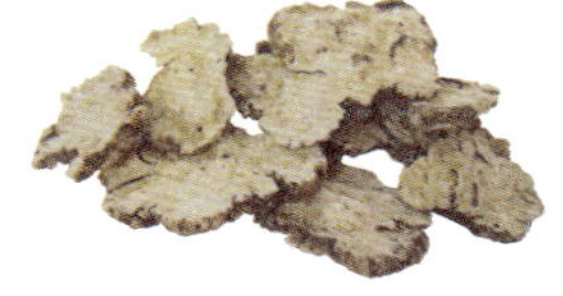

▲ 약재 천궁

의 증상을 개선시키며 찬바람, 냉기, 류마티스 등으로 빚어진 편두통을 개선시킨다. 이밖에도 천궁에는 혈관을 확장시키는 작용이 있기 때문에 관상동맥성 심장병, 가슴앓이 등의 질병 치료에도 많이 쓴다. 사용할 때는 1회에 약 12g 정도 소량으로 쓴다.

기초대사량을 높이는 **단삼**

꿀풀과에 속한 다년생 초본인 단삼의 뿌리를 말하는 데 그 맛은 쓰고 성질은 약간 냉하다. 단삼의 주요 약효는 혈관을 확장시켜 혈액순환과 신진대사를 촉진하는 작용이 있다. 그러므로 관상동맥성 심장병이나 고혈압 등의 증상 치료에 응용하면 좋은 효과가 있다. 이러한 단삼은 우리 몸의 기초대사량을 높여서 살이 빠지도록 하는 효과가 있다.

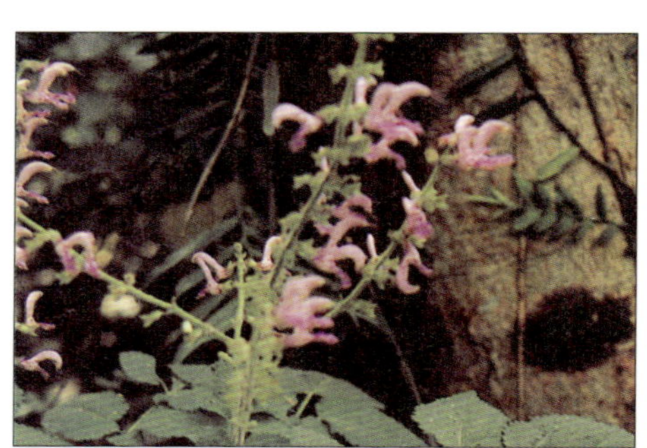

▲ 단삼

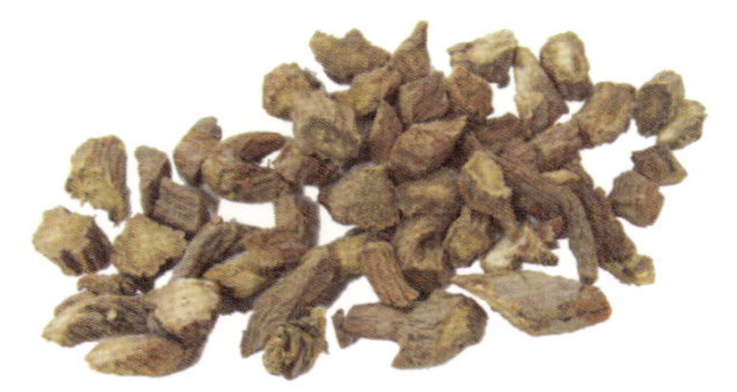

▲ 약재 단삼

☞이렇게 활용하세요

단삼 15~20g(하루의 양)을 끓인 물로 우려내어 차 대신 마신다. 오랫동안 복용하면 살이 빠지게 하는 효과가 나타난다. 단, 단삼은 출혈이 멎지 않을 경우 쓰면 안 된다.

 # 익모초

꿀풀과에 속한 1년생 초본인 익모초는 그야말로 여성들을 위한 약초이다. 그래서 그 이름도 어머니를 이롭게 한다고 하여 익모초이다.

이러한 익모초는 그 맛이 약간 쓰고 성질은 약간 냉하다. 주요 약효는 혈액순환을 원활히 하여 몸 속의 어혈을 없애고 월경을 조화롭게 하는 효능이 있다. 또 자궁을 수축시키고 이뇨작용이 있어 여성들에게 널리 쓰이는 약재이다. 따라서 익모초는 여성의 월경 이상으로 인해 빚어진 비만증 치료에 활용하면 좋은 효과가 있다. 일반적으로 한 번의 사용량은 10~30g 정도이다.

☞주의사항

출혈이 멎지 않을 때는 사용하지 않는 것이 좋다.

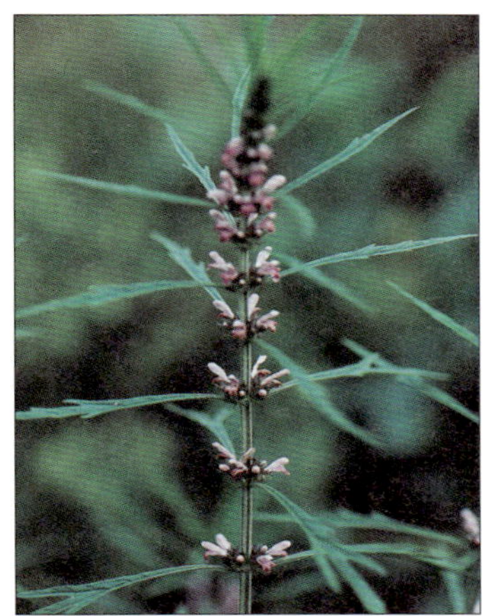

▲ 익모초

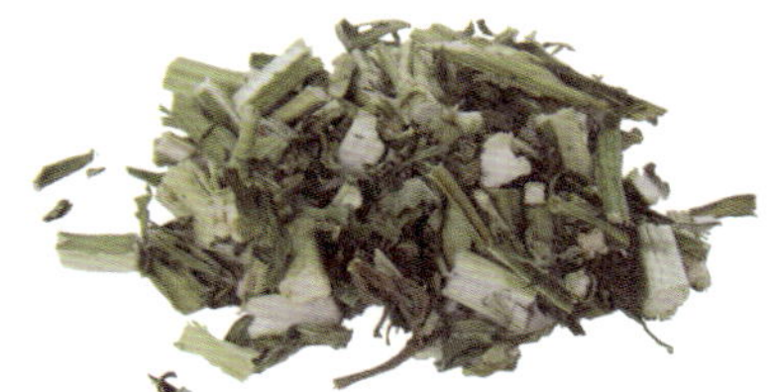

▲ 약재 익모초

하체 비만을 개선하는 # 우슬

비름과에 속한 우슬의 뿌리를 말린 것으로 그 성질은 평하고 맛은 약간 쓰면서 맵다.

예로부터 약재의 형상이 소 무릎처럼 보인다 하여 우슬이라는 이름이 붙었다. 그래서인지 몰라도 관절염에 효과가 있다고 전해지고 있다.

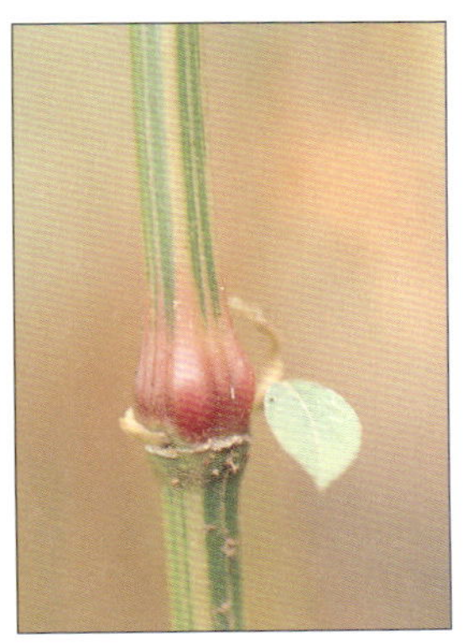

▲ 우슬

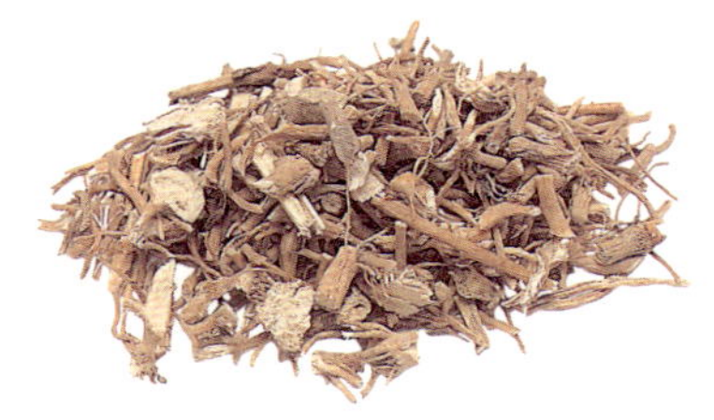

▲ 약재 우슬

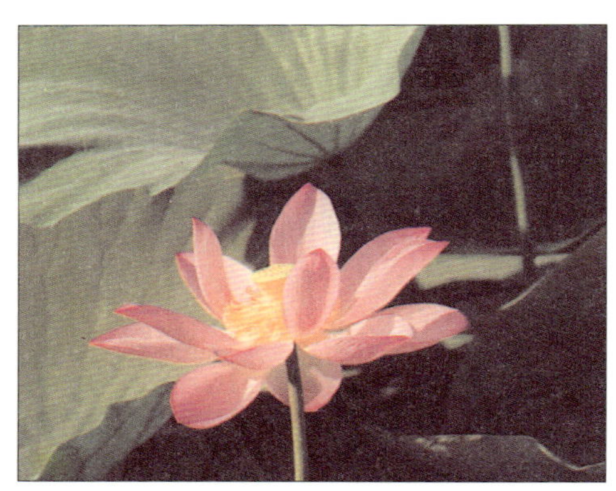

▲ 연꽃

이러한 우슬의 주요 약효는 혈액순환을 촉진하고 어혈을 없애는 효능이 있다는 데 있다. 또 간장과 신장을 보하고 근육과 뼈를 강화시키는 작용이 있다. 특히 우슬은 하체 비만을 개선하는 데 효과가 있으므로 다리에 유난히 살이 많이 쪘을 때 활용하면 좋다.

☞주의사항

여성의 월경과다와 임신기간에는 복용하지 않는 것이 좋다.

연꽃잎

수련과에 속한 다년생 수생초본인 연꽃의 잎을 일컫는 것으로 그 성질은 평하고 맛은 달면서 약간 쓰다. 주요 약효는 열을 내리고 소염과 갈증 해소에 효과적이다. 또 어혈을 흐트리고 몸속의 습을 제거하는 작용이 있기도 하다.

이러한 연꽃잎 또한 다이어트에 활용하면 좋은 효과가 있다. 우리 몸속의 수분대사를 원활히 하여 살이 빠지게 하는 약효가 있기 때문이다.

☞이렇게 활용하세요!

신선한 연꽃잎 50~100g을 물로 달여 차로 마신다.

3개월 정도 계속해서 마시면 체중이 두드러지게 감소된다. 이때 주의할 것은 연꽃잎은 너무 오랫동안 끓여서는 안 된다는 것이다.

콜레스테롤 감소시키는 택사

택사과에 속한 질경이 택사의 덩이뿌리를 말린 것으로 그 성질은 냉하고 맛은 달다. 주로 신장과 방광에 작용한다.

주요 약효는 우리 몸의 수분대사를 원활히 하고 열을 내리는 효과가 있다. 따라서 택사는 소변이 제대로 잘 나오지 않거나 부종, 설사, 대하증 등의 증상에 응용하면 좋은 효과를 볼 수 있다. 특히 택사는 뛰어난 이뇨작용으로 우리 몸 속의 콜레스테롤을 감소시키고 비만 개선에도 효과가 있다.

☞주의사항

만성신장기능 부전증 환자는 신중하게 써야 한다.

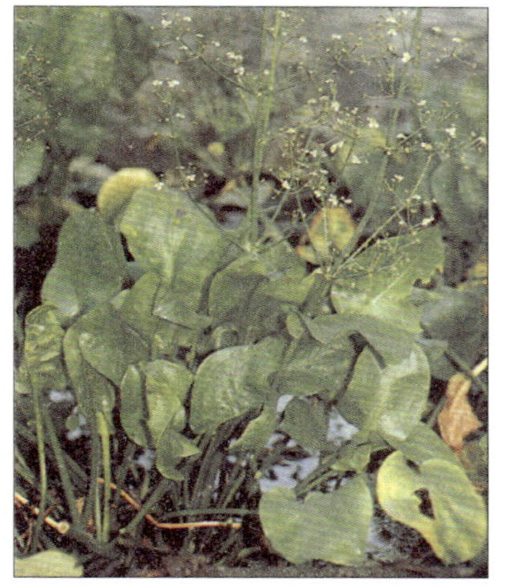

▲ 택사

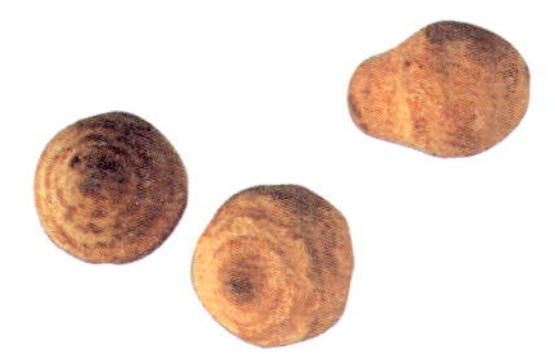

▲ 약재 택사

수분대사 촉진제 복령

소나무 뿌리에 기생하는 균주를 말하는 복령은 그 성질은 평하고 단맛이 나는 약재이다.

주요 약효는 예로부터 인체의 수분대사를 원

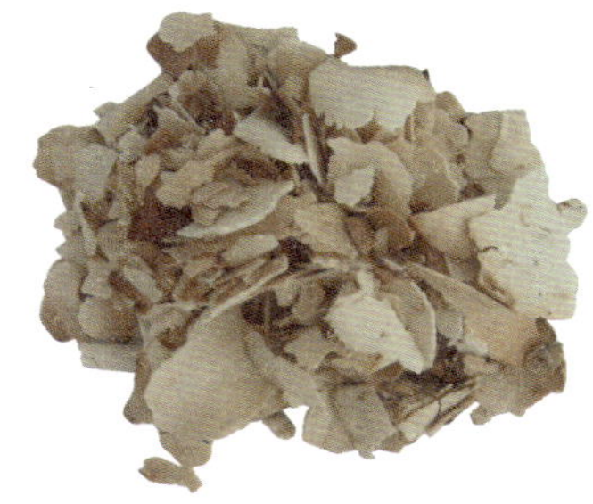

▲ 약재 복령

활히 하는 약재로 널리 응용돼 왔다. 우리 인체의 불필요한 수분을 제거하면서 정기에는 전혀 손상을 주지 않는 약재로 알려져 있다.

따라서 부종을 다스리고 비장을 튼튼하게 하는 약효가 있다. 또 정신을 안정시키고 잠을 잘 자게 하며 가슴 두근거림 등의 증상에도 활용하면 좋은 효과를 볼 수 있다.

물만 먹어도 살이 찔 때 율무

벼과에 속한 율무의 성숙한 종자를 건조시킨 것으로 그 성질은 약간 냉하고 맛은 달면서 싱겁다. 주요 약효는 우리 몸의 불필요한 수분을 밖으로 배설시키는 약효가 매우 뛰어나고 비장의 기능을 보하는 효능이 있다.

따라서 율무는 물만 먹어도 살이 찐다는 사람이 먹으면 좋은 약재이다. 특히 최근 밝혀진 연구 결과에 의하면 율무에는 암세포의 작용을 억제시키는 효능도 있는 것으로 밝혀져 주목을 받고 있다.

☞주의사항

임신한 여성은 복용하지 않는 것이 좋다.

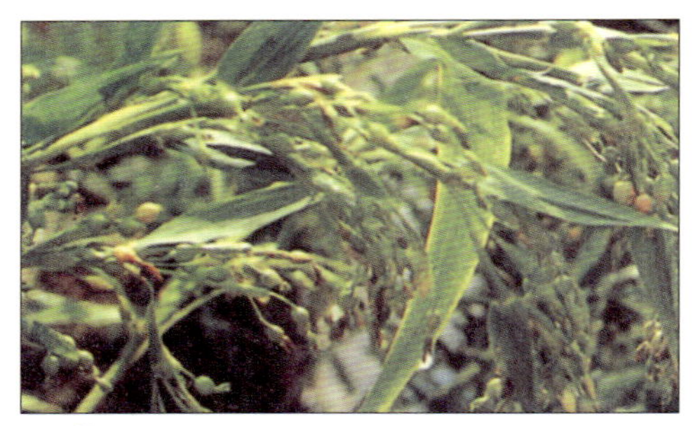

▲ 율무

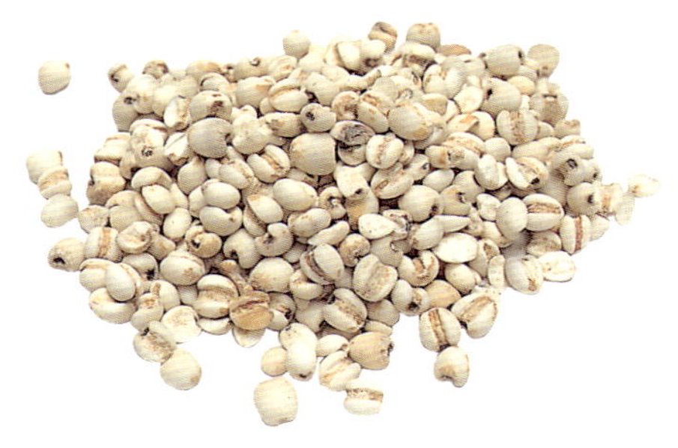

▲ 약재 율무

 당귀

미나리과에 속하는 다년생 방향초본인 당귀의 뿌리를 말린 것으로 그 성질은 따뜻하고 맛은 달면서 쓰다.

이러한 당귀는 한약재 중 보혈제의 대표적인 약재이다. 우리 몸의 피를 보충해주고 혈액순환을 원활히 하는 효능이 뛰어나기 때문이다.

따라서 당귀는 여성들의 월경 조절에 뛰어난 약효가 있다. 그래서 주로 부인과질환 치료에 널리 응용되고 있다. 월경불순이나 산후의 여러 질환을 치료하기 때문이다. 특히 당귀는 대장의 기능을 좋게 하여 대변의 소통을 원활히 하고 항균·소염과 우리 몸의 고지혈증을 낮추는 효능도 있어 다이어트에 활용하면 좋은 효과를 볼 수 있다.

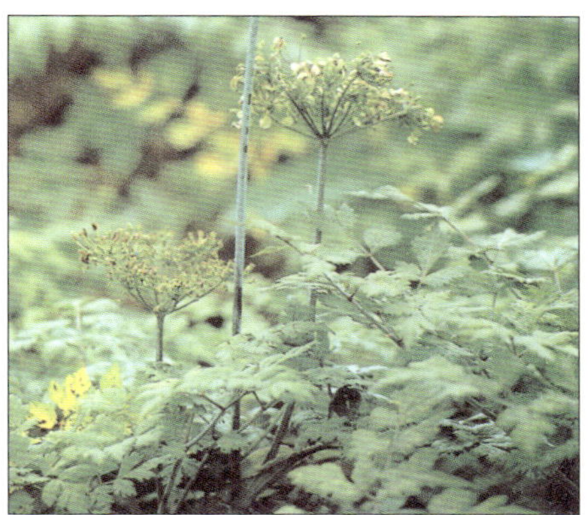

▲ 당귀

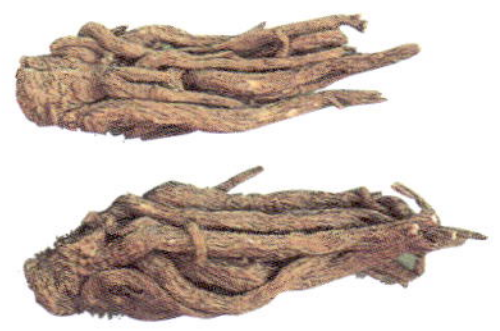

▲ 약재 당귀

 생지황

현삼과에 속한 다년생 초본인 지황의 뿌리를 말하는 것으로 그 맛은 달고 쓰며 성질은 냉하다. 주요 약효는 열을 내리고 피를 식힌다. 또 심

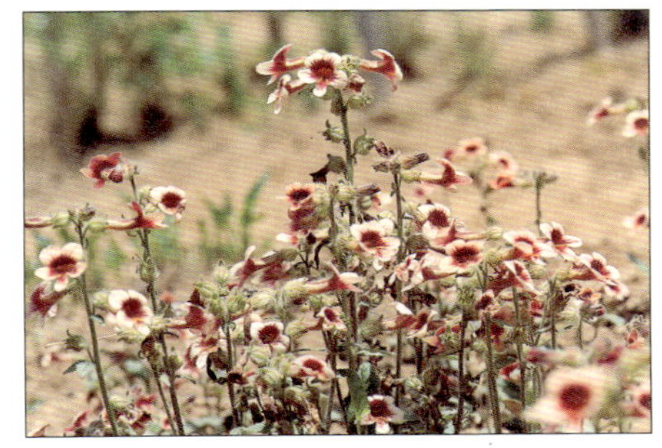

▲ 지황

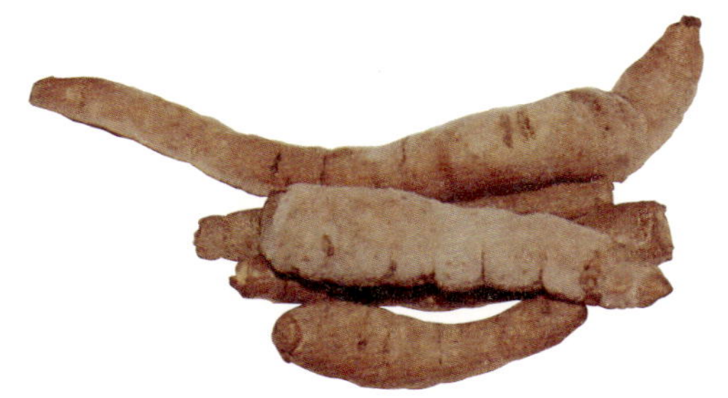

▲ 약재 생지황

장의 기능을 튼튼하게 하고 이뇨작용도 뛰어나 다이어트에 활용하면 좋다.

특히 피를 맑게 하고 조직 내에 침출된 어혈을 풀어주는 데 있어 더할 나위 없는 명약이어서 예로부터 민간에서는 타박상에 널리 활용해왔다.

☞주의사항

생지황은 소화기능에 영향을 미칠 수가 있기 때문에 위와 장이 좋지 않은 사람은 사용량을 적게 하거나 소화를 도와주는 약재와 함께 응용해야 좋다.

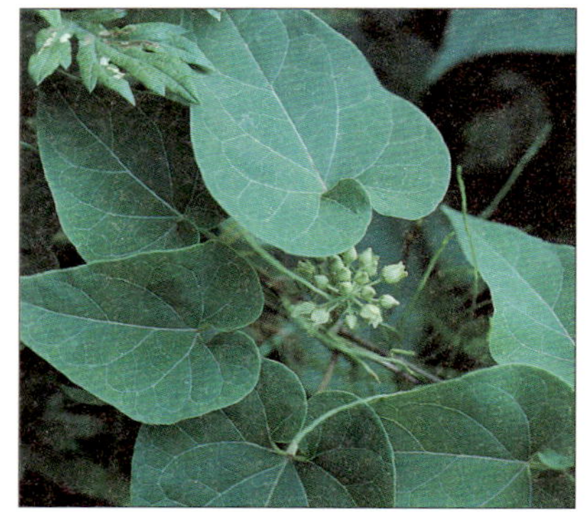

▲ 하수오

중년 비만에 효과 탁월 하수오

마디풀과 식물인 하수오의 뿌리를 말린 것으로 그 성질은 따뜻하고 맛은 달면서 쓰다. 이러한 하수오는 간장과 신장을 보하고 우리 몸의 음기를 자양하는 약효가 있다. 또 장기능을 좋게 하여 대변 배설을 원활히 한다.

특히 지방과 산소화합물이 장속에서 흡수되는 것을 억제시키므로 중년기 이후 비만증 개선에 좋은 효과가 있다.

☞주의사항

비장이 허약하고 대변이 무르며 설사 기운이 있는 사람은 조심해서 복용해야 한다.

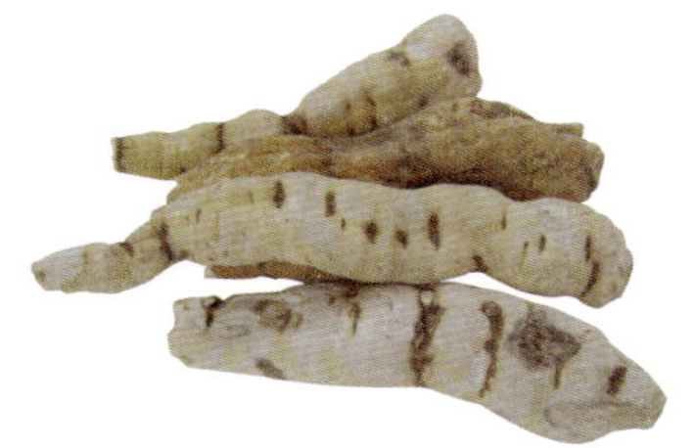

▲ 약재 하수오

 # 구기자

가지과에 속한 구기자나무의 성숙한 과실을 말린 것으로 그 성질은 평범하고 맛은 달다. 이러한 구기자는 자양강장에 널리 쓰인다. 주요 약효가 간장의 기능을 보충하고 간세포를 활성화시켜서 지방이 간장 속에 적체되는 것을 막아주기 때문이다. 특히 구기자에는 베타카로틴과 비타민 A 등의 영양물질이 풍부하게 함유돼 있어 눈 건강에 매우 유익한 작용을 한다.

☞주의사항

속에 내열이 있는 경우에는 과다한 양을 복용해서는 안된다.

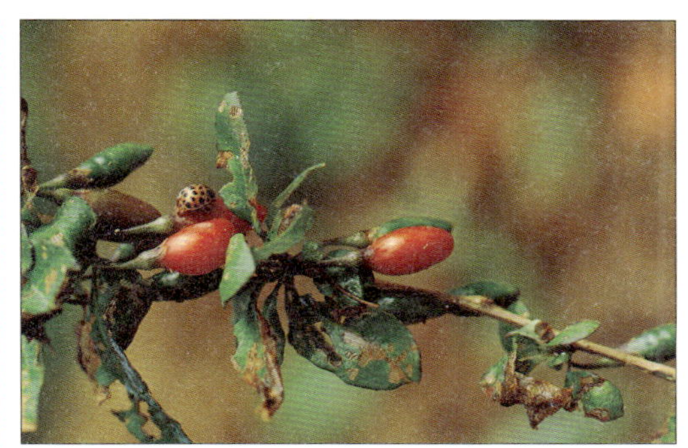

▲ 구기자

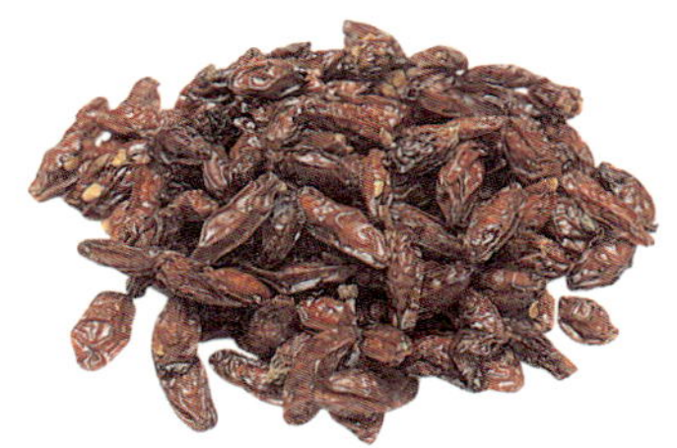

▲ 약재 구기자

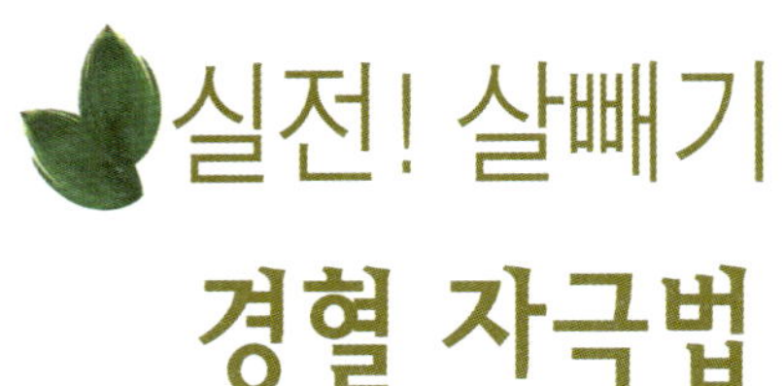

실전! 살빼기
경혈 자극법

한의학에서 활용하고 있는 경혈 자극법은 여러 가지 장점을 가진 요법이다. 언제 어디서든 할 수 있고, 비용도 들지 않는다. 효과? 의심부터 하지 말자. 꾸준히 실천하면 반드시 효과는 나타난다. 문지르고 주무르는 사이 살이 쏙쏙 빠지게 할 수 있다.

경혈을 자극하면 왜 살이 빠질까?

한의학의 이론 가운데 우리 인체의 혈자리는 모두 각기 다른 소속된 경락이 있고 최종적으로는 오장육부에 반사된다고 했다. 그러므로 특정 혈자리를 찍고 누르면 해당 부위의 기능을 능히 조절할 수 있다고 본다.

다이어트를 할 때도 마찬가지이다. 지방을 제거하는 효과가 있는 것으로 밝혀진 혈자리를 누르면 인체의 신진대사가 촉진되면서 살이 쏙 빠지는 결과를 얻을 수 있다.

그렇다면 과연 어떤 혈자리가 다이어트에 효과가 있을까? 우선 다이어트 자극 기법부터 알아보기로 하자.

▶누르는 법(안법)

· **이용부위** : 손가락이나 손바닥

· **방법** : 혈자리에 서서히 힘을 주면서 아래로 눌러준다. 시간은 30초에서 1분
가량이 적당하다. 시큰
하고 더부룩한 느낌이
들 정도로 자극을 주면
된다.

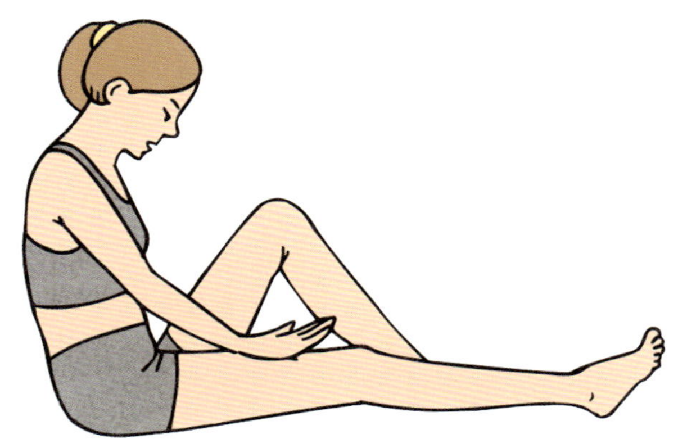

· **효능** : 경락을 소통하
고 진정과 진통작용을
한다.

· **주의사항** : 누르는 힘이 너무 강렬해서는 안 된다. 특히 복부는 더욱 그렇다.
먼저 가볍게 시작하여 서서히 힘을 주면서 점진적으로 행한다.

▶ 주무르는 법(마법)

· **이용부위** : 손가락이나 손바닥

· **방법** : 몸 표면의 어느 부위에서 리듬성 있게
고리모양으로 돌면서 문지른다. 시계바늘 방향
또는 반대방향으로 시원한 느낌이 들 정도로
하면 된다.

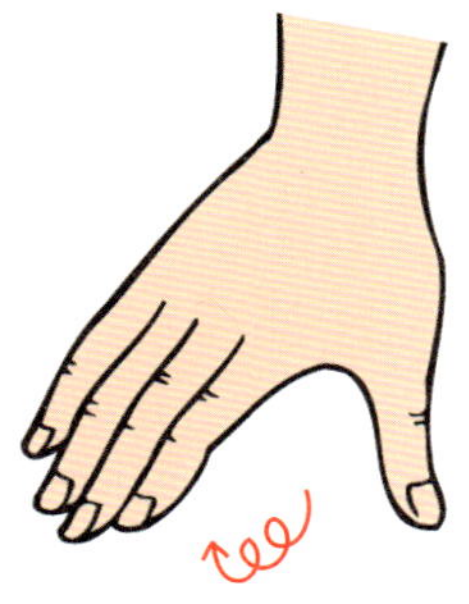

· **효능**: 혈액순환을 촉진하고 어혈을 흐트러뜨린
다. 부종을 해소하며 통증을 멎게 하는 효능이

있다.

· **주의사항** : 주무르는 자극법은 비교적 부드러운 수법이다. 그러므로 진행할 때의 힘이 너무 약하거나 너무 세게 해서는 안 된다. 또 너무 급하게 하거나 느려서도 안 된다.

▶집게 모양으로 자극주기(나법)

· **이용부위** : 손가락과 손바닥

· **방법** : 엄지손가락과 나머지 네 손가락을 신체의 해당 부위에 대고 집게 모양을 만들어 마주 힘을 주고 리듬성 있게 조여들었다가 풀어주는 것으로 아래서 위로 밀며 움켜쥠으로써 해당 부위에 시큰하고 더부룩한 느낌이 들도록 한다.

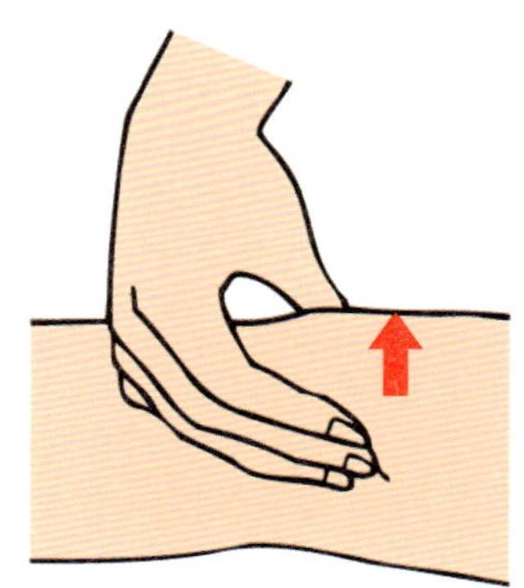

· **효과** : 경락을 시원스럽게 소통하고 경련을 완화시켜 근육의 시큰하고 더부룩함을 해소하는 효과가 있다.

· **주의사항** : 나법은 비교적 자극적인 수법으로서 힘을 약하게 시작하여 점차 세게 하여 나가야 한다.

▶손바닥으로 두드리기(박법)

· **이용부위** : 손바닥

· **방법** : 손목의 반동운동을 이용해 신체의 해당 부위를 두드려 시원한 느낌이

들도록 한다.

· **효과** : 혈액순환을
촉진하고 통증을 멎
게 하며 경련을 풀어
주는 효과가 있다.

· **주의사항** : 두드리는
리듬은 일정해야 하
고 힘을 골고루 균형있게 써야 한다.

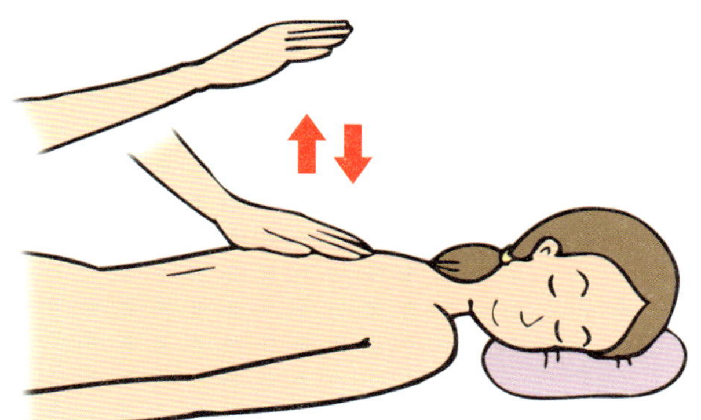

▶진동법

· **이용부위** : 손가락과 손바닥

· **방법** : 손가락 끝 또는 손바닥으로
신체 표면 부위에 대고 빠르게 진동
시키는 동작을 말한다.

· **효과** : 기를 다스리고 어혈을 제거
하며 피로를 해소시키는 효과가 있
다.

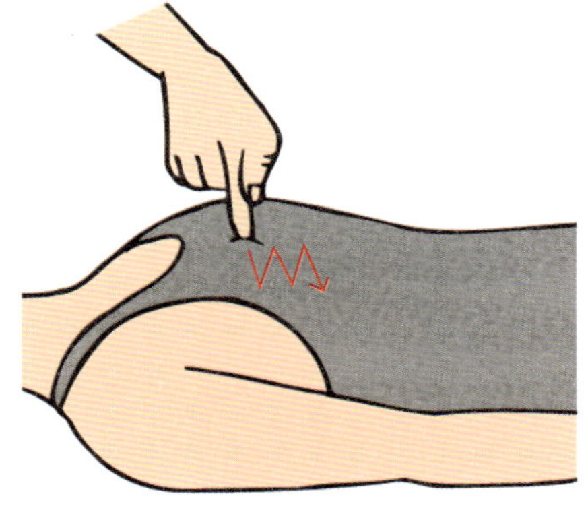

· **주의사항** : 진동시킬 때 리듬은 연속
적으로 행하거나 간헐적으로 행할 수 있다. 연속적으로 진동을 시행할 때는 1
분당 400회의 사이클로 하는 것이 가장 좋다.

▶밀어내기(추법)

· **이용부위** : 손가락과 주먹

· **방법** : 인체의 해당 부위에서 전후, 상
하, 좌우로 직선 또는 원형, 반원형으로
밀며 나아간다.

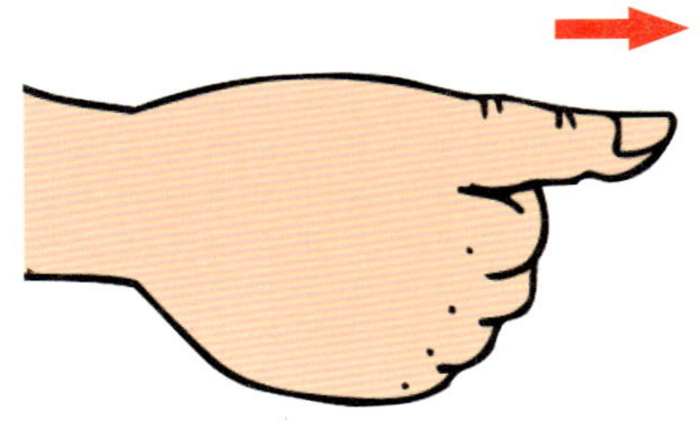

· **효과** : 경락을 소통하고 혈액순환을 촉
진하며 통증을 멎게 하면서 경련을 풀어준다.

· **주의사항** : 밀어내기 기법을 행할 때는 힘을 균형있게 쓰고 속도는 느리면서
균형적이어야 한다.

지압요법 하기 전 이것만은 알아두자!

스스로 할 수 있는 지압요법은 다양한 살빼기 전략 중에서 가장 손쉽게 행할 수 있는 방법이다. 언제든지, 어떤 곳에서든 마음대로 지압 안마를 할 수 있기 때문이다. 하는 요령도 어렵지 않다. 혈자리를 알고 그곳에 자극을 주면 당신도 아름다운 몸매, S라인 몸매의 주인공이 될 수 있다.

자, 그럼 그 노하우를 알기 전에 우선 지압요법을 할 때 몇 가지 알고 있어야 할 사항부터 점검하고 들어가자.

▶지압요법을 실천할 때는 심장방향으로 나아가야 한다.
  예를 들어 손발을 안마할 때는 손가락 끝과 발가락 끝에서 시작하여
  팔 → 허벅지 방향으로 진행해야 한다.
▶정확한 혈자리를 자극하면 시큰하고 더부룩한 느낌이 든다.
▶지압요법을 생활습관으로 만들어 꾸준히 실천하면 반드시 좋은 효과
  를 볼 수 있다. 일례로 목욕할 때나 잠자기 전, 자투리 시간이 날 때는
  늘 실천하는 것이 도움이 된다.
▶지압 안마를 행하기 전에는 로션을 준비한다.
  지압 안마를 보다 원활히 할 수 있고 피부 손상 또한 미연에 예방할 수
  있다. 그러나 뭐니뭐니 해도 가장 중요한 것은 늘, 꾸준히 실천하는 것
  이다. 그러면 반드시 좋은 효과는 나타난다.

아무리 체중은 표준치라고 해도 살이 통통하게 찐 둥글넓적한 얼굴은 핸디캡이 된다. 만약 호떡 같은 얼굴 때문에 고민일 때 실천하면 좋은 지압요법은 다음과 같다.

▶찬죽혈을 지압한다

· 혈자리 : 눈썹 안쪽 윗부분

· 지압 요령 : 리듬성 있게 10회 정도 꾹~ 눌러준다. 한 번 누를 때 소요되는 시간은 2~3초 정도이다.

➡ 찬죽혈을 지압하면 얼굴 부위의 혈액순환을 증진시키고 얼굴 부위의 군살을 제거하는 데 도움이 된다. 특히 눈을 맑게 하고 정기가 서려 있도록 하며 코막힘으로 인해 발생한 두통에도 효과가 있다.

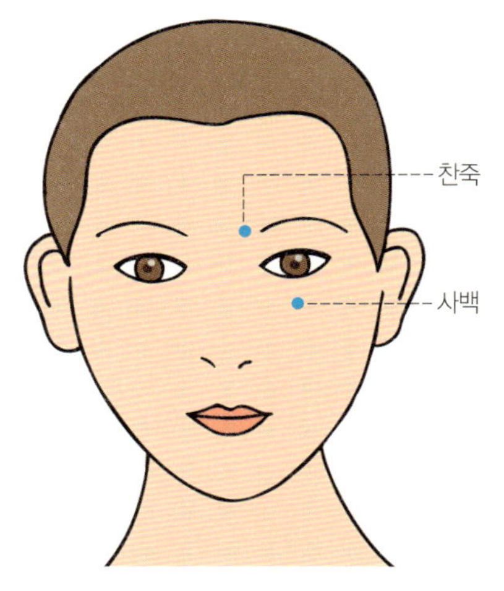

▶사백혈을 지압한다

· 혈자리 : 거울에 얼굴을 똑바로 비추어 본 뒤 눈 동공 밑에서 코 날개의 중간지점에 있다.(동공 직하 1촌 부위)

· 지압요령 : 리듬성 있게 10회 정도 꾹 눌러준다. 한 번 누를 때 소요되는 시간은 2~3초 정도가 적당하다.

➊ 사백혈을 지압하면 국부의 지방을 파괴시키고 안면 부위의 혈액순환 또한 증진시키는 효과가 있다. 또 얼굴선을 선명하게 해주는 효과가 있기도 하다. 특히 근시안도 치료하고 눈꺼풀이 계속 떨리는 증상도 개선시킨다.

▶태양혈을 지압한다

· **혈자리** : 눈꼬리와 눈썹 끝 사이에서 뒤로 1촌(엄지손가락을 가로놓은 넓이) 되는 지점의 움푹 들어간 곳

· **지압요령** : 리듬성 있게 10회 정도 꾹 눌러준다. 한 번 누를 때 소요되는 시간은 2~3초 정도가 적당하다.

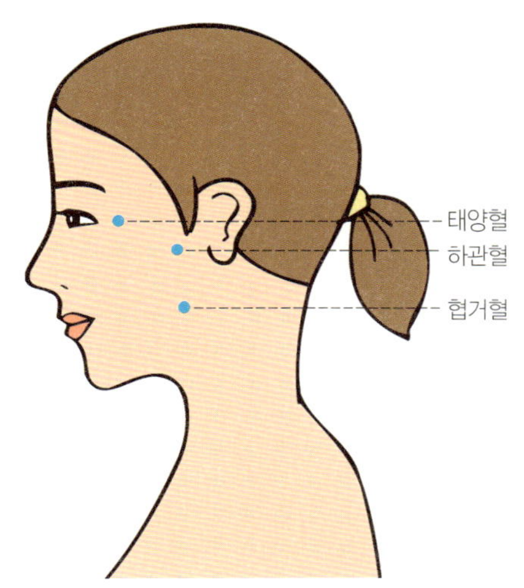

➊ 태양혈을 지압하면 국부의 지방을 파괴하고 얼굴 부위의 혈액순환을 증진시키는 효과가 있다. 따라서 얼굴 부위의 군살 제거에 도움이 된다.

또한 몸의 열을 내리고 부종을 해소하는 효과도 있다. 특히 뇌 부위의 순환을 촉진시켜 두통과 현기증 개선에도 도움이 된다.

▶하관혈을 지압한다

· **혈자리** : 치아를 깨물었을 때 양쪽 볼 관절의 불룩 튀어나온 지점이다.

· **지압요령** : 리듬성 있게 10회 정도 꾹 눌러준다. 한 번 누를 때 소요되는 시간

은 2~3초 정도가 적당하다.

❍ 하관혈을 지압하면 국부의 지방을 파괴하는 효과가 있다. 또 안면 부위의 혈액순환을 촉진하고 경락을 활성화시키므로 얼굴 부위의 군살 제거에 도움이 된다. 특히 치통 완화에도 효과적이다.

▶협거혈을 지압한다

· **혈자리** : 귓밥을 따라 내려와서 아래턱 뼈의 모퉁이 도는 지점에 있다.(하악 각의 전하방 1횡지 부위)

· **지압요령** : 리듬성 있게 10회 정도 꾹 눌러준다. 한 번 누를 때 소요되는 시간은 2~3초 정도가 적당하다.

❍ 협거혈을 지압하면 국부의 지방을 파괴하고 얼굴 부위의 혈액순환을 촉진시켜 뺨 부위의 부어오른 상태를 개선시킨다. 특히 이 혈자리를 지압하면 치통이나 목 부위 통증 개선에도 도움이 된다.

얼굴살 쏙 빼는 생활요법 3가지

① 칫솔 자극법

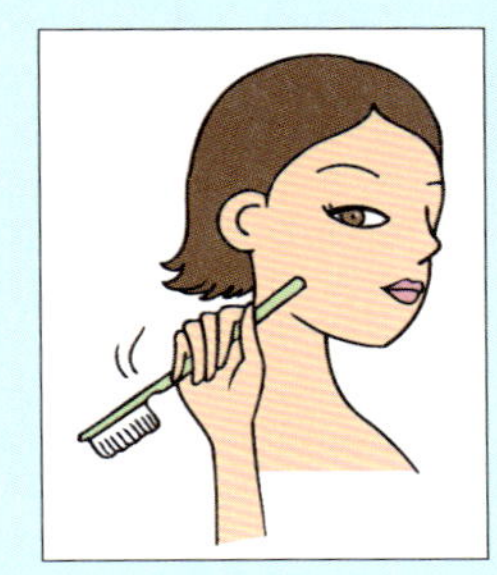

아침에 일어나서 양치질을 끝낸 뒤 칫솔을 거꾸로 쥔 뒤 칫솔 손잡이 자루로 얼굴살 빼기에 도움이 되는 혈자리를 지압하면 다이어트 성공의 첫발을 내딛게 될 것이다.

② 볼펜 자극법

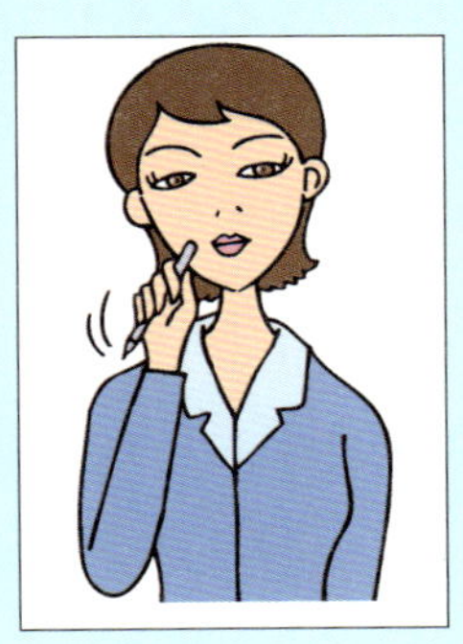

회의를 할 때도 얼굴살 빼기 지압법은 얼마든지 실천할 수가 있다. 하는 요령도 간단하다. 손에 쥔 볼펜의 뒷부분으로 얼굴살 빼는 혈자리를 꾸욱꾸욱 눌러주면 된다. 이렇게 하면 정신이 번쩍 들면서 졸음도 싹 달아날 것이다.

③ 안마운동

이목구비가 뚜렷한 얼굴을 갖고 싶은 것은 모든 사람들의 바람이다. 가장 간단하게 효과를 볼 수 있는 방법은 굳어진 표정을 풀어주고 입을 벌린 뒤 입술을 내밀며 미소짓는 생동감 있는 표정을 짓는다면 얼굴 부위도 운동할 기회가 생기면서 얼굴 다이어트가 될 수 있다.

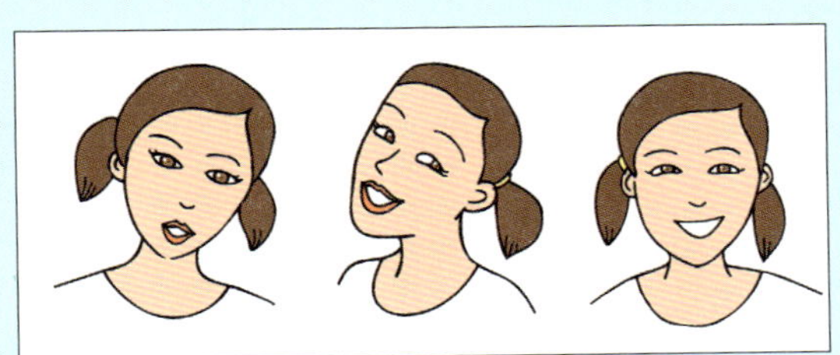

유난히 팔뚝이 두껍다면 이만저만 고민스러운 일이 아니다. 여름철 민소매 옷은 아예 꿈도 못 꾸고 행여 늘어진 팔뚝살이 보일까봐 전전긍긍 해본 적이 있다면 주목하자. 팔의 군살을 빼는 데도 지압요법은 좋은 효과가 있다.

▶외관혈을 지압한다

· 혈자리 : 손등 손목 부위에서 위쪽으로 2촌 되는 지점으로 두 가닥의 팔 뼈 사이에 있다. 여기서 2촌은 손가락 두 개를 나란히 한 넓이로 생각하면 된다.

· 지압요령: 리듬성 있게 10~20회 가량을 눌러주는데 매회 2~3초간 찍어누른다.

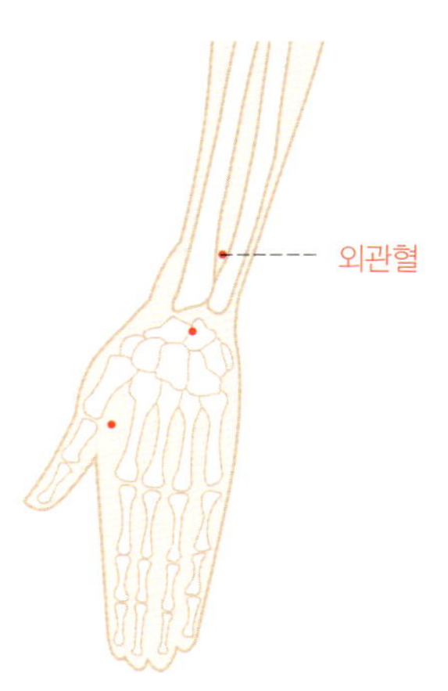

❰ 외관혈을 지압하면 부종형 비만에 좋은 효과가 있다. 수분대사를 조절하고 팔 부위의 곡선을 이쁘게 해주기 때문이다. 특히 어깨와 등 부위의 통증도 감소시킬 수 있어 오십견 치료에도 도움이 된다.

▶곡지혈을 지압한다

· 혈자리 : 팔꿈치를 굽히면 접혀진 주름 무늬 위쪽에 움푹 파여 들어간 지점을 말한다.

· 지압요령: 리듬성 있게 10~20회 가량을 눌러준다.

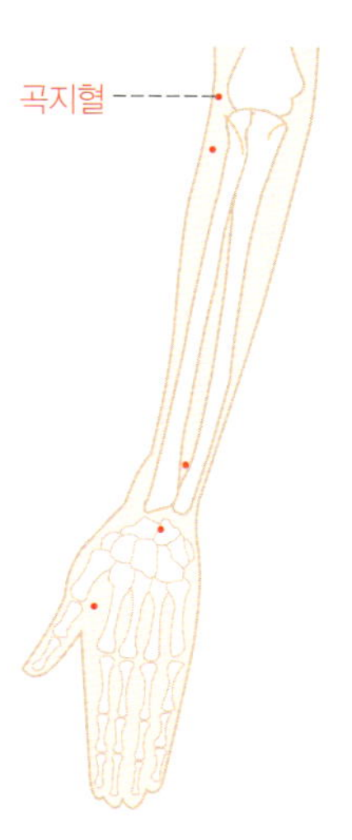

◐ 곡지혈을 지압하면 국부의 지방을 감소시키는 데에 도움을 주는 효과가 있다. 또 위장의 기능에 영향을 주어 위산분비를 감소시키고 더 나아가 식욕을 감퇴시켜 다이어트를 도와주는 작용을 하게 된다. 특히 팔 부위의 부종을 해소하고 팔꿈치의 무기력 증상도 낫게 하는 효과가 있다.

▶팔뚝살 쏙~ 빼는 생활요법

아침에 일어나 우유 한 잔을 마실 때, 혹은 겨울철 뜨거운 캔 음료를 마실 때 병이나 캔을 따기 전에 우선 팔의 혈자리에 얹고서 그 온도를 이용하여 살빼기를 시도해보자. 한의학의 열찜질과 유사한 효과를 얻을 수 있고 몸도 한결 시원해지는 효과가 나타난다.

또 하나! 비가 멎은 뒤 자루 긴 우산을 팔에 걸었을 때도 잊지 말고 손잡이로 안마를 시행하면서 우산 손잡이 끝 부분으로 팔의 혈자리를 눌러주자. 편리하고도 효과적인 팔뚝살 빼기 요령이 될 수 있다.

▶팔뚝살 빠지게 하는 마사지요법

여기 소개한 마사지법을 늘 실천하면 통통하게 찐 팔뚝의 군살이 쏙 빠지고 팔도 단단하게 바뀌게 될 것이다. 하는 요령을 소개하면 다음과 같다.

· 왼손으로 오른쪽 팔을 움켜쥔다.

· 왼손 손목의 힘을 이용하여 고리모양의 방식으로 위로 올라가면서 오른팔 전체를 안마한다.

· 이렇게 5회를 진행한다.

· 반대편도 실시한다.

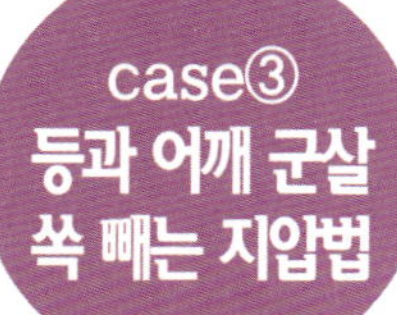

두툼하게 살이 찐 어깨와 등 부위는 아름다운 몸매를 망치는 주범이다. 이럴 경우 체구가 굵고 건장하며 우람하게 보이면서 여성 특유의 곡선미는 찾아볼 수가 없게 된다. 등과 어깨의 군살을 쏙 빼주는 지압법과 운동법을 소개하면 다음과 같다.

▶천종혈을 지압한다

· **혈자리** : 견갑골 아래쪽의 중앙 부위를 말한다.

· **지압요령** : 리듬성 있게 20회 가량을 두드려준다.

➡ 천종혈을 두드려주면 등 부위의 지방을 제거하고 견갑 부위의 통증도 완화시키는 효과가 있다.

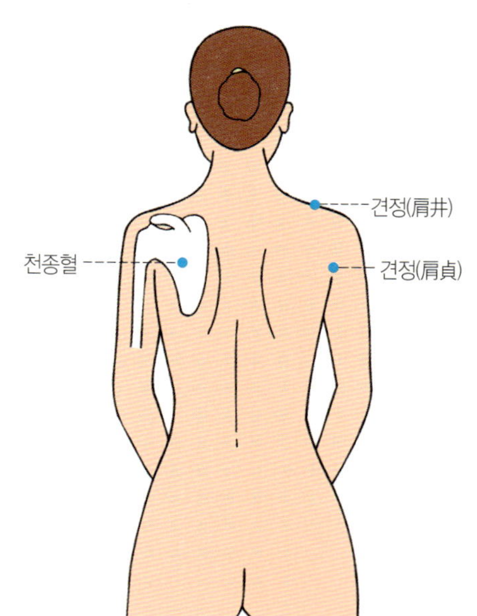

▶견정혈肩井穴을 지압한다.

· **혈자리** : 어깨 한 가운데 지점이다.

· **지압요령** : 리듬성 있게 20회 정도를 잡아당겨 올리는 수법으로 행한다.

◆ 견정혈을 지압하면 어깨 부위의 지방을 제거하고 어깨와 등 부위의 마비나 통증 개선에 효과가 있다.

▶견정혈肩貞穴을 지압한다

· **혈자리** : 등 부위와 겨드랑이 사이의 가로 뻗어난 주름 무늬 위쪽 1촌 되는 지점을 말한다.

· **지압요령** : 리듬성 있게 20회 정도를 찍어누르는 수법을 행한다.

◆ 견정혈을 지압하면 담을 삭히고 부종을 개선하므로 팔 부위 위쪽 부분의 지방제거에 도움이 된다. 특히 견갑부와 팔의 통증을 완화시키고 풀어주는 효과가 있기도 하다.

▶수시로 실천하면 효과 좋아요!
등과 어깨 군살 빼는 생활요법

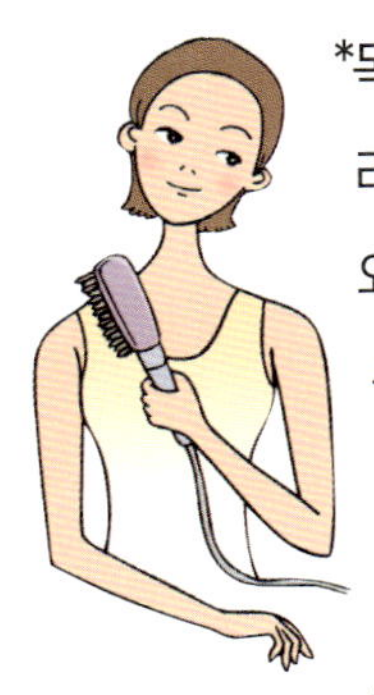

*목욕을 할 때 샤워기 아래에 앉아서 뿌려지는 물기둥의 힘을 이용하여 어깨와 등 부위의 혈점을 자극하면 어깨와 등 부위의 곡선을 아름답게 할 수가 있다. 또 하루의 피로도 씻어낼 수 있으므로 일거양득의 효과를 얻을 수 있다.

*드라이기로 머리를 말릴 때 드라이에 있는 빗과 뿜어나오는 열풍을 이용하여 어깨와 등 부위의 혈자리를 자극하면 한의학적인 침과 뜸의 신기한 효과를 얻을 수 있게 된다.

▶어깨·등 부위 살이 쏙~ 운동요법

두툼하고 살이 통통하게 찐 어깨와 등 부위의 살을 빼려면 평소에 어깨를 치켜올렸다가 내리고 힘을 푸는 연속적인 동작을 행하면 좋다. 이렇게 하면 몸매도 가꿀 수 있고 스트레스와 시큰한 통증도 해소시킬 수가 있기 때문이다.

만일 어깨와 등 부위 지방을 더욱 많이 소모시키고자 한다면 왼손을 오른쪽 어깨에 얹고는 힘껏 내리누른다. 이때 오른쪽 어깨는 위로 치켜올리는 데 이때는 최대한 치켜올린 뒤 힘을 풀도록 한다. 이 운동을 좌우로 10회 정도 반복한다.

"허리가 어디 붙었는지 알 수가 없네." 두루뭉술한 아내의 허리를 보고 한마디 하는 남편. "이게 누구 때문인데…." 아내는 앙칼지게 쏘아붙이지만 못내 억울하다. 왜 나이가 들수록 허리에 살이 붙는지…. 처녀적 호리호리한 몸매가 어디로 갔단 말인가? 만약 드럼통 같은 허릿살 때문에 고민이라면 다음을 참고하자.

▶대맥혈을 지압한다

· **혈자리** : 배꼽에서 직선으로 양쪽을 향해 뻗어나간 지점이다.

· **지압요령** : 리듬성 있게 10~20회 가량 눌러댄다. 매회 누른 상태를 2~3초간 유지한다.

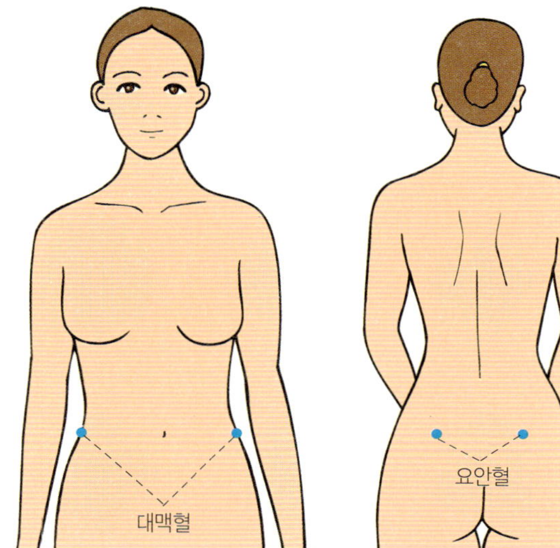

➡ 대맥혈을 지압하면 허리 양쪽의 지방을 파괴시키고 허리 부위의 혈액순환을 촉진시켜 허리 곡선을 더욱더 섬세하고 아름답게 가꿔주는 효과가 있다. 특히 이 지압법은 여성의 대하증이나 허리 양쪽의 개운치 않은 증상도 치료한다.

※ 주의사항 : 너무 세게 누르면 늑골의 골절 가능성을 조심해야 한다.

▶요안혈을 지압한다

· **혈자리** : 엎드렸을 때 양쪽 엉덩이(둔부)의 움푹 들어간 지점에 위치해 있기 때문에 손바닥으로 누르면서 진행하는 것이 가장 적합하다.

· **지압요령** : 이 혈자리를 손바닥으로 꾹 눌러준다.

➡ 요안혈을 지압하면 혈액순환을 개선시키므로 지방을 제거하는 데 도움이 된다. 또 허리 부위의 시큰한 통증과 월경시 골반에 시큰한 통증이 있는 증상을 치료하는 데도 효과적이다.

▶드럼통 허릿살 빼는 생활요법

· 문의 손잡이 높이가 허리부위의 높이와 거의 비슷한 상태이므로
기회가 있을 때마다 문 손잡이에 기대서서 허리 부위의 혈점을
안마하면 된다.

· 한 자리에 오래 앉아있는 사람은 허리에 시큰한 통증이 나타나
는 경우가 많다. 이럴 때 열찜질팩이 있다면 이것을 다이어트 혈
자리에 댄 채 손으로 몇 번 눌러주기만 해도 자극이 되므로 살이
빠지는 효과가 나타난다. 특히 허리의 시큰한 통증도 사라지게
될 것이다.

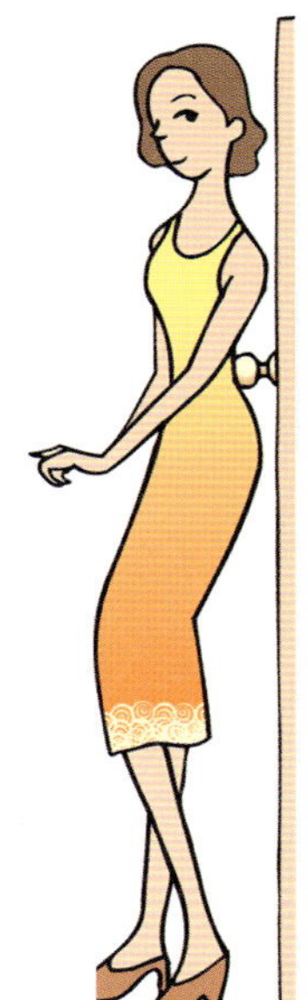

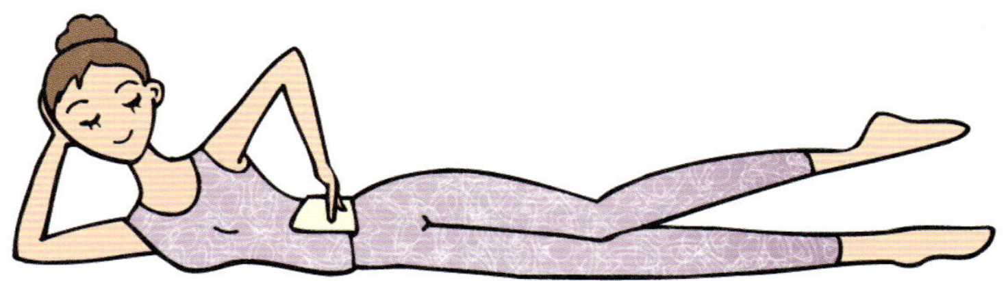

▶허리를 가늘게 하는 운동요법

두 손을 허리 부위에 짚고서 리듬성 있게 허리 부위의
지방을 쥐었다, 놓았다 하면서 안마를 진행한다. 또 양손
으로 허리를 짚은 채 앞뒤로 뒤트는 동작을 진행한다.

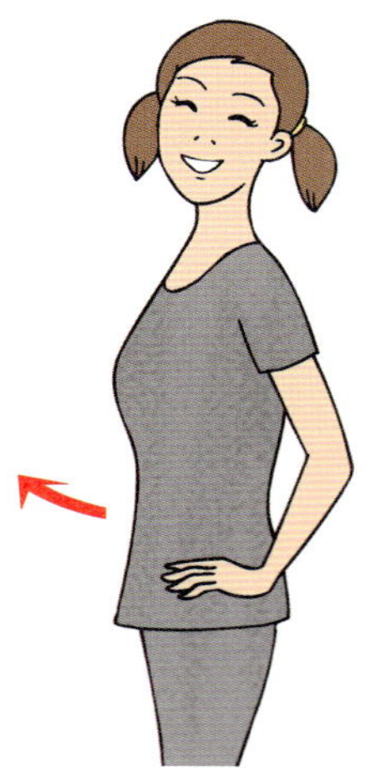

나이가 젊은 데도 불구하고 아랫배가 불룩하게 나온 경우가 더러 있다. 이럴 경우는 보기에도 좋지 않을 뿐 아니라 건강에도 결코 도움이 되지 않는다. 이때 행하면 좋은 지압법과 운동법을 소개하면 다음과 같다.

▶천추혈을 지압한다

· **혈자리** : 배꼽에서 좌우로 2촌 떨어진 지점이다. 이때 2촌은 손가락 두 개를 나란히 한 간격을 말한다.

· **지압요령** : 리듬성 있게 10~20회 가량 손바닥으로 눌러준다. 매회 누른 상태를 2~3초간 유지한다.

➡ 천추혈은 소장의 위치에 있다. 그러므로 아랫배를 줄어들게 하는 효과 외에도 헛배가 불러오는 증상이나 변비, 설사 증상 개선에도 효과가 있다.

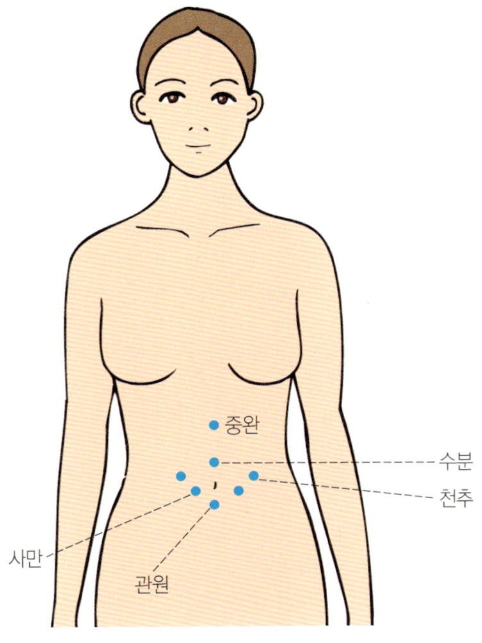

▶사만혈을 지압한다.

· **혈자리** : 배꼽에서 밑으로 2촌(손가락 두 개를 나란히 한 넓이) 되는

지점에서 옆으로 5푼, 즉 엄지손가락의 평면 넓이의 절반 되는 지점을 말한다.

· **지압요령** : 리듬성 있게 10~20회 가량 눌러준다. 매회 누른 상태를 2~3초간 유지한다.

➡ 사만혈을 지압하면 대장과 소장, 불룩 나온 아랫배를 개선시키므로 아랫배가 예뻐지게 된다.

▶중완혈을 지압한다

· **혈자리** : 복부 한 가운데 선에 있는데 배꼽과 흉추골, 구미골의 중간 지점에 있다.

· **지압요령** : 리듬성 있게 10~20회 가량 찍으면서 눌러준다.

➡ 중완혈은 위장 부위에 직접적인 자극을 가하므로 음식 섭취량이 너무 많은 사람은 식욕을 저하시키고 입맛이 없는 사람은 식욕을 증강시켜 신체 상태를 정상으로 회복시키므로 자연히 살이 빠지게 된다.

이밖에도 위장을 편안하게 하고 비장을 튼튼하게 하여 헛배가 불러오는 증상과 위의 통증 등을 개선하는 데도 도움이 된다.

▶수분혈을 지압한다

· **혈자리** : 복부 한 가운데 선에 있는데 배꼽에서 위로 1촌(엄지손가락의 평면넓이)의 지점에 있다.

· **지압요령** : 리듬성 있게 10~20회 가량 찍으면서 눌러준다.

➡ 수분혈은 신진대사를 증진시키고 복부의 잉여 수분의 배출을 도와준다. 그

러므로 아랫배가 불룩 나온 것을 예방하고 부종현상을 개선시킨다. 만일 여성의 경우 생리기와 출산 후에 수분이 적체되어 남아 있거나 몸에 부종이 나타나 괴로울 때도 이 혈자리를 자극해주면 좋은 효과가 있다.

▶관원혈을 지압한다

· **혈자리** : 복부 한 가운데 선 배꼽에서 밑으로 3촌(세 손가락을 나란히 모은 넓이) 되는 위치에 있다.
· **지압요령** : 리듬성 있게 10~20회 가량 눌러준다.

　❍ 관원혈은 생식계통을 조절하여 정상적인 상태로 회복시키고 아랫배를 평평하게 하는 데 도움이 된다. 중, 노년의 비만증에 적합하고 소변이 잦은 증상, 여성의 월경통, 월경 이상 등의 증상을 개선하는 데도 도움이 된다.

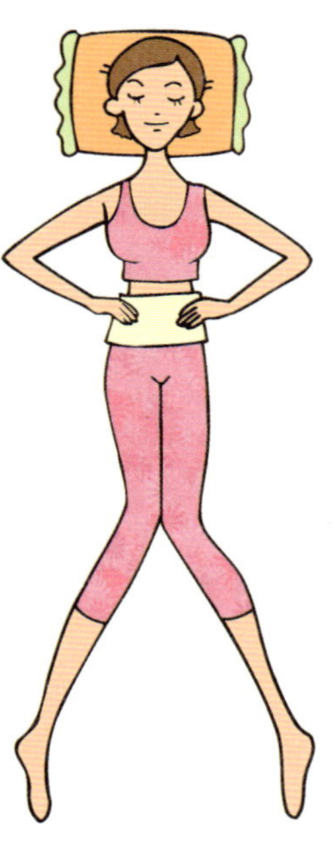

▶아랫배가 쏙~ 생활요법

· 위와 장이 좋지 않고 개운치 못할 때나 여성의 생리 기간 중일 때는 뜨거운 수건으로 배꼽 위쪽에 열찜질을 행하면 위장과 장의 개운치 않은 증상을 개선시킬 수가 있다.

특히 이렇게 열찜질을 하면 복부 비만을 개선하는 혈자리도 함께 자극돼 살이 쏙쏙 빠지는 효과를 덤으로 얻을 수도 있다.

· 물줄기를 이용하여 아랫배의 다이어트 혈점을 자극하는 것은 가장 부드러우면서 가장 효과가 있는 혈점 안마법이다. 샤워를 할 때 손으로 샤워기를 쥐고 복부 혈점에 물줄기를 쏘아주거나 배꼽을 중심으로 하여 시계방향으로 물줄기를 몇 바퀴 쏘아준다면 모두 당신의 아랫배 지방을 분해하는 데 도움이 될 것이다.

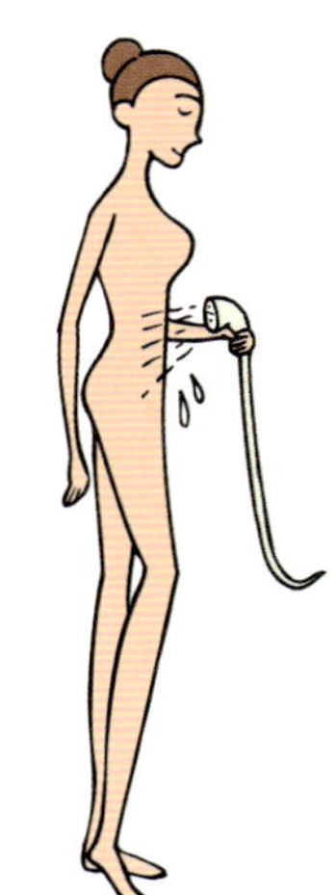

▶아랫배 살이 빠지게 하는 운동법

두 손으로 복부의 좌우 양쪽을 누른 다음 안쪽, 바깥쪽으로 왕복하면서 가볍게 안마한 다음 다시 양손으로 복부지방을 움켜쥐고 힘을 약간 주면서 비비고 문지른다. 이때 한 가지 주의할 점은 아프지 않게 해야 한다는 점이다.

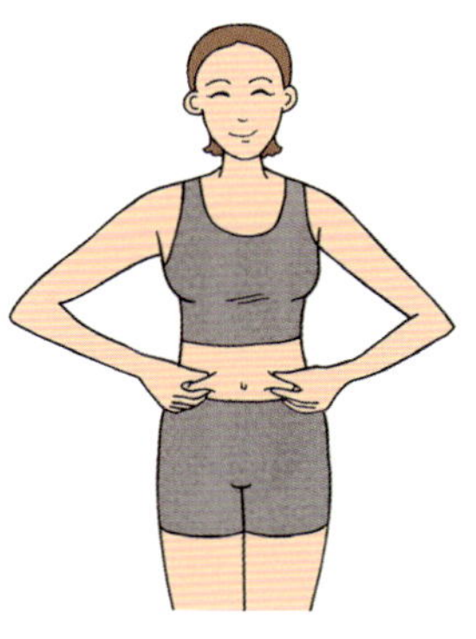

**case⑥
비대한 둔부
살빼기 지압법**

자리에 오래 앉아있기를 좋아하고 운동을 싫어하면 둔부에 살이 찌기 쉽다.

문제는 이렇게 찐 살은 잘 빠지지도 않는다는 점이다. 이렇게 찐 둔부의 살도 혈자리 지압법을 통해 개선할 수 있다.

▶환도혈을 지압한다

· 혈자리 : 둔부 양쪽 한가운데 지점으로, 힘주어 누르면 시큰한 통증이 있는 지

점이다.

· **지압요령** : 리듬성 있게 20~30회 정도를 안마하되 매회 2~3초간 그대로 유
지한다.

➡ 환도혈을 지압하면 전체 엉덩이 부분의 혈액순환을
촉진시켜 지방이 적체되어 쌓이지 않게 한다. 특히 좌골신
경통 치료에도 효과가 있다.

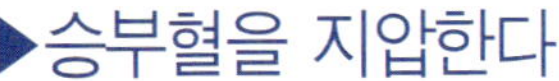

▶승부혈을 지압한다

· **혈자리** : 둔부에서 가로로 뻗어난 무늬의 한가운데 지
점에 있다.

· **지압요령** : 리듬성 있게 20~30회 정도를 눌러준다.

➡ 엉덩이가 밑으로 처져내렸을 때 승부혈을 지압하면 좋은 효과가 있어 둔부
곡선을 다시 만들어낼 수가 있다. 또 경락을 활성화시
키고 통증을 멎게 하면서 대변을 소통시켜 주는 작용
도 있다.

▶둔부살이 쏙! 생활요법

· 집안일을 끝낸 뒤 바닥을 닦던 대자루걸레를 가지고 안마
한다. 대자루를 엉덩이에 가로댄 뒤 아래서 위로 밀어올리
는 동작을 실천하면 둔부가 밑으로 처져내리는 것을 예방
할 수가 있다.

특히 이때 대나무를 쓴다면 대나무 마디의 튀어나온 부분

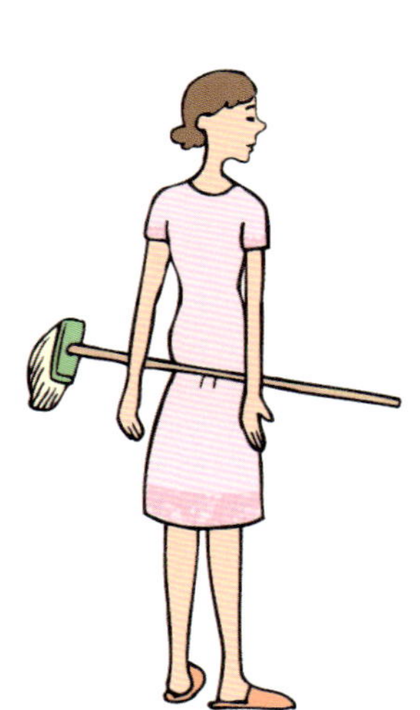

이 둔부 혈점에 자극을 가하는 효과도 기대할 수 있어 금상첨화다.

· 의자에 너무 오래 앉아 있다가 엉덩이가 저려올 정도가 되면 얼른 일어나서 탁자에 놓인 연필, 볼펜을 이용하여 펜 꼭지로 둔부의 혈점을 자극한 뒤 앉으면 엉덩이가 펑퍼짐해지는 것을 예방할 수 있다.

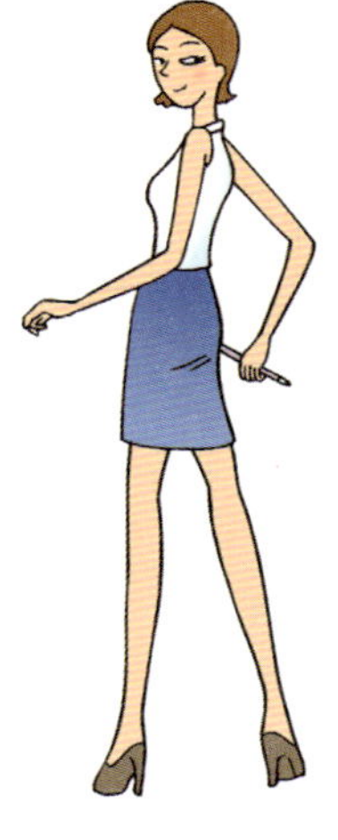

그런 다음 발로 뒤쪽을 걷어차는 간단한 운동을 한다면 지방과 시큰한 통증이 사라지는 효과를 기대할 수 있다.

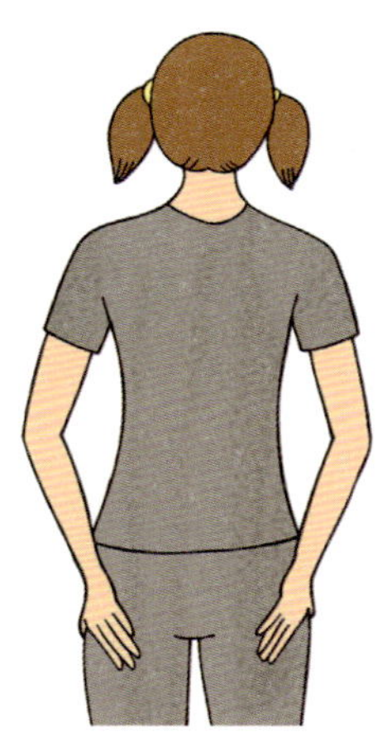

▶엉덩이 살이 빠지는 운동요법

양다리를 약간 벌리고 선 다음 양손을 허벅다리 뿌리쪽에서 엉덩이 부위로 집어대며 올라간다. 둔부에 지방이 많기 때문에 안마를 실천할 때는 열심히 힘을 쓰면서 진행해야 된다.

---

case⑦ 허벅지가 뚱뚱할 때 지압법

허벅지가 코끼리다리처럼 굵어지면 정말 보기 흉하다. 이럴 경우 좋은 효과를 볼 수 있는 지압요법을 소개하면 다음과 같다.

▶비관혈을 지압한다

· **혈자리** : 허벅다리 가로로 뻗어난 주름 무늬의 한가운데 지점으로 승부혈과 앞뒤로 마주하고 있는 위치이다.

· **지압요령** : 리듬성 있게 10~20회를 찍어누른다. 매회 찍고 누를 때는 2~3초간 누른 상태를 유지한다.

➡ 비관혈 지압법은 허벅다리 안쪽의 비만을 치료하는 데 좋은 효과가 있다. 또 위와 장의 기능도 조절하고 다스린다. 특히 허리와 다리의 통증을 개선하는 데도 효과가 있다.

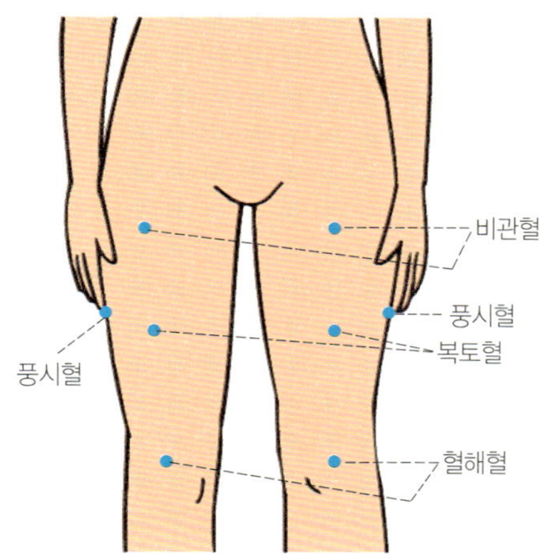

▶복토혈을 지압한다

· **혈자리** : 다리를 구부릴 때 허벅다리의 가로난 주름 무늬와 무릎팍의 가장 큰 돌출점에서 직선 연결선의 가운데 지점을 말한다.(슬개골 외측상연의 직상 6촌 부위)

· **지압요령** : 리듬성 있게 10~20회를 찍어누른다. 매회 찍고 누를 때는 2~3초간 누른 상태를 유지한다.

➡ 복토혈을 지압하면 위와 장기능을 개선하므로 살빼기 다이어트에 도움이 된다. 또한 근맥을 풀어주고 통증을 멎게 하며 피로를 해소시키는 효과도 있다.

▶풍시혈을 지압한다.

· **혈자리** : 서있는 자세로 양손을 자연스럽게 허벅다리 양쪽에 붙이고 내린 뒤 가운데 손가락이 닿은 지점이 바로 풍시혈이다. 그 부위 근육을 양손으로 집어올

리면 가장 나온 부분이다.

· **지압요령** : 리듬성 있게 10~20회를 밀듯이 안마한다.

❹ 풍시혈 지압법은 허벅지의 살이 빠지게 하는 효과가 있다. 또 체내 담기관의 기능을 강건하게 하므로 위장 기능을 튼튼하게 한다. 이밖에 풍시혈은 국부의 시큰한 통증을 개선하는 효과도 있다.

▶혈해혈을 지압한다

· **혈자리** : 무릎팍 안쪽의 근육이 가장 튀어나온 지점을 말한다.(슬개골 내측 상연의 상방 2촌 부위)

· **지압요령** : 리듬성 있게 10~20회를 지압한다.

❹ 혈해혈을 지압하면 하반신의 혈액순환을 촉진하고 다리 부위의 곡선을 아름답게 해주는 효과가 있다. 특히 월경 이상이나 월경통, 빈혈, 관절통의 증상도 개선시킨다.

▶허벅지 살 빼주는 생활요법

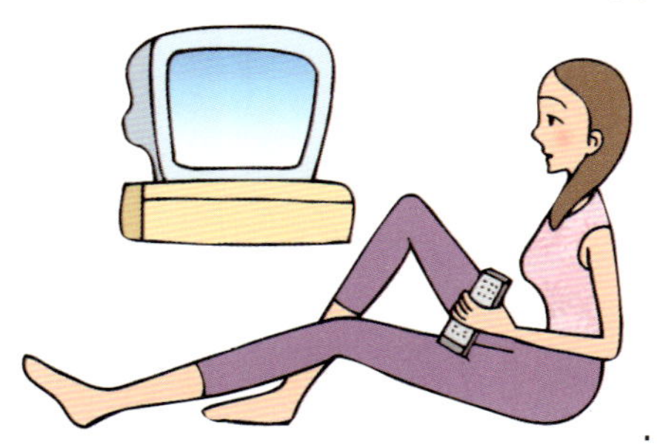

· TV를 볼 때 손에 쥐여있는 리모콘 역시 훌륭한 다이어트 도구가 될 수 있다. 리모콘의 한쪽 모서리를 이용하여 허벅지의 혈점을 자극하면 오랫동안 앉아 있어서 유발된 허벅지 비만을 방지할 수가 있다.

· 테니스나 베드민턴, 혹은 탁구를 할 때, 심지어 골프를 칠 때도 쉬는 시간에 공을 이용하여 허벅지의 혈자리에 안마를 하면 좋은 효과가 있다.

▶허벅지 살 빼는 운동요법

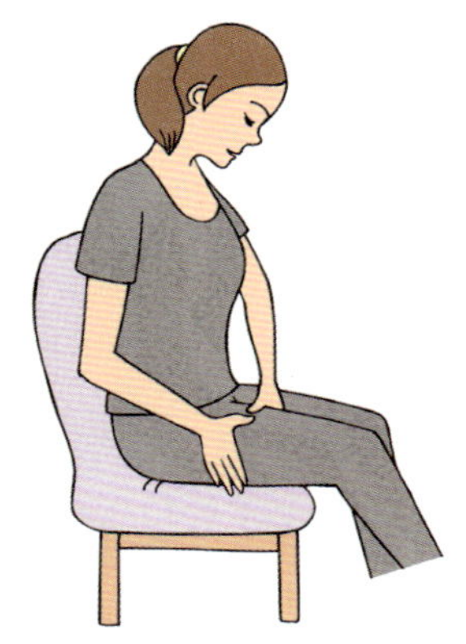

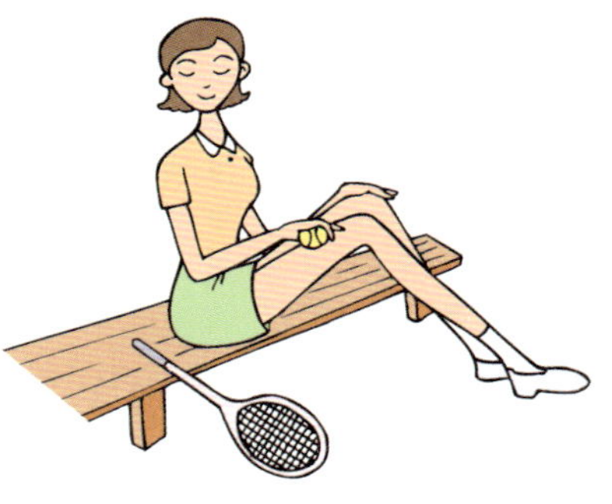

의자에 앉은 뒤 무릎을 구부린다. 양손을 무릎 부위에서 허벅지 뿌리쪽을 향하여 직선 또는 돌면서 원을 그리는 모양으로 안마를 한다.

그런 다음 손으로 허벅지 뿌리 부위를 움켜쥐고 엄지손가락으로 양쪽을 향하여 이동하면서 안마하면 허벅지의 수분대사를 증가시켜 혈점 안마의 효과를 증가시키게 된다.

**case⑧
무 다리를
날씬하게~
지압법**

상체는 날씬한데 유난히 다리가 통통해 고민인 사람들이 많다. 특히 동양인들은 서양인에 비해 유독 다리가 짧고 통통한 편이어서 볼품이 없는 경우가 많다. 이런 무 다리 또한 지압요법을 통해 얼마든지 좋은 효과를 볼 수 있다.

▶음릉천혈을 지압한다

· **혈자리** : 무릎팍 안쪽에 불룩 튀어나온 둥근뼈가 하나 있는데 바로 그 밑의 지점을 말한다.(경골 내측과의 하연)

· **지압요령** : 리듬성 있게 10~20회를 누르고 안마한다. 각 회마다 매번 손을 혈점에 2~3초간 그대로 둔다.

➡ 음릉천혈을 지압하면 몸의 수분대사를 원활히 하고 비장을 튼튼하게 하며

습을 조화롭게 하는 효과가 있다. 따라서 몸이 붓
거나 다리가 붓는 증상을 개선하고 예방할 수 있
다.

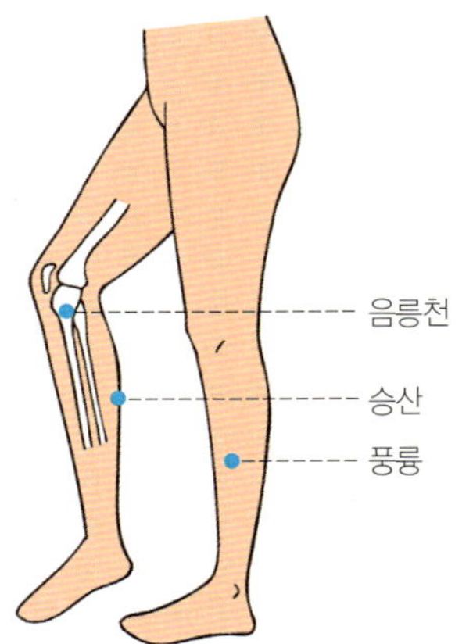

▶승산혈을 지압한다

· **혈자리** : 발 끝에 힘을 약간 주면서 뒤꿈치를 치
켜들면 장딴지 뒤쪽에 튀어나오는 근육의 꼬리
쪽이 바로 그 지점이다.

· **지압요령** : 리듬성 있게 승산혈을 10~20회 정도 두드려준다.

➜ 승산혈을 지압하면 다리 부위의 노폐물 적체를 방지하여 다리 부위의 곡선
을 아름답게 하는 효과가 있다.

또 오랫동안 서 있거나 걸음으로써 빚어진 장딴지의 시큰한 통증을 해소한다.
특히 변비나 치질, 복통 등을 치료하는 효과가 있다.

▶풍륭혈을 지압한다

· **혈자리** : 슬안과 발목의 중간지점에서 바깥으로 장딴지 뼈쪽에 두 손가락을 나
란히 한 넓이의 지점이다.(외과의 상방으로 8촌)

· **지압요령** : 리듬성 있게 10~20회 정도를 문질러준다.

➜ 풍륭혈을 지압하면 담을 삭히고 탁을 몰아내므로 체내의 노폐물을 제거하는
효능이 있다. 또 국부적인 대사의 순환을 자극하므로 국부의 지방을 분해하는 역

할을 하기도 한다.

▶무 다리를 예쁘게 하는 생활요법

· 장시간 동안 사무실에서 앉은 자세로 근무해야 하는 경우 무
슨 생각을 하거나 전화통화를 할 때 펜 끝으로 장딴지의 경
혈점을 찍어누르면 다이어트 효과가 있다. 특히 이렇게 하면
그날그날의 피로도 말끔히 해소되므로 늘 실천하면 좋다.

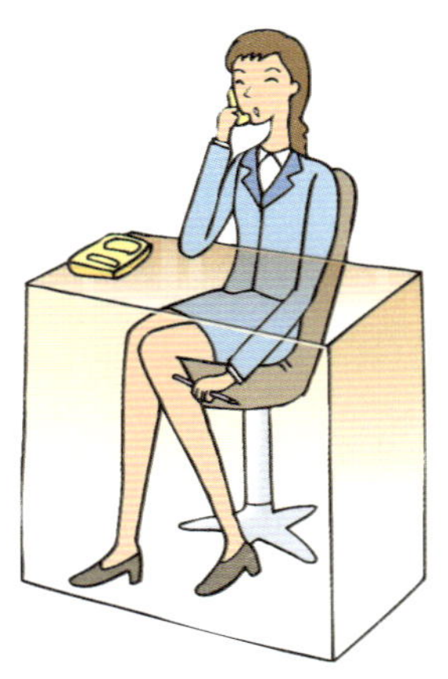

· 뜨거운 욕탕에 몸을 편안하게 담그고 있을 때 물속에서 샤워기의 센 물줄기로
장딴지의 경혈점을 자극하거나 몸 상체에서 하
체로 자극을 가하면 하루동안 수고한 다리의 피
로를 풀어줄 뿐만 아니라 무 다리가 되는 것도 방
지할 수 있다.

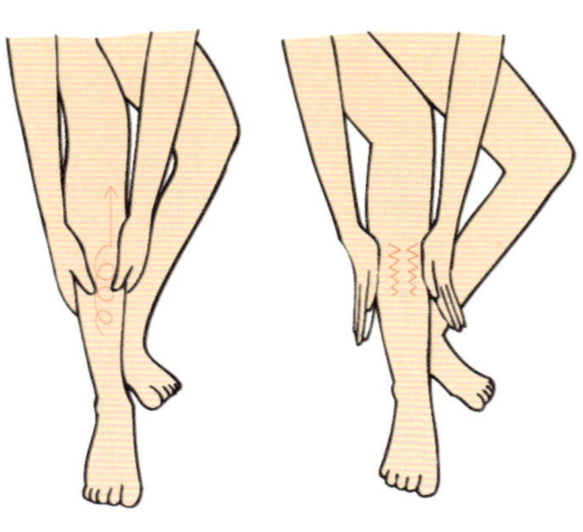

▶장딴지 살이 쏙~ 운동요법

두 손으로 발목을 잡고서 아래서 위쪽
으로 나선형으로 올라가면서 장딴지를
안마하거나 두 손으로 리듬있게 두드려
준다.

이와 같은 방법을 꾸준히 지속적으로
실천하면 보기 싫은 무 다리도 예쁜 다리
로 변할 것이다.

부분별 다이어트가 부담스럽다면 크게 상체와 하체로 나누어 다이어트 지압법을 실천해도 된다. 하는 요령을 소개하면 다음과 같다.

☞상체 비만 해결하는 지압점 4곳

▶백회혈 : 좌우 양쪽 귀의 위쪽 뾰족한 지점에서 위로 올라가 머리 위에서 맞닿는 꼭대기 지점이 바로 백회혈이다. 이 혈점에 찍어 누르는 안마를 하면 정신을 안정시키고 과다한 음식 섭취를 예방하는 효과가 있다.

▶지창혈 : 입가 모서리 옆에서 0.5cm 떨어진 지점이 지창혈이다. 만일 위장 부위가 지속적으로 고온상태에 놓여 있다면 식욕을 촉진시키게 된다. 이때 지창혈을 지압하면 위장의 온도가 내려가면서 식욕을 억제하는 효과가 나타나게 된다.

▶협거혈 : 얼굴 부위의 아래턱 윤곽을 따

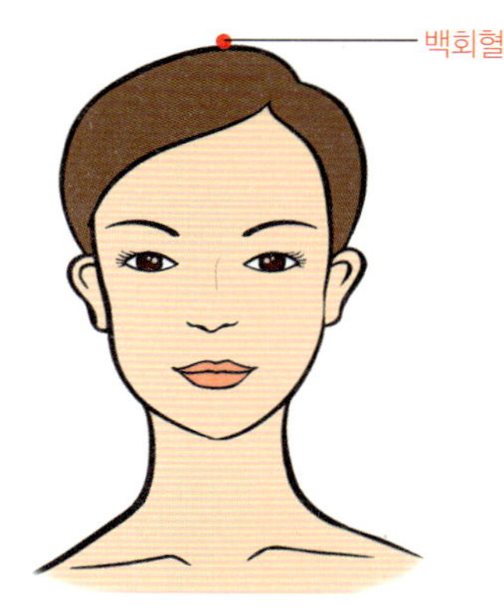

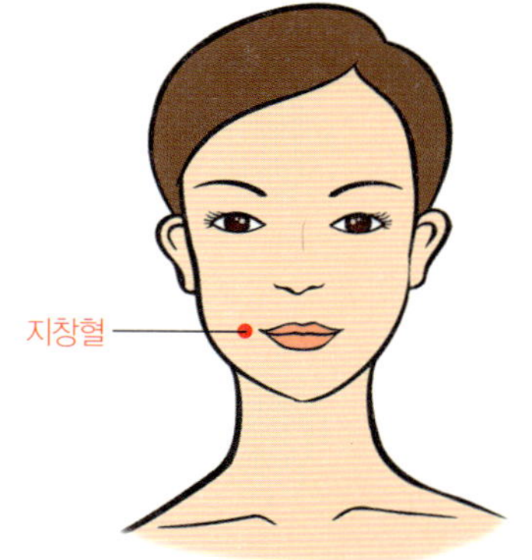

라 위로 미끄러져 올라가면 움푹 들어간 지점을 발견하게 되는데 이곳이 바로 협거혈의 혈점이다. 협거혈은 지방을 제거하므로 과다한 당분 섭취로 빚어진 비만을 효과적으로 제거한다.

▶**승장혈** : 아랫 입술 홈의 한가운데 움푹 들어간 지점에 있다. 이 혈자리를 지압하면 진액을 생성하고 음을 돕는 작용을 하므로 비만 해소에 도움이 된다.

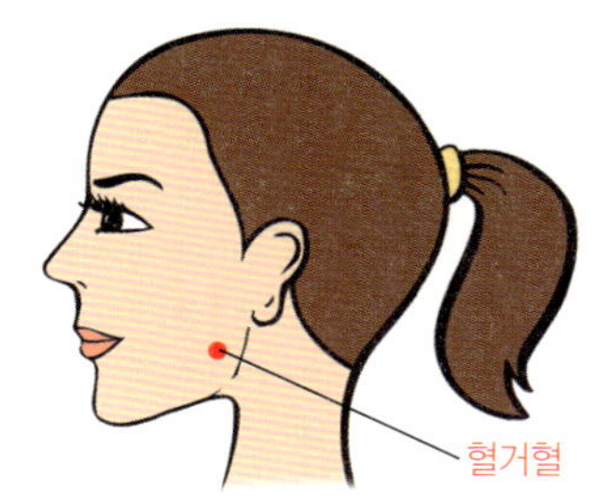

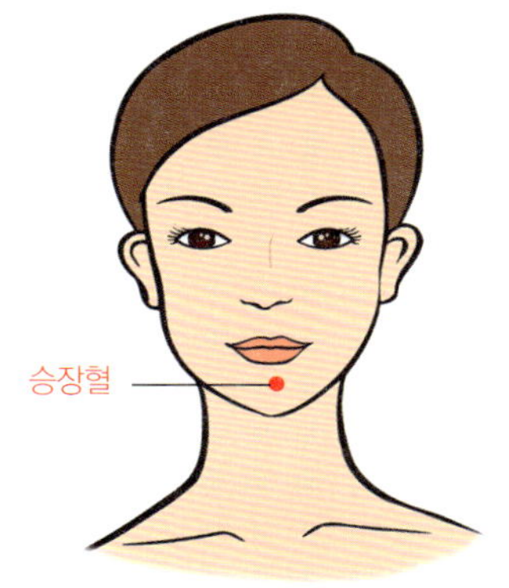

☞하체 비만 해소하는 지압법 5곳

▶**양구혈** : 위산 분비를 억제시켜 배고픈 느낌을 해소시키는 효과가 있다.(슬개골 외측 상연의 상방으로 2촌 되는 지점)

▶**족삼리혈** : 위장운동을 조절하여 위산의 균형을 이루게 하여 배고픈 느낌을 해소시킨다. 또 정기와 원기를 북돋우고 강장과 항피로의 효과도 있다.(외슬안의 하방 3촌 되는 지점)

▶**삼음교혈** : 소변 배설량을 증가시켜 부종

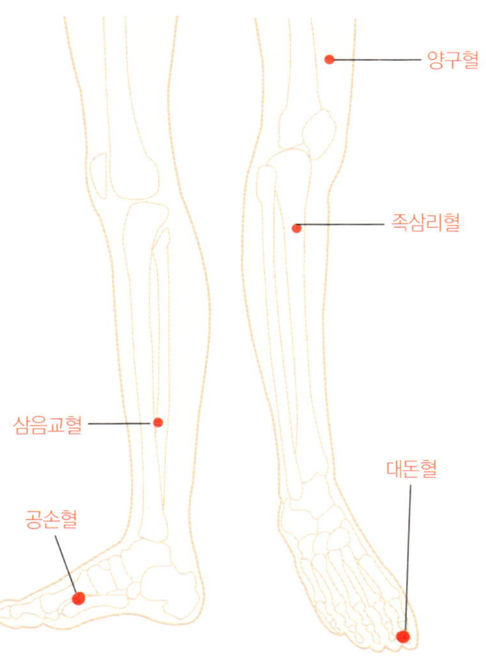

을 해소하고 인슐린 분비를 조절한다.

▶**공손혈** : 위산의 분비를 억제하고 소장운동을 증강시킨다. 복부의 부종을 해소하고 대변을 소통하며 허기를 느끼지 않게 하는 효능이 있다.(제1중족지절관절의 후방 1촌)

▶**대돈혈** : 장운동을 강화하여 대변을 소통하고 내장지방을 제거한다.(엄지발가락 외측 발톱 옆)

case⑩ 지방을 몰아내는 간단 지압법

시간적으로 여유가 없거나 혈자리 지압에 익숙하지 못한 비만인이라면 먼저 이 간이 지압법을 실천할 것을 권한다. 평소 틈나는 대로 꾸준히 한다면 지방을 제거하고 건강한 몸매를 유지할 수 있을 것이다.

▶**풍륭혈** : 풍륭이란 충분하게 융기된 부위로서 습담과 지방이 모인 지점에 대한 대응책이다. 그러므로 비만한 사람은 이 지점을 두드리면 반응이 가장 잘 나타나게 된다.(족외과의 상방 8촌 지점)

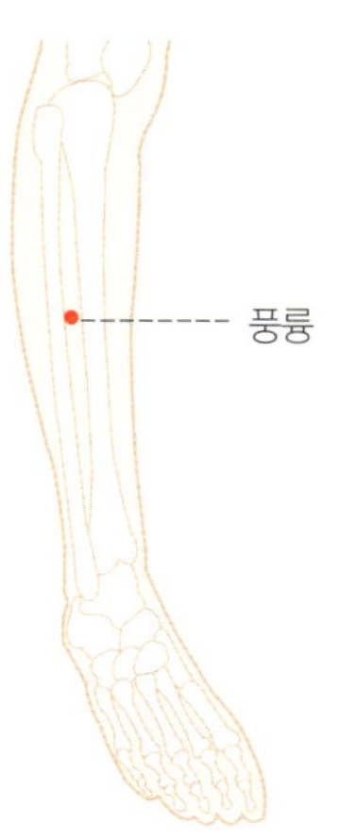

만일 자주 자극을 가한다면 전신의 지방대사를 조절하여 잉여된 지방을 제거하는 데 도움이 되므로 비만을 다스리는 효과가 있다.

하는 요령도 어렵지 않다. 나무 망치 또는 건강망치로 풍륭혈을 가볍게 두드려 약 1분 가량이 지나면 그 지점의 피부가 저절로 붉어지게 될 것이다. 이것은 혈액순환이 점차 좋아지고 신진대사도 천천히 왕성해지고 있다는 것을 나타낸다. 그러므로 자극시키는 강도는 이 상태를 표준으로 삼아야 한다. (풍륭혈이 붉어지도록 두드리는 것이다.)

혈점에 대한 자극은 부종이나 지방성 비만을 효과적으로 해결할 수 있다. 비만에는 수종, 지방성 비만과 실질적인 부종 등 세 가지 유형이 있다. 그 중에서 가장 빼기 어려운 것은 바로 수종이다. 수종을 다스릴 수 있는 지압법을 소개한다.

수종이 있는 사람은 아침에 일어나면 양손이 뻣뻣하게 굳어지면서 주먹을 쥐기가 매우 어렵다. 비록 낮에는 약간 좋아지는 듯하지만 밤이 되면 양발까지 부풀어오르게 된다.

이는 수분대사가 좋지 못해서 유발된 증상으로 아무리 음식을 절제한다고 해도 효과가 잘 나타나지 않는다. 만약 이럴 경우 우리 몸의 수분대사를 촉진시킬 수 있는 경혈점 자극법을 활용하면 좋은

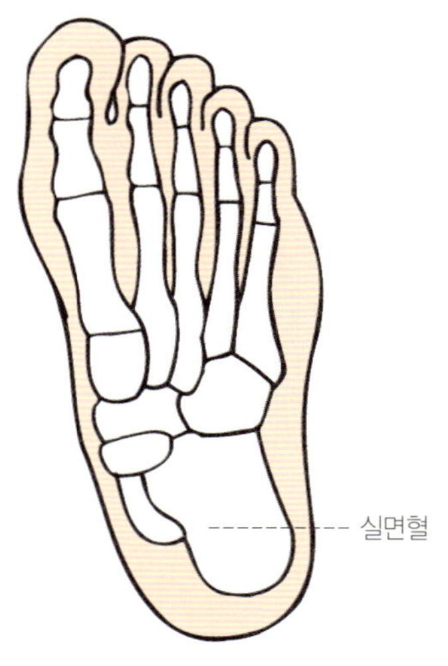

효과를 볼 수 있다. 이때 활용되는 경혈점이 바로 발 뒤꿈치에 있는 실면혈이라는 혈점이다. 수종을 잘 일으키는 사람은 대부분 이 부위가 다른 사람보다 유연하고 물렁한 편이다.

경혈점 자극법은 우선 경혈점을 찾은 뒤 나무 망치 또는 건강망치로 가볍게 두

드려주면 된다. 두 다리를 합하여 모두 5~6분 가량 두드려준다.

이렇게 자극을 가한 뒤에는 소변 배설량이 증가됨을 알 수 있을 것이다. 그러므로 잠자리에 들기 전에는 하지 않는 것이 좋고 초저녁이나 적어도 잠자기 2~3시간 전에 시행하는 것이 좋다.

손과 발 부위의 혈점 외에 또 하나 배고픈 느낌을 억제시킬 수 있는 혈점 두 곳이 있다. 이 두 곳의 혈점 또한 자극법을 실천하기가 매우 간편하다. 그곳은 바로 코 밑의 인중혈과 복부의 중완혈이다. 자극 요령을 소개하면 다음과 같다.

▶ 식사 전에 인중혈을 손가락으로 지압한다

두 번째 손가락을 인중혈에 두고 엄지손가락은 윗입술 앞쪽 끝을 누른 채 10초 동안 자극한다. 이때의 자극은 30회를 표준치로 한다.

찍고 눌러댄 뒤에는 식욕을 감소시킬 수 있을 뿐만 아니라 배고픈 느낌도 감소시키게 된다. 그리고 위장의 개운치 않은 느낌도 들지 않게 될 것이다.

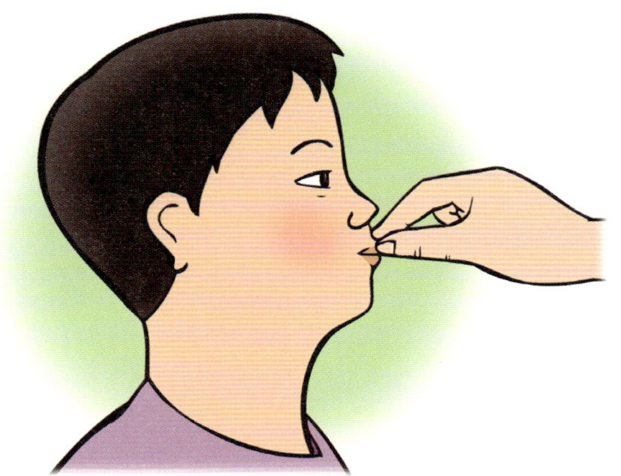

▶ 중지(가운데 손가락)로 위장 부위의 중완혈을 지압한다

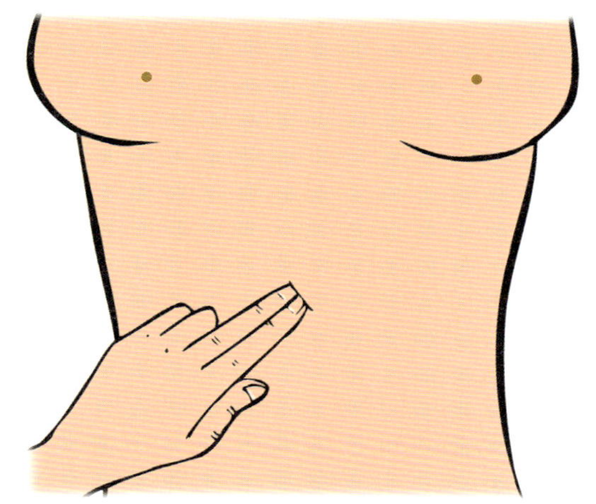

식지와 중지 끝부분으로 흉골과 배꼽 사이의 중심점(중완혈)에 지압을 시행하면 위장 속이 가득 차 있는 느낌이 들게 하면서 배고픈 느낌이 들지 않게 된다. 지압을 할 때는 10초 동안 30회를 찍고 눌러주는 것을 표준으로 한다.

이 같은 방법이 보기에는 매우 간단하지만 그대로 따라 진행하기만 하면 큰 효과를 볼 수 있다. 특히 많이 먹으려는 욕망을 감소시키고 심지어 위장으로 하여금 허기를 느끼지 않게 해서 적게 먹게 됨으로써 살빼기 효과를 얻을 수 있게 된다.

그런데 이때 반드시 주의해야 할 것이 있다. 경혈점요법을 시행하기 전에는 반드시 믿음과 인내심을 가져야 한다는 것이다. 특히 믿음이 있고 효과가 있다는 것을 믿어야만이 지속적으로 진행할 수가 있다. 그렇게 되면 일정한 기간이 지나면 놀라운 성과를 얻게 될 것이다.

경혈점 다이어트 성공 후에는 관리가 중요하다

경혈점 다이어트법을 활용해서 살빼기에 성공했다면 이때부터는 관리가 무엇보다 중요하다. 자칫 잘못하면 '도로 제자리'가 될 수도 있기 때문이다.

실제로 자칫 조금만 방심해도 살이 다시 찌는 리바운드 현상으로 많은 사람들이 고통스러워하고 있다. 이런 걱정을 훌훌 날려버릴 수 있는 비결이 있다. 소개하면 다음과 같다.

▶좋은 음식습관을 지켜나가야 한다.

식사는 70% 정도로 하여 어느 정도 배고픔만 가시도록 하자. 또 채소를 많이 먹고 고기는 줄여야 한다. 특히 단맛 음식을 적게 먹어야 한다.

▶장기적으로 음식절제 자극요법을 시행하여 체내에 쌓인 독소를 철저하게 몰아내어 다시 비만해지는 것을 효과적으로 방지해야 한다. 인체 내의 독소는 두 개의 층으로 나누어진다. 첫째층은 얕은 층이고 두 번째 층은 깊은 층이다. 첫째층의 독소는 위와 장속에 침적되어 있어서 변비나 헛배 부름증, 입냄새 등의 증상을 일으키는 주범이다.

만일 이들 독소가 배설계통에 의해 정상적으로 배설이 안 되어 체내에 과다하게 침적되면 여성의 내분비 이상을 초래하고 갱년기를 앞당기게 된다. 또 노화를 가속화시킨다.

두 번째 층의 독소는 혈액, 임파, 피부 등 조직기관 속에 침적하게 된다. 만일 독소가 정상적인 루트로 배출이 안 되면 곧 또다른 루트를 통해 배설된다. 즉 피부를 통하여 몸 밖으로 배출되면서 여드름이 생기고 종기가 나타나며 색소반점, 피부색이 노랗게 되는 증상, 피부가 처지는 현상 등의 각종 증상을 유발하게 된다. 그리고 남은 독소는 계속해서 몸 속에 적체되면서 각종 질병의 근원이 되는 것이다.

그런데 문제는 우리의 인체 내에 계속해서 독소가 적체되어 있으면 일반적으로 다음과 같은 현상도 나타나게 된다.

변비, 배설불순, 대변이 딱딱해지고 치질, 항문 파열, 색소반점, 여드름, 피부색이 검어지고 건조해지며 피부가 처지고 머리카락이 푸석거리며 노래지고 탈모가 잘 되고 손톱은 딱딱해지면서 잘 부서진다.

몸은 뚱뚱하게 부어오르고 비만, 고지혈증, 고혈압, 가슴 답답함, 숨이 차고 정신이 위축되면서 식욕부진, 입냄새, 딸꾹질, 소화불량, 만성설사, 현기증, 두통, 사지무력증 등 각종 좋지 않은 증상들이 나타나게 되는 것이다.

따라서 정기적으로 음식을 절제하면서 혈점을 찍고 누르는 지압법을 시행하여 체내의 독소를 철저하게 몰아내야만이 비만에서 해방될 수가 있을 것이다.

다음 소개하는 세 가지 방법을 자신의 실제 상황에 따라 한 가지를 택하여 진행한다면 전신의 경락을 소통시켜 오장육부의 질병을 치료하게 될 것이다.

또 체내의 독소를 철저하게 몰아내면서 다시 살이 찌는 다이어트 요요현상을 방지할 수가 있다. 이를 소개하면 다음과 같다.

▶매주 1~2일간 음식을 절제하면서 경혈점을 눌러주고 찍어대는 지압법을 실천한다.

▶매월 5~7일간 음식을 절제하면서 경혈점 지압법을 실천한다.

▶매 2개월마다 7~10일간 음식을 절제하면서 경혈점을 누르고 안마를 실천한다.

가장 좋고 가장 자연스러우며 가장 과학적이고 가장 건강한 방법은 바로 정기적으로 음식 절제를 하면서 혈점에 대한 자극법을 실천하여 몸 속의 독소를 철저하게 없애는 것이다.

자연스럽게 살이 빠지는
이혈 다이어트

우리의 귀에는 동맥, 정맥, 임파관이 있는 것 외에도 많은 신경가닥이 통과하고 있다. 즉 미주신경, 이섭신경, 안면신경 등이 바로 그것이다. 그러므로 한의학에서는 귀의 경혈점을 자극하면 인체의 뇌 부위, 오장육부 등 각 부분에 영향을 미치고 사람들의 음식에 대한 욕구, 소화기능, 대사기능에도 영향을 미치므로 자연스럽게 살이 빠지게 하는 효과를 거둘 수 있다고 보고 있다.

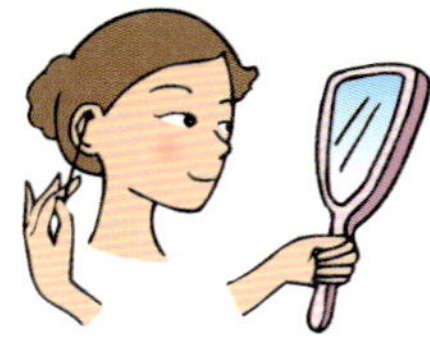

※ 일반적으로 살빼기 다이어트에 응용되고 있는 귀의 혈점을 소개하면 다음과 같다.

••• 기점 : 대뇌 식욕 중추를 견제하여 식욕을 억제시키게 된다. 주로 비만증, 갑상선 기능항진증,

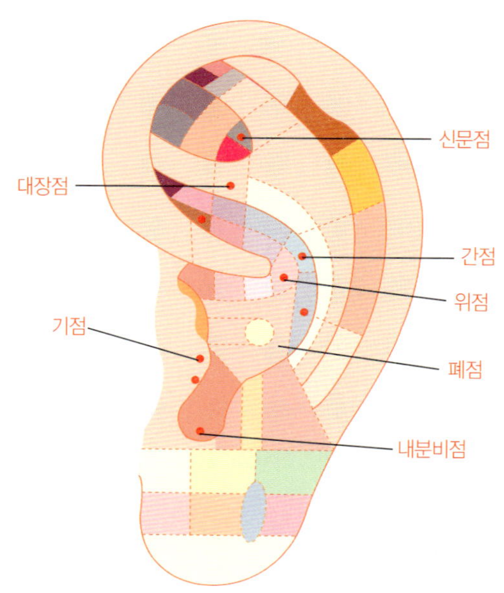

설사 등을 치료한다.

- ••• 위점 : 소화를 도와주고 식욕을 억제한다. 주로 위경련, 위염, 위궤양, 불면증, 소화불량을 치료한다.

- ••• 대장점 : 소화를 돕고 대변을 원활하게 소통시킨다. 주로 설사, 변비, 기침, 여드름 등을 치료한다.

- ••• 내분비점 : 강심, 진정작용이 있다. 주로 심률 이상, 신경쇠약 등을 치료한다.

- ••• 간점 : 간장기능을 다스리고 지방대사를 도와준다. 주로 월경전증후군, 월경이상, 갱년기장애, 현기증 등을 치료한다.

- ••• 신문점 : 진정작용이 있다. 주로 불면증, 꿈이 많은 증상, 통증 등을 치료한다.

이혈 다이어트 따라해보자!

특별한 기구가 없어도, 별로 힘들이지 않고도 이혈 다이어트법은 누구나 실천 가능한 방법이다. 일반 가정에서 누구나 손쉽게 이혈 다이어트를 실천할 수 있는 방법을 소개하면 다음과 같다.

[준비할 도구] 손거울, 펜 또는 면봉, 유리봉.

[혈점 시술 부위] 기점혈, 위혈, 대장혈, 내분비혈, 간혈, 신문혈

[수법] 귀의 혈자리에 반복적으로 찍어눌렀다가 풀어주는 동작을 20~30회 정도 진행한다. 눌러주는 강도는 아프지 않는 것을 원칙으로 한다.

·[시간] 식사 후에 찍어누르거나 기점혈은 식사하기 30분 전에 눌러야 한다.

❶ 이혈요법을 중단하면 다시 옛날처럼 음식을 마구 먹는 것은 아닐까?

특정 이혈점을 자극할 때는 뇌속의 식욕중추를 각성시켜 음식량을 억제하도록 한다. 그러나 사실상 먹으려는 욕망은 자신의 의지력과의 싸움이다.

그러므로 가장 중요한 것은 역시 자신의 의지력을 믿어야 한다. 또 주의력을 딴 곳으로 돌리는 방식을 배워야 한다. 즉 재미있는 소설을 읽거나 바깥에 나가 신선한 공기를 마시는 것 등으로 식욕의 유혹을 가장 낮은 상태로 내려가게 해야 한다. 먹는 것으로 생활적 스트레스를 해결하려고 해서는 안 될 것이다. 왜냐하면 그런 방식을 쓴다면 스트레스를 해소시킬 수가 없을 뿐만 아니라 도리어 몸에 살만 덕지덕지 찌게 할 뿐이라는 사실을 명심하자.

내 몸을 살리는 사상체질 다이어트!

"나는 물만 먹어도 살이 쪄요!"

결코 많이 먹는 것도 아닌데 왜 살이 찌는지 모르겠다며 억울해하는 사람이 더러 있다. 정말 그럴까? 물만 먹어도 살이 찌는 체질이 존재하는 걸까? 내 몸을 살리는 사상체질 다이어트법을 참고하면 그 해답을 찾을 수 있을 것이다.

체질이란 사람이 본래 가지고 태어나는 신체적, 정신적 특성과 질병의 변화과정의 특성을 합친 포괄적인 개념이다. 사람마다 성격이 다르고 같은 약을 먹어도 반응이 다르고 음식에 대한 취향이 다른 것은 좋은 예가 된다.

이러한 사상체질의학은 1894년 동무 이제마 선생이 동의수세보원(東醫壽世保元)이라는 책을 발표하면서 세상에 알려지게 되었다. 이제마 선생은 〈황제내경〉 영추편에서 "밖을 살펴 내부를 안다."는 점에 착안해 내부에 있는 오장육부는 장기의 병적 상태일 뿐만 아니라 사람들의 정신상태와 심리상태까지도 포괄하는 것으로 여졌다. 이를 토대로 수많은 연구와 임상관찰을 통해 내부 장기는 물론 체격, 용모, 머리, 어깨, 엉덩이, 턱, 가슴, 배꼽, 배에 이르기까지 외형과 정신, 심리상태와의 관계를 규명하였다. 그런 다음 각종 질병의 예방과 치료에 응용하고 그 결과를 체계화하였는데 이것이 바로 〈동의수세보원〉이다.

이제마 선생은 사람은 태어나면서 네 가지 유형의 체질을 가진다고 주장했다. 이는 오장육부의 허와 실이 있기에 그렇게 되는 것이다. 사상체질의 장부적 특성을 보면 **폐**^肺 크고 **간**^肝이 작은 사람을 ▶ **태양인**^(太陽人), **비**^脾가 크고 **신**^腎이 작은 사람을 ▶ **소양인**^(少陽人), **신**^腎이 크고 **비**^脾가 작은 사람을 ▶ **소음인**^(少陰人)이라 하고 **간**^肝이 크고 **폐**^肺가 작은 사람을 ▶ **태음인**^(太陰人)이라고 한다. 이러한 장기의 형태에 따라 그 성격까지도 좌우될 수 있다고 했다.

이러한 사상체질을 이야기하기 전에 우선 음인과 양인으로 나누어 그 특징을 살펴보자.

•••**양인은 불에 가깝고, 음인은 물에 가깝다.**
그래서 양인은 빠르고 음인은 느리다.

•••**양인은 눈에 쉽게 띄고 음인은 눈에 잘 띄지 않는다.**
우리 주변을 보면 어떤 친구는 어딜 가도 늘 눈에 잘 띄고, 소리가 잘 들리는 친구가 있는가 하면, 있어도 있는 것이 잘 표가 나지 않고 조용히 있는 친구가 있다. 전자가 양인이고, 후자가 음인이다.

•••양인은 상체에 살이 찌고 음인은 하체에 살이 찐다.

그래서 양인의 경우는 음인이랑 똑같이 음식을 먹어도 양의 기운이 위로 올라가기 때문에 살이 찔 때도 상체에 많이 찌는 경향이 있다. 반대로 음인은 하체 쪽에 살이 많이 찐다. 그래서 체중은 같아도 보기에는 양인이 더 살이 쪄 보이는 경우가 많다.

•••양인은 운동의 효과가 크고 음인은 운동의 효과가 미미하다.

양인은 기운이 잘 돌기 때문에 잘 먹는다. 또 배고픔도 많이 느낀다. 양인들은 운동을 해도 근육이 쉽게 생기고 효과도 잘 나타난다. 이와 반대로 음인의 경우는 운동을 해도 근육이 잘 생기지 않고 표시가 잘 나타나지 않는다.

•••양인은 약 효과가 빨리 나타나고 음인은 늦게 나타난다.

한약을 복용할 경우 양인들은 약 효과가 확확 빨리 나타난다. 양인의 경우는 "원장님, 너무 좋아졌어요!", "확 풀렸어요!"와 같은 반응을 보인다면 음인의 경우는 "원장님, 뭐 좋아지겠죠." 등 반응이 늦어 한참 기다려야 하는 경우가 많다.

따라서 똑같은 비만 치료를 할 때에도 체질적 특징을 반드시 알고 접근해야 보다 좋은 효과를 볼 수 있다.

일례로 소양인의 경우는 치료 효과가 빨리 나타난다. 일주일에 3~4kg까지 빠지기도 한다. 반대로 소음인의 경우는 효과가 비교적 느리다. 이러한 사실을 알고 사상체질적 살빼기 요령에 접근해보자.

☞소음인의 특징은…

· 얼굴이 작고 계란형이다.

· 이마가 약간 두드러지고 눈초리가 내려가 있다.

· 성격적으로는 굉장히 여성적이고 내성적이다.

· 쓸데없는 작은 부분에까지 신경을 많이 쓰는 스타일이다.

· 꼼꼼하고 어떤 일을 처리할 때 섬세하게 잘한다.

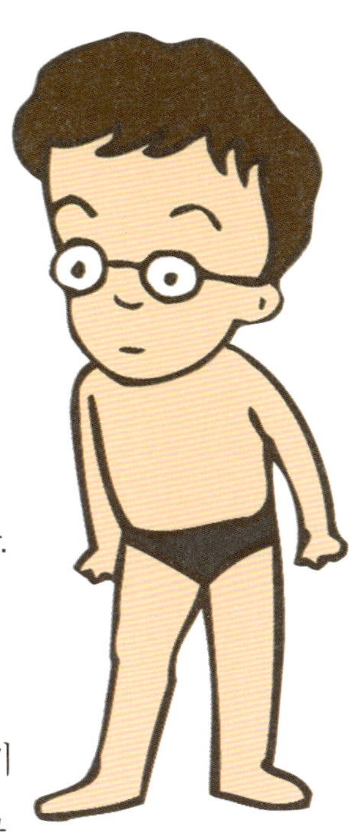

굉장히 여성적이고 내성적이다. 살이 찌면 주로 기운이 하강하고 떨어지는 하체 쪽으로 몰린다. 자궁이 냉한 편이고 몸이 차가우면서 하체가 쉽게 붓는 편이다.

이러한 소음인은 본인이 안 하려고 해도 쓸데없는 작은 부분에까지 신경을 많이 쓰는 경향이 있다. 그만큼 꼼꼼하고 어떤 일을 처리할 때 섬세하게 잘하는 대신 본인이 자기 하는 것 때문에 피곤하다. 대범해야 한다고 이야기하지만 마음먹은 대로 잘 안 되는 것이 우리네 인생!

소음인은 속병이 잘 생기니 각별히 조심해야 한다. 갱년기 때 우울증에 잘 걸리는 것도 소음인이다. 집안 식구들에게 굉장히 잘해준다. 남편에게 잘 맞춰주고 자녀에게도 헌신적이다.

이런 소음인 체질인 경우는 조금 이기적인 사람이 될 필요가 있다. 아이나 남편의 선물 대신 자신을 위한 선물을 준비해보자.

☞소음인 체질과 비만

전신비만보다는 하체비만일 확률이 높다. 비만의 원인은 스트레스인 경우가 많다. 특히 일이나 공부 등에서 보람을 느끼지 못하거나 인정받지 못할 때 몸은 자꾸 피로해지면서 차가워지고 체중이 늘어나는 경향이 있다. 운동하는 걸 싫어하거나 조금만 운동해도 쉽게 지친다. 운동을 하더라도 가까운 친구들과 함께 즐기는 것을 좋아한다.

▶태양인 체질일 때 살빼기 요령

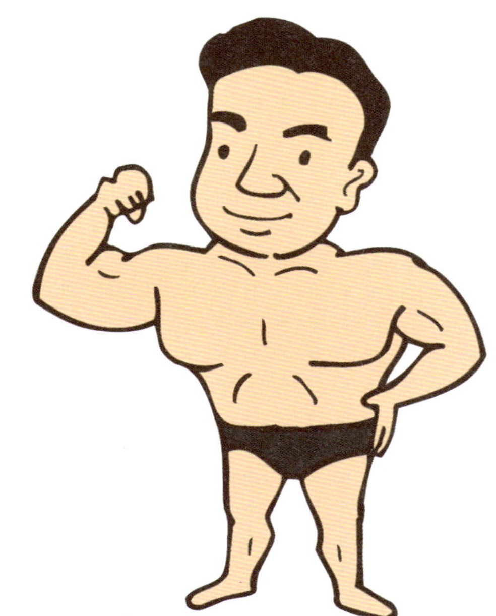

☞태양인 특징은…

· 이마가 넓고 얼굴이 크다.

· 코가 높고 귀는 크지만 입은 작다.

· 성격적으로는 목소리가 우렁차다.

· 리더십이 있다.

· 보스 기질이 있다.

태양인은 리더십이 좋아서 어디 가서라도 늘 대표 자리를 맡는다. 보스 기질이 대단하다. 딱딱 알아서 하고 남을 주도하는 경향이 있다. 상체가 발달하여 목덜미나 어깨 부분이 발달했으며, 상대적으로 하체가 약한 편이다. 그리고 만 명당 한 명 정도 있을 정도로 희귀 체질이다. 워낙 머리를 많이 쓰고 활동성이 강하기 때문에 살이 잘 찌지 않는다.

비만의 가능성은 가장 적은 편이나 상대적으로 근육 발달 상태가 좋기 때문에 상체는 근육 발달과 함께 비만해질 수 있다. 고칼로리 지방식품과 과음을 피하는 것이 무엇보다 필요하다. 상대적으로 약한 하체를 위해 꾸준한 하체 강화 운동이 필요하다.

▶태음인 체질일 때 살빼기 요령

☞태음인 특징은…

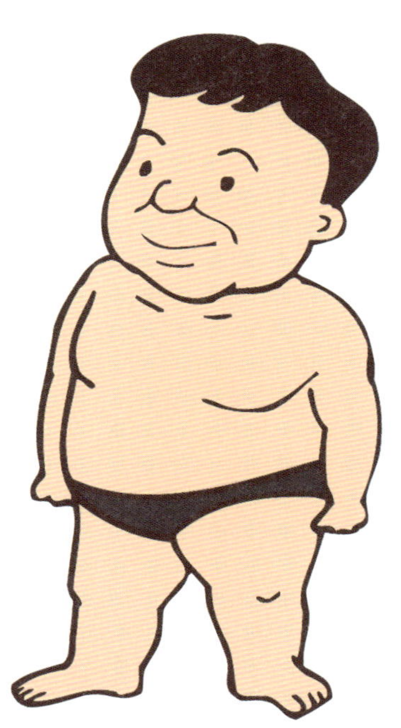

· 머리와 얼굴이 넓적한 편이다.

· 코끝이 뭉뚝하다.

· 입술이 두꺼운 특징이 있다.

· 성격적으로 굉장히 여유가 있다.

· 성격이 조금 느리고 점잖다.

· 조그마한 일에 신경을 쓰지 않는다.

· 본인이 하려고 하는 것은 끝까지 지구력을 가지고 밀고 나가는 성격이다.

우리나라 사람 중 가장 많은 유형인 태음인은 몸집이 크고 목이 짧은 편이다.

굉장히 여유가 있고, 성격도 조금 느리고 점잖다. 조그마한 일에는 신경을 잘 쓰지 않고 본인이 중요하다고 생각하는 일은 자기가 하려고 하고 지구력을 가지고 끝까지 밀고 나가는 성격이다. 욕심이 많아 몸에 노폐물과 지방이 잘 쌓여 태음인은 노력하지 않으면 쉽게 복부 비만이 되기 쉽다.

특히 태음인은 성인병이 발생할 확률이 높다. 당뇨병, 심하면 중풍이 발생할 확률이 높다. 따라서 태음인은 기본적으로 체중 조절을 잘해야 한다. 땀을 많이 흘리고 활동도 열심히 하고…그래야 건강할 수 있다.

☞태음인 체질과 비만

가장 살찌기 쉬운 체질이다. 운동량 및 활동량이 적을 경우 쉽게 살이 찌며 복부를 중심으로 몸 전체가 비만해진다. 폭식보다는 습관적인 과식을 금지하고 땀을 흠뻑 흘릴 정도로 어느 정도 강도 있되 운동량이 적지 않은 운동이 효과적이다.

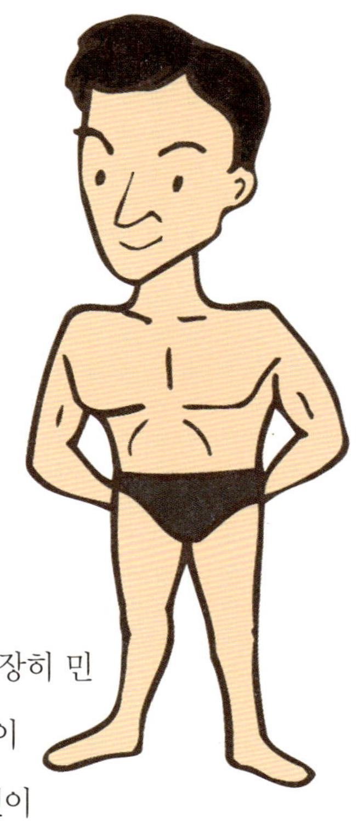

☞소양인 특징은…

· 이마가 넓고 하관은 좁다.

· 머리는 작거나 짱구머리인 경우가 많다.

· 눈이 크고 명랑한 것도 특징이다.

· 소식이 빨라 "누가 뭐가 이렇대!"하고 잘 전한다.

어깨가 넓고 엉덩이가 작으며 팔뚝이 굵다. 굉장히 민첩하고 가볍고 빠르다. 소식이 빨라 "누가 뭐가 이렇대"하고 이야기하는 사람들이 대부분 소양인이다. 소양인은 자기만 혼자 아는 것을 싫어한다. 뭐라도 알았으면 이야기해야 직성이 풀리는 성격이다.

이러한 소양인들은 성격이 급해서 혈압이 쉽게 오르는 경향이 있다. 욱하면 기운이 위로 올라가는 데 젊거나 건강한 경우에는 위로 올라가는 열을 본인이 알아서 잘 조절할 수 있다.

그러나 나이가 들거나 갱년기가 되면 하체는 마르고 위로는 살이 찌게 된다. 기운이 위로 올라 자꾸 허열이 뜨게 되고 관절이 굉장히 약해지고 요통이 많이 생기기도 한다. 따라서 소양인들의 경우 어깨통증이나 목이 아파서 불편해 하고 힘들어하는 경우가 많다.

　이러한 소양인들은 늘 한 번 더 생각하는 버릇을 들여야 한다. 또 남의 일에 신경을 쓰는 것도 좋지만 내 주변을 돌아보고 나를 잘 관리하여야 한다.

☞**소양인 체질과 비만**

자꾸 위로 오르는 열로 인해 상체에 살이 몰리며, 상대적으로 허리와 무릎, 발목 관절이 약해지기 쉽다. 열심히 일하거나 공부할 때 오히려 체중이 늘어난다. 급한 성격으로 인해 상대적으로 폭식을 많이 하며 식사 습관이 불규칙적이다. 한 가지 운동을 꾸준히 하지 못하기 때문에 여러 운동을 바꿔가며 하는 것이 도움이 된다. 하체를 보강하는 운동과 구기 종목이 좋다.

제3장

살이 쏙~ 빠지는
음식요법의 '힘'

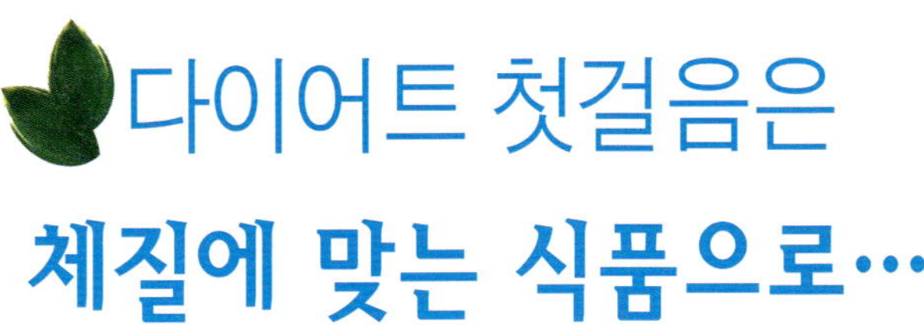

다이어트 첫걸음은
체질에 맞는 식품으로…

제 아무리 좋은 식품이라도, 제 아무리 귀한 보신음식이라도 반드시 체질에 맞게 섭취해야

건강을 누리고 살이 빠지게 하는 다이어트 효과를 얻을 수 있을 것이다. 그 비결을 소개한다.

살을 빼려고 하면 너무나 많은 다이어트 식품, 약재의 도움을 받게 될 것이다. 그러나 모든 종류의 다이어트 식품이 모든 사람에게 천편일률적으로 효과적일까?

사실 그렇지는 않다. 왜냐하면 사람은 각기 다른 체질을 가지고 있기 때문이다. 예를 들어 허와 실, 냉과 열의 구별이 있고 또 기와 혈, 음과 양의 구별이 있기 때문에 수많은 다이어트 식품을 대하게 될 때는 자신의 체질에 맞게 적절히 활용하는 지혜를 발휘해야 할 것이다.

그러므로 살빼기 다이어트를 성공시키기 위한 첫걸음은 바로 자신의 체질을 알고 난 뒤 체질에 맞는 다이어트 식품을 선택하는 것이다. 그렇게 하면 다이어트 효과는 물론 건강한 몸도 함께 얻게 될 것이다.

그렇다면 과연 내 체질에 맞는 식품은 어떻게 알 수 있을까?

한 사람의 체질을 형성하는 요소는 매우 많다. 대다수의 사람들은 체질이 선천적인 유전에 의해 결정되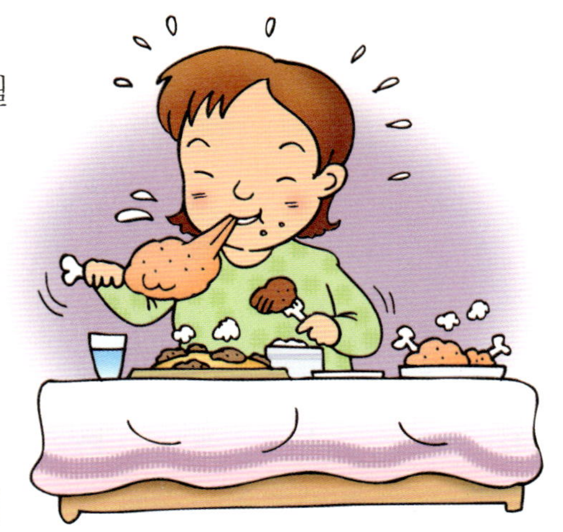는 것으로 알고 있다. 그러나 이것은 영원히 변하지 않는 것이 결코 아니다. 각 사람의 체질도 성장 조건과 자연환경에 따라 변하기 마련이다.

비록 그렇기는 해도 각종 체질적 원인과 상응하는 법칙은 역시 서로 통한다. 식품과 약물의 선택에 있어서 열에는 냉으로, 냉할 때는 열로 대하는 것이 그것이다. 또 허하면 보하고, 실하면 배설시킨다는 두 가지 큰 원칙은 변함이 없다.

체질이 냉하고 찬 사람은 뜨거운 성질의 식품을 많이 먹어야 한다. 또 체질이 조열이면 찬 성질의 식품을 많이 먹는 것을 원칙으로 삼아야 한다. 또 기가 허약하면 중점적으로 기를 보해야 하고 혈액이 부족하고 허약하면 중점적으로 보혈을 해야 한다는 원칙을 따라야 한다.

아무튼 자신의 체질에 초점을 맞추어 이에 필요한 식품을 먹는 것이 가장 자연스럽고 효과적인 양생의 길이다. 이것은 살을 빼기 위해 식품을 선택함에 있어서도 마찬가지이다.

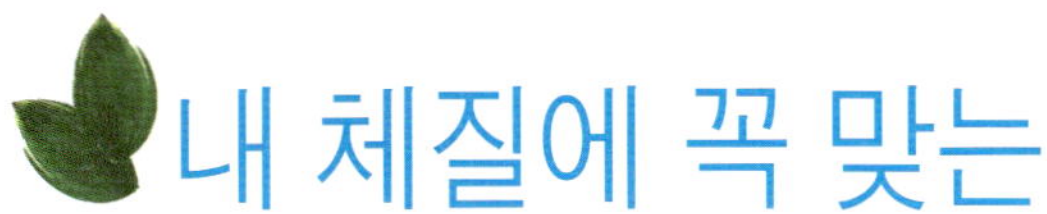

내 체질에 꼭 맞는
살빼기 식품들

다이어트를 할 때도 내 체질의 특성을 아는 것은 매우 중요한 문제이다.

체질에 따라 다이어트 프로그램은 달라져야 하고 체질에 따라 다른 다이어트 식품을 올바르게

활용해야 제대로 된 효과를 얻을 수 있다.

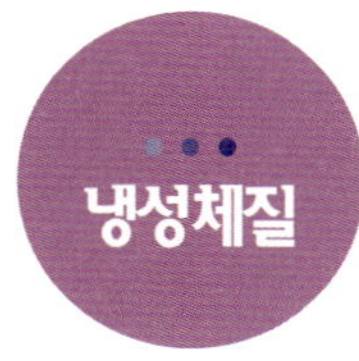

· 갈증이 잘 나지 않고 물 마시는 것도 별로 좋아하지 않는다.

· 따뜻하거나 뜨거운 국물과 음료를 좋아한다.

· 추위, 바람과 냉방을 두려워하며 손발이 항상 차갑다.

· 안색과 입술이 창백하다.

· 혀는 색깔이 엷고 설사 또는 대변이 희멀건 상태가 잦다.

· 정신이 허약하고 말할 때와 행동이 늘 무기력하다.

· 살을 빼는 데 도움이 되는 식품은 온열식품이다. 주로 팥, 고추, 마늘, 호박, 금귤 등이다.

❑ 냉성체질을 가진 사람이 온열성 식품을 먹으면 생리기능을 활성화시켜 신체

를 온열한 상태로 변화시키므로 한층 더 활력을 가지게 된다.

그러나 주의해야 할 점은 냉성체질을 지닌 사람이 차고 냉한 식품을 너무 많이 먹는다면 도리어 추위를 타는 증상과 빈혈현상을 더욱더 심하게 만들 수가 있다는 점이다.

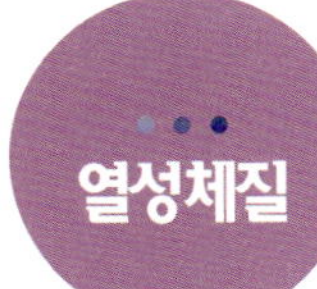

· 입안이 잘 마르고 혀가 건조하며 입안이 쓰고 냄새가 난다.

· 차가운 음료 또는 얼음 먹기를 좋아한다.

· 온몸에 자주 열이 나면서도 열과 더위를 두려워한다.

· 늘 얼굴이 시뻘겋고 귀까지 벌개진다.

· 혀는 태가 유난히 붉으면서 누런색의 태가 두껍게 덮여있다.

· 소변은 양이 적고 붉은색이며 변비 또는 대변이 딱딱하게 마른 상태가 잦다.

· 성질이 좋지 않고 쉽게 흥분하며 짜증을 잘 낸다.

· 살이 빠지게 하는 데 도움이 되는 냉하고 찬 성질의 식품을 먹어야 한다. 호박, 죽순, 무, 배추, 시금치, 오이, 목이버섯, 녹두, 토마토, 녹차 등.

◐ 열성체질에는 차고 냉한 식품이 적합하다. 이들 식품은 생리기능을 진정시켜 청량과 소염의 효과를 나타내기 때문이다. 그러나 주의해야 할 점은 만일 열성체질의 사람이 온열식품을 너무 많이 먹는다면 도리어 부종, 충혈, 변비 등의 병증을 일으킬 수가 있으므로 주의해야 한다.

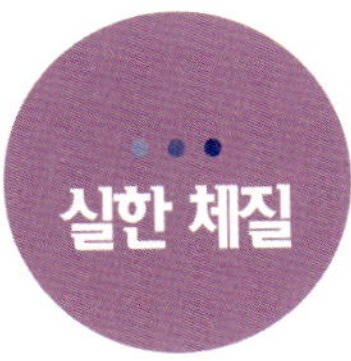

· 신체가 건장하고 근육이 튼튼하다.

· 활동량이 크고 말소리도 우렁차며 힘이 넘쳐난다.

· 대변에 변비가 있고 소변은 누런색이다.

·살이 빠지게 하는 데 도움이 되는 식품은 차고 냉한 성질의 식품을 먹는 것이다. 미나리, 아스파라거스, 수박, 알로에 등이다.

◑ 실한 체질을 가진 사람이 차고 냉한 성질의 식품을 먹으면 체내의 독소 또는 대사 노폐물을 몸밖으로 원활하게 배출시키게 된다. 그리고 변비증상도 개선시킨다. 그러나 한 가지 주의할 점은 만일 실성체질이 양기를 북돋아주고 보하는 효능이 큰 식품을 너무 많이 먹으면 도리어 변비를 가중시키고 몸속의 독소도 점점 더 많이 축적될 것이다.

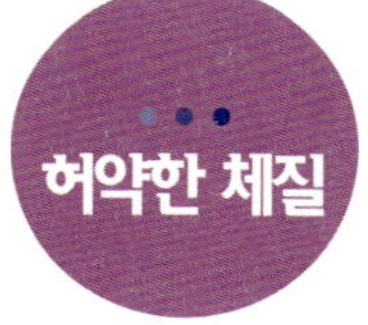

네 가지 체질 가운데 허약한 체질을 가진 사람의 상태가 가장 열악하고 그 대상은 대부분 여성이다. 게다가 피가 부족한 혈허증, 음기가 부족한 음허증이 가장 흔하다. 허한 체질의 사람은 자양과 몸을 보하는 성질의 식품을 많이 먹어서 체력을 증진시켜 원기를 회복해야 한다.

··· **기가 부족한 형일 때 :** 이 유형의 주요 특징은 숨이 차고 말하기도 싫어진다. 안색이 창백하며 식욕부진에 피로하고 기력이 없어서 심한 노동을 견뎌내지 못한다. 약간 움직이기만 해도 현기증이 나타나고 숨이 차오르며, 땀을 흘린다. 이는 대부분 오랫동안 병에 시달렸거나 연로하고 몸이 허약하며 음식이 조화를 잃으면서 빚어지는 경우가 많다. 이런 체질일 때 비만하다면 **인삼, 잔대, 황기, 복령, 백출, 율무, 대추, 연밥** 등의 식품을 활용하면 좋다.

··· **피가 부족한 형일 때 :** 안색이 창백하거나 누렇다. 손톱과 입술색은 엷고

하얀색이다. 머리카락은 적으면서 색깔이 엷다. 현기증, 가슴 두근거림, 건망증, 불면증, 손발저림, 여성의 월경량이 줄어드는 등의 증상을 동반한다. 혀는 색깔이 엷고 맥박은 가늘며 힘이 없다.

이는 대부분 비장과 위장이 허약하고 장기간 동안의 영양불량, 또는 과다출혈, 여성의 월경기가 지난 뒤, 또는 산후 등의 원인으로 빚어지게 된다. 이런 체질의 살빼기에 도움이 되는 보혈 약재는 **당귀, 구기자, 하수오, 백작약** 등이다.

⋯ **몸의 음기가 부족한 형일 때 :** 몸이 야위고 손·발바닥에서 열이 난다. 입 안이 마르고 혀가 건조하며 현기증이 난다. 가슴 속이 답답하고 짜증이 나면서 불면증에 시달린다. 열이 나고 식은 땀이 나며 양볼이 시뻘겋다. 대변은 건조하고 소변은 누렇고 혀는 붉다. 만일 너무 맵고 뜨겁거나 기름에 튀긴 식품을 먹으면 열증이 생길 수 있으므로 주의한다. 이런 체질일 때 살빼기에 도움이 되는 약재는 **맥문동, 백합, 검은깨** 등이다.

⋯ **양기가 허약한 유형일 때 :** 쉽게 피로해지고 기운이 없다. 잠자기를 좋아하고 추위를 많이 타며 안색이 창백하다. 뜨거운 음식을 좋아하고 물을 별로 마시지 않는다. 성욕이 감퇴하거나 발기부전, 조루증 등이 나타난다. 사지가 쉽게 차가워지고 소변이 잦으며 설사가 잘 나타난다. 이는 남성에게서 많이 발생되는 현상이다. 이런 체질일 때 살빼기에 도움이 되는 약재는 **토사자, 동충하초, 부추씨, 두충** 등이다.

☞ 주의사항

만약 허약 체질을 지닌 사람이 냉하고 찬 성질의 식품을 너무 많이 먹게 되면 도리어 설사를 초래하여 신체를 더욱 허약하게 만들면서 병독에 대한 저항력이 떨어지게 한다.

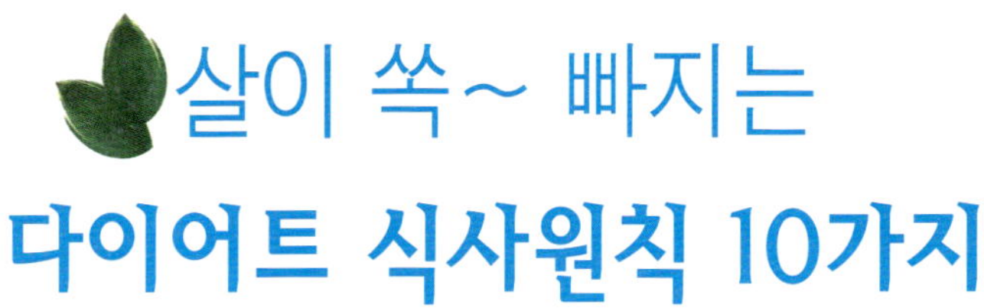

살이 쏙~ 빠지는
다이어트 식사원칙 10가지

똑같은 음식이라도 모든 사람에게 비만증을 유발하는 것은 아니다. 여기 소개하는 다이어트 원
칙을 지킨다면 다이어트의 길은 활짝 열려 있을 것이다.

'다이어트' 하면 사람들은 저마다 나름대로 시행하고 있는 다이어트 성경이 있을 것이다. 즉 육류와 밥, 국수를 먹으면 안 되고, 매일 점심과 저녁 두 끼만 먹으면 살이 빠진다고 여기는 사람도 있을 것이며, 심지어 아무 것도 먹지 않으면 틀림없이 성공을 거둘 것이라는 생각들을 하고 있다.

그러나 이런 생각은 커다란 오류다. 다짜고짜 적게 먹거나 맹목적으로 모종의 식품을 먹지 않는 다이어트 방법은 건강을 잃는 지름길이다. 살빼는 다이어트 과정도 견디기 어려울 것이다. 예를 들어 사과 다이어트법, 삶은 닭고기 다이어트법 등으로 시행해 나가다가는 결국 사과와 닭고기는 보기만 해도 구역질이 나게 될 것이다.

더 큰 폐해는 또 있다. 비록 이런 방법으로 얼마간 살이 빠졌다 하더라도 정상적인 음식으로 돌아간 뒤에는 체중이 다시 풍선처럼 빠른 속도로 팽창해지기 시작할 것이기 때문이다.

그러므로 살을 빼고, 또 그 상태를 오랫동안 유지하면서 건강을 잃지 않는 다이어트가 최상의 다이어트법이고, 또 우리가 추구해야 할 현명한 다이어트법일 것이다.

그렇다면 그 비결은 과연 무엇일까? 여기에 소개하는 10가지 실용적인 다이어트 식사 원칙을 실천한다면 당신은 곧 살빼기 다이어트가 배 쫄쫄 골아가면서 하는 것이 아님을 알게 될 것이다. 그 요령을 소개하면 다음과 같다.

다이어트 식사원칙 ①

아침은 잘 먹고 점심은 배부르게 먹으며 저녁은 적게 먹는다

살빼기 다이어트에 실패한 많은 사람들이 종종 억울하다는 듯이 하소연한다.

"아침 식사를 포기하고 하루에 두 끼만 먹었는 데도 어찌하여 체중이 계속 올라가는 것일까요?"

미국 생리학자의 연구 보고에 따르면 인체의 신진대사율은 오전이 오후보다 우월하고 오후는 밤보다 크다는 것이다. 다시 말해서 밤에 음식을 먹으면 살이 찌기가 쉽기 때문에 아침식사를 거른다고 해서 살빼기 다이어트에 도움이 되는 것은 결코 아니다. 그리고 아침식사는 하루의 에너지를 공급하는 공급원이므로 반드시 먹도록 한다. 따라서 균형잡힌 체형을 원하는 사람은 항상 이 점을 명심해야 한다.

"아침식사는 잘 먹고 점심은 배불리 먹고 저녁식사는 적게 먹는다."

너무나 잘 알려져 있는 사실이지만 안다고 해서 되는 것이 아니다. 실천을 해야 한다. 신진대사란 간단하게 말해서 열량을 태우는 과정이다. 음식물이 우리 몸 속에서 에너지로 전환되고 노폐물로 분해되는 과정이라고 할 수 있다.

그러므로 야식을 즐겨 먹는 사람이 주의해야 할 것은 잠자기 3시간 내에 고칼로리의 음식을 먹고 있다면 비만해지는 지름길이다. 즉 케이크나 라면 등을 먹으면 당신이 잠자고 있는 사이에 소리없이 퇴적되면서 비만을 유발할 것이기 때문이다.

거친 식품을 주식으로 삼는다. 즉 현미, 통밀제품이다

맛있고 고소한 쌀밥은 우리나라 사람들이 즐겨 먹고 있는 주식이다. 백미는 도정 과정에서 풍부한 섬유질과 비타민이 들어있는 미강과 씨눈이 떨어져 나가버리게 된다. 그 결과 흰쌀밥을 먹으면 열량-칼로리만 섭취할 뿐 영양분은 먹지 못하게 된다.

따라서 다이어트를 하려면 우선 음식습관을 바꾸어 현미, 통밀제품 등 거친 식품으로 정제된 백미를 대신해야 한다. 그렇게 하면 더욱 많은 영양분을 먹게 될 뿐 아니라 풍부한 식이섬유가 변비, 대장암, 심혈관질병을 예방할 수가 있어 일석이조의 효과가 있다.

최대한 싱겁게 먹어야 한다. 소금, 간장, 또는 토마토케첩 등 조미료를 적게 써야 한다

비록 야채샐러드나 데친 채소가 살을 빼려는 사람들에게 이상적인 식품이라 하더라도 여기에 두텁게 뿌려지는 소스나 간장 등으로 인하여 다이어트 계획이 완전히 실패하는 경우가 종종 있다.

왜냐하면 기름이나 소금, 설탕 등의 조미료는 모두가 고칼로리 식품이다. 만일 당신이 습관적으로 진한 맛의 음식을 즐긴다면 파, 생강, 마늘, 후추 등 천연 향신료를 적극적으로 활용하자. 이들 천연 향신료를 활용하면 음식맛을 더욱 북돋아줄 뿐 아니라 건강에도 유익하다.

식사는 우선 국을 한 공기 또는 물 한 컵부터 마시고나서 좋아하는 음식부터 먹기 시작해야 올바른 식사방법이다

식사할 때 당신은 습관적으로 가장 잘 먹는 음식을 마지막까지 남겨두었다가 비로소 그 맛을 즐기지는 않는가? 그리고 배불리 먹었는 데도 뜨거운 국 한 공기를 마시고 있지는 않는가?

사실상 이와 같은 잘못되고 하찮은 작은 습관이 바로 당신의 살이 빠지지 않게 하는 원인이다. 식사가 끝난 뒤 국을 마시면 배가 너무 부르게 된다. 또 위액마저 희석시켜 소화에 영향을 미치게 된다. 좋아하는 음식을 남겨두었다가 맨 마지막에 먹는다면 당신의 식사량은 소리없이 증가하게 된다.

그러므로 살빼기 다이어트를 성공시키려면 제일 먼저 음식섭취 습관부터 고쳐야 할 것이다. 식사 전에 맑은 국물 한 공기 또는 물 한 컵을 마셔서 속부터 채우고 좋아하는 음식이 있으면 체면 차릴 것 없이 먼저 먹도록 하자. 이 같은 음식습관에 길들여지면 자신도 모르게 음식량을 줄이는 효과를 거두게 될 것이다.

비교적 먹기가 힘이 드는 식품을 선택한다

예를 들어 뼈가 붙은 닭고기를 먹는 것이 살코기만 먹는 것보다 좋다. 힘을 들여서 뼈를 발라내고 가시를 골라내는 음식이면 식사시간을 많이 끌 수가 있고 사람의 입맛 욕구를 만족시키게 되며 포만감을 앞당겨 나타낼 수가 있게 된다.

음식은 적어도 10~20번 정도를 씹은 뒤에 삼킨다

스트레스와 시간에 쫓기는 것은 현대인의 생활상이다. 그러나 식사시간마저도 아껴야 하는 경우라면 아마도 식사할 때 허겁지겁 삼키기 일쑤일 것이다.

이렇게 되면 식사량이 너무 많아지기 때문에 뚱뚱해지는 것은 기정사실이다. 특히 완전히 씹지 않은 음식은 위장도 이겨내지 못하므로 병이 날 것은 뻔한 일이다.

살이 빠지게 하는 현명한 식사법은

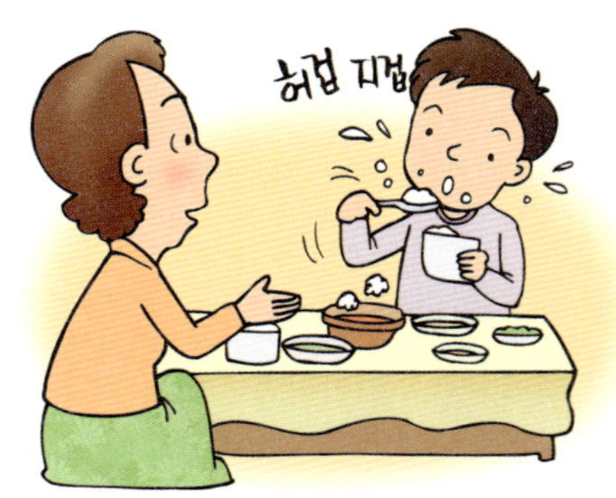

될 수 있는 대로 식사시간을 길게 끌도록 하는 것이다. 적어도 20분 이상 걸리게 식사해야 한다. 더욱 중요한 것은 천천히 잘 씹어서 삼키는 것이다. 음식이 입안에 들어가면 적어도 10~20회 정도는 씹어야 한다. 그러면 포만감이 앞당겨 나타나게 되고 위장의 부담도 덜어주게 된다.

약 80% 정도로 배가 차면 억지로 더 먹어서는 안 된다

식사할 때 배를 80% 정도만 채우는 것은 장수하는 많은 사람들의 한결같은 양생비법이다. 그러므로 살을 빼려는 사람에게 80% 정도만 먹는 식사법은 적극적으로 권장되는 법칙이다.

종종 다이어트 하는 사람들이 배고픔을 이겨내지 못하고 중도에 포기하게 되는데 이것은 열량 섭취를 과도하게 제한한 나머지 빚어진 결과이다. 그러나 만일 영양이 있는 음식을 선택하여 식사량을 80% 정도만 먹는다면 배가 고프지 않을 뿐더러 자연스럽게 날마다 약 500칼로리의 열량을 감소시킬 수 있을 것이다.

음식을 먹은 뒤 곧바로 양치질을 하거나 입안을 헹군다

식사와 식사 사이의 시간대가 바로 비만이 가장 쉽게 틈타고 들어오는 시간대이다. 이때는 입에서 자꾸 무엇이 당기면서 배가 고프다는 느낌을 지울 수 없게 된다. 이 시간대를 방어하면서 물리치는 계책은 아주 간단하다. 음식을 먹은 뒤 곧바로 양치질을 하는 것이다. 배불리 먹은 뒤 즉시 양치질을 하면 구강질환을 예방하면서 구강을 산뜻하게 할 수 있다. 이렇게 하면 아무 때나 음식 먹을 욕구를 줄여줄 것이다. 사무실에서나 집에서나 항상 구강의 건강과 청결을 위하여 양치질을 하면 음식을 먹고자 하는 생각을 억제시킬 수가 있을 것이다.

다이어트 식사원칙⑨

될 수 있는 대로 군것질을 피하라

특히 TV를 시청하면서 군것질하는 것은 큰 문제이다. 군것질의 열량은 극히 높다. 만일 진심으로 살을 빼고자 한다면 초콜릿, 감자, 고구마 튀김을 적게 먹어야 한다. 특히 TV를 시청할 때 군것질거리를 당신의 손이 미치는 곳에 절대로 두어서는 안 된다. 자칫했다가는 영화 한 편 또는 연속극 한 프로가 끝나기까지 자신도 모르는 사이에 놀라울 정도로 많은 칼로리를 섭취하게 되기 때문이다.

그러므로 이를 해결하려면 TV를 끄고 바깥에 나가 산책을 하거나 군것질거리를 사지 않도록 하여 그런 고열량 식품을 접할 수 있는 기회를 아예 차단시켜야 한다.

다이어트 식사원칙⑩

배가 고파오면 먼저 간단한 것을 먹는 것이 허기를 억지로 참는 것보다 낫다

배가 고파오면 즉시 선택적으로 무엇을 먹도록 한다. 즉 토마토, 탈지우유, 삶은 계란 등인데 이는 배가 너무 고픈 나머지 허둥지둥 먹는 것을 방지하기 위한 조치이다. 왜냐하면 한 번 크게 먹는 것이 적은 양을 3~4회로 나누어 먹는 것보다 더욱 살이 찌게 하기 때문이다.

많이 먹게 되면 소화액도 많이 분비되어 음식을 소화시키게 된다. 이때 영양분이 흡수되면서 지방도 쉽게 쌓이게 되는 것이다.

그러므로 너무 배가 고픈 나머지 한꺼번에 많이 먹는 것을 피해야 한다. 살빼기 다이어트는 금식을 해야 하는 것은 결코 아니다. 살빼기 다이어트 중에서 열량을 억제하는 것 외에도 더욱 주의해야 할 것은 영양분의 섭취이다.

날마다 오곡과 뿌리채소, 생선, 육류, 계란, 콩, 우유, 과일, 녹색채소 등의 식품을 균형있게 섭취하여 각종 영양분을 골고루 얻어야만 건강하고 아름답게 살을 빼는 다이어트가 가능하다.

다이어트를 위해
이것만은 지키자!

1. 덮밥 · 비빔밥을 정식으로~

덮밥이나 비빔밥은 밥이 많이 나오므로 혈당수치가 높다. 그러나 정식으로 바꾸면 혈당수치도 낮아지고 반찬 종류도 늘어나 영양의 균형이 생긴다.

2. 단 것은 식후 디저트가 아니라 간식으로~

디저트로 단 것을 먹으면 그때까지 먹은 음식으로 올라간 혈당치에 추가로 혈당이 올라가게 된다. 하지만 식사 후 3시간이 지나 간식으로 먹으면 그 식품만큼의 혈당치만 올라가기 때문에 인슐린이 많이 나오지 않아 살이 덜 찐다.

3. 흰쌀을 현미로 바꾼다~

단, 처음에는 2:1부터 시작하여 1:1로 차츰 현미량을 늘린다. 또 바게트빵, 식빵은 호밀빵으로 바꾸고 우동 대신 메밀국수를 먹는다.

4. 술을 적절히 먹고 술안주를 땅콩, 샐러드, 두부, 계란, 치즈, 생선 회 등을 먹는다.

튀김류는 삼가고 소스, 양념도 최소로 한다.

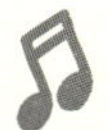

☞ 되고송에 맞춘 다이어트법

♪ 아침식사하면 노화 방지되고~
점심식사하면 지방 분해되고~
저녁 현미밥이면 날씬하게 되고~
피곤해지면 운동장으로 가고~
세 달이 흐르면 몸짱이 되고~ ♪

비만을 부르는 식품 & 비만을 예방하는 식품

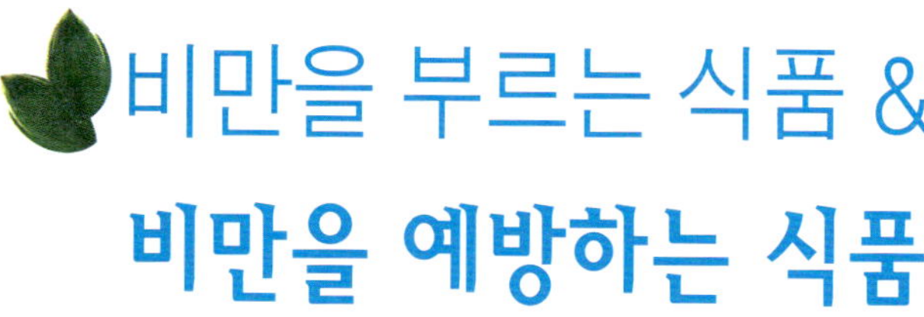

> 다이어트 전문가들은 한결같이 다이어트를 하려면 적게 먹고 많이 움직이라고 강조한다.
>
> 그러나 이때 한 가지 주의하자. 식품을 신중하게 선택하자는 것이다. 식품 중에는 비만을 잘 일으키는 식품이 있고, 그렇지 않은 식품도 있기 때문이다.

살이 빠지게 하는 다이어트 효과가 큰 식품을 늘 먹고 비만을 일으키는 식품을 적게 먹거나 삼간다면 살빼기 다이어트가 그렇게 어렵지는 않을 것이다. 그럼, 여기서 평소 먹으면 살이 잘 찌게 하는 식품과 살이 잘 빠지게 하는 식품의 종류를 알아보자.

••• 살이 찌게 하는 식품들

한의학에서는 고량진미가 바로 비만을 일으키는 주요 원인이라고 보고 있다. 이를 현대적 의미로 풀이하면 바로 고당분, 고지방, 고전분, 고콜레스테롤과 담배, 술, 기름에 튀긴 음식 등을 말한다.

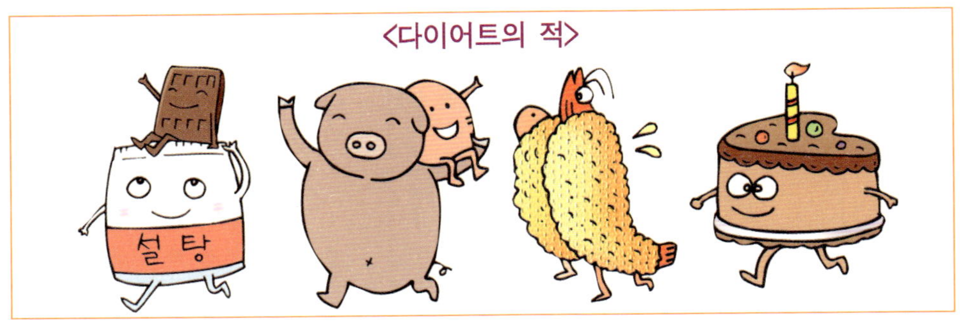

- **고당분식품** – 흰설탕, 초콜릿, 당도 높은 간식 등
- **고지방식품** – 비계, 돼지기름, 소기름, 참기름 등
- **고콜레스테롤식품** – 동물내장, 계란노른자 등
- **고전분식품** – 고구마, 감자, 당면 등
- **기타** – 흡연 또는 음주, 당분 함량이 높은 과일, 케이크, 기름에 튀긴 식품

이상 제시한 식품들은 일부분에 불과하다. 그러나 적어도 이런 음식들은 적게 먹거나 먹지 않도록 노력하는 것이 다이어트의 첫걸음이 될 것이다.

••• 자주 먹어도 되는 다이어트 식품들

자주 먹어도 된다는 것은 이들 식품에는 섬유질이 비교적 많이 들어있고 체내의 수분대사에 유익한 작용이 있는 자연식품을 가리키는 것이다. 특히 위장을 튼튼하게 하고 장을 다스리는 효능이 크기도 하다.

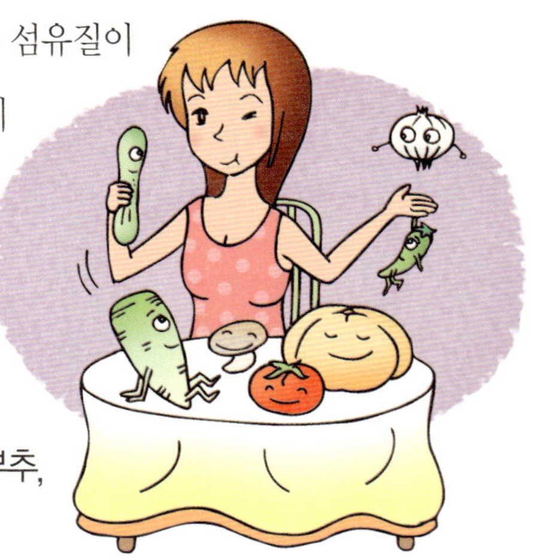

- **곡식류** – 율무, 현미, 귀리
- **채소류** – 호박, 오이, 수세미외, 무, 부추, 토마토, 죽순, 시금치, 마늘, 고추 등

· **해산물류** – 미역, 해파리, 김, 파래 등 해조류
· **식용버섯류** – 목이버섯, 표고버섯, 송이버섯, 팽이버섯 등 버섯류
· **콩종류** – 대두, 녹두, 팥과 콩가루제품 즉 두부, 청국장, 된장 등
· **음료** – 녹차 등
· **육류** – 생선류(심해어가 좋다), 가자미, 광어 등

최신 연구 자료에 의하면 율무, 목이버섯, 콩 종류에는 영양을 보충시키는 성분과 미량원소가 들어있어 우리 몸의 신진대사를 촉진하고 독성물질을 배설하는 등의 효과가 있다는 것이 밝혀지기도 했다.

••• 과일의 열량도 요주의!

비록 과일이 소화를 돕고 풍부한 영양분을 함유하고 있으며, 특히 피부미용에 효과가 있지만 과일의 열량도 결코 얕잡아보아서는 안 된다. 우리가 많이 먹는 과일의 열량표를 살펴보면 다음과 같다.

· 오렌지 1개(약 170g) : 약 60kcal
· 수박 1쪽(약 200g) : 약 55kcal
· 키위 1개(약 80g) : 약 40kcal
· 방울토마토 1개(약 8g) : 약 3kcal
· 포도 1알(약 10g) : 약 5kcal
· 바나나 1개(약 95g) : 약 61kcal
· 딸기 1개(약 10g) : 약 4kcal
· 사과 1개(약 130g) : 약 61kcal

••• 비타민은 지방에너지를 배출시킨다

일본 도쿄대학의 영양학 전문가 두 사람이 반복적으로 연구한 끝에 발견한 이론에 의하면 일부 비만인은 섭취한 음식 속의 지방을 에너지로 전환시키는 영양분이 결핍되어 있다는 사실을 밝혀냈다. 그 영양분들이 바로 니코틴산, 비타민 B_2, 비타민 B_6 등이다.

그러므로 일상의 식생활에서 이들 영양분이 풍부한 식품을 많이 먹으면 체내의 지방을 에너지로 전환시켜 배출하게 되므로 다이어트 효과를 거두게 된다는 것이다.

Tip

- **니코틴산 함유량이 높은 식품군 :** 가다랑어, 농어, 영계 가슴살, 고등어, 다랑어, 삼치, 현미밥, 아보카도 등에 많이 함유돼 있다.
- **비타민 B_2 :** 돼지간, 소간, 닭간, 장어구이, 고등어, 미꾸라지, 정어리 등에 많이 함유돼 있다.
- **비타민 B_6 :** 가다랑어, 연어, 멸치, 정어리, 등심, 꽁치, 바나나 등에 많이 함유돼 있다.

••• 한창 인기! 식초 다이어트

최근에 와서 식초 다이어트 열풍이 거세게 일고 있다. 건강은 물론 다이어트에도 효과가 있는 것으로 알려지면서 식초를 마시면서 살을 빼려고 하는 사람들도 급증하고 있다. 그동안의 연구 결과에 의하면 매일 10~20ml의 식용 식초를 마시면 일정한 다이어트 효과를 거두게 되는 것으로 밝혀졌다.

이러한 추세에 힘입어 미국이나 유럽에서는 식초가 건강 다이어트 식품으로 널리 소비되고 있을 정도다. 일본에서는 현미식초 엑기스까지 생산하고 있다.

그렇다면 식초가 어떻게 살이 빠지게 하는 다이어트 효과가 있는 것일까?

이것은 식초 속에 휘발성물질, 아미노산과 유기산 등이 들어있기 때문이다. 이들 물질은 사람의 대뇌중추를 자극하여 소화기관으로 하여금 음식을 소화 흡수시키는 데에 유익한 소화액을 대량으로 분비토록 하는 것이다. 이로써 인체의 소화기능을 개선시킨다. 특히 식초 속의 아미노산은 체내의 지방을 소모하여 당질, 단백질 등의 신진대사가 순조롭게 이루어지도록 하여 좋은 다이어트 작용을 발휘하게 하는 것이다.

☞참고하세요!

***다이어트 식초 처방 :** 싱싱한 미역 120g 또는 건미역 60g에 천연식초(화학식초를 쓰면 안 된다) 50~100ml를 붓고 끓여 먹는다.

Tip

체중 조절 방해하는 나쁜 식습관

1. 같은 양을 먹더라도 허겁지겁 먹는다

음식을 빨리 먹으면 포도당의 혈중 농도가 급격히 올라가 우리 몸에서 인슐린이 많이 분비된다. 이렇게 많이 분비된 인슐린은 우리 몸을 돌아다니면서 당분을 지방으로 저장한다. 게다가 분해하려는 지방까지 방해할 것이다.

여기서 우리가 알아야 할 것 중 하나는 우리가 배가 부르다고 느끼는 것은 두 가지 기전에 의한다. 하나는 위가 물리적으로 팽창하는 것이고, 다른 하나는 혈중 인슐린 농도 때문이다. 사람이 밥을 먹고 나서 혈중 포도당 농도가 높아지기까지는 약 20분 정도의 시간이 소요된다. 따라서 밥을 먹을 때는 천천히 꼭꼭 씹어서 먹는 것이 위의 부담도 줄이고 많이 먹는 것도 방지하는 일거양득의 효과가 있다.

2. 끊임없이 먹는다

밥 먹고, 과자 먹고, 커피 마시고, 사탕 먹고…쉼없이 먹을 경우에는 몸 속에 항상 인슐린이 있게 된다. 그렇게 되면 지방은 축적되기만 할 뿐 분해되지 않는다.

3. 참았다가 몰아서 먹는다

먹을 것을 억지로 참으면 우리 몸은 최대한 소비를 아끼면서 먹을 것이 생길 기회만 노리게 된다. 그래서 한 번 먹게 되면 그것을 장에서 최대한 저장하려고 하고, 지방으로 저장할 수 있을 만큼 최선을 다해 저장한다. 즉 최악의 다이어트가 되게 된다. 따라서 군것질을 하고 싶으면 식사 마지막에 하는 것이 그나마 좋다.

4. 자기 전에 먹는다

사람이 자는 동안에는 약간의 에너지 소모만 이루어진다. 그런데 잠을 자기 전에 먹으면 인슐린이 분비될 것이고, 지방을 분해해야 할 시간에 오히려 지방 축적이 이루어질 것이다.

 내몸을 살리는 다이어트

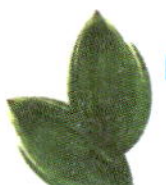

"늘 먹으면 날씬~해져요"
다이어트 식품 34가지

날씬한 몸매는 비쩍 마른 몸매가 결코 아니다. 균형잡힌 몸매를 말한다.

S라인이 살아있는 몸매이기도 하다. 이러한 아름다운 몸매는 운동과 더불어 천연식품을 섭취함

으로써 유지할 수 있다. 늘 먹으면 날씬해지는 베스트 다이어트 자연식품 34가지를 소개한다.

건강식품의 대명사 우엉

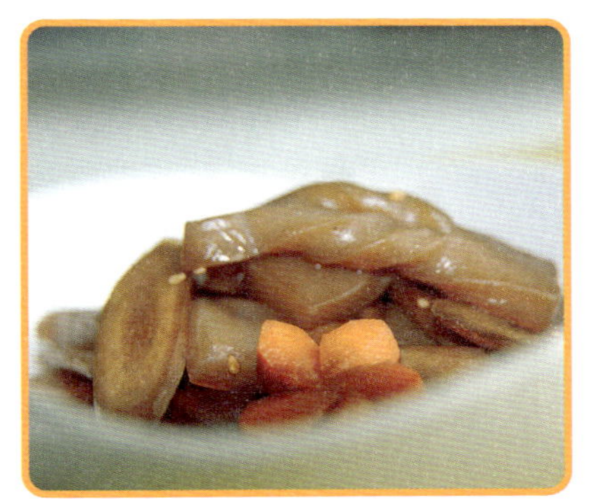

우엉은 2년생 초본식물이다. 그 씨앗과 뿌리 모두를 약재로 쓰는데 일반적으로 모두 식용으로 삼고 있다. 옛 한의서인 〈본초경소〉에 의하면 우엉은 풍과 열을 흐트리고 해독시키는 중요한 약이라고 했다. 〈본초강목〉에서는 십이경맥을 소통하고 오장육부의 나쁜 기운을 씻어내며 오래 먹으면 몸이 가벼워지고 노화가 더디게 온다고 높이 평가하고 있다.

한의학에서는 우엉을 한약재로 보고 있는데 대체로 다음과 같은 약효가 있는 것으로 정의하고 있다.

"우엉은 풍과 열을 흐트리고 해독작용을 하며 부종을 물러가게 하므로 풍열감기, 기침, 인후가 붓고 아픈 것, 변비, 화가 치밀어 올라서 빚어진 어지러움, 이명, 현기증을 완화, 해소시킨다."고 했다.

지금 의학계의 연구에서도 우엉이 인체에 미치는 좋은 영향이 입증되고 있다. 일례로 미국의 건강 전문가는 우엉의 뿌리가 우리 인체에 훌륭한 영양약초라고 지적하기도 했다.

이러한 우엉은 날마다 먹어도 부작용이 없고 체내의 균형 유지에 도움이 되며 회복시키는 효과가 있다. 우선 우엉은 통변과 체내의 노폐물을 제거하고 인체의 영양균형을 이루게 하는 약효가 뛰어나다. 또 세포의 활성화를 촉진하고 미용과 항노화, 항암작용으로 주목을 받고 있기도 하다.

실제로 〈본초강목〉에서는 "우엉이 혈액순환을 촉진하고 위와 장속의 노폐물을 제거하여 인체의 노화를 더디게 한다."고 했다. 특히 우엉은 피부를 윤택하게 하고 고혈압, 중풍을 예방하며, 정장과 독소 배출, 콜레스테롤과 혈당수치를 낮아지게 하는 효과가 있어 비만한 사람과 당뇨병 환자가 장기적으로 먹기에 적합하다.

☞칼로리북 : 우엉조림 : 99kcal (1소접시-71.8g)

아삭아삭 신선한 맛 오이

한 입 베어물면 아삭아삭한 맛이 청량감을 주는 오이는 그 성질이 차고 맛은 달다. 우리 몸의 수분대사를 유익하게 하고 열을 내리는 효능이 있다. 또 대장을 매끄럽게 하는 효능이 있어 갈증, 답답함과 목안이 붓는 증상, 소변이 시원치 않는 증상을 치료한다.

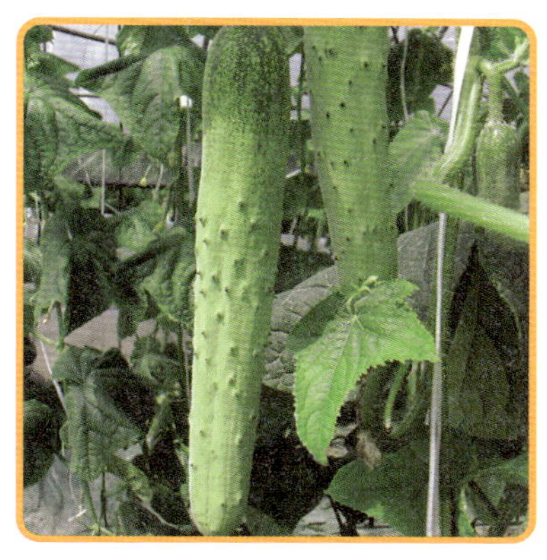

이러한 오이에는 비타민 C와 섬유질 등이 풍부하게 들어있다. 그 중에서 비타민은 인체의 대장 속 부패물질을 배출시키고 콜레스테롤치를 낮추는 데 좋은 작용을 한다.

오이는 특히 당분이 지방으로 전환되는 것을 억제하는 물질이 들어있다. 따라서 오이는 다이어트에 비교적 좋은 효과가 있다. 특히 오이는 지방이 없고 저열량이며, 또한 가지고 있는 당분도 매우 낮으면서 영양분은 풍부하다. 그러므로 아름다운 몸매를 가지고 싶으면 평소에 오이를 많이 먹는 것이 도움이 된다.

☞칼로리북 : 19kcal(1개－210g)

호박의 사촌 동아

박과의 한해살이 덩굴식물인 동아는 호박과 비슷한 생김새처럼 영양가치도 뛰어난 식품이다. 그 성질은 약간 냉하고 맛은 달며 싱겁다. 폐를 윤택하게 하고 몸 속의 노폐물을 없애며 열을 내리고 이뇨의 효능이 크다. 따라서 기침, 천식, 부종, 소갈증 등의 증상을 치료한다.

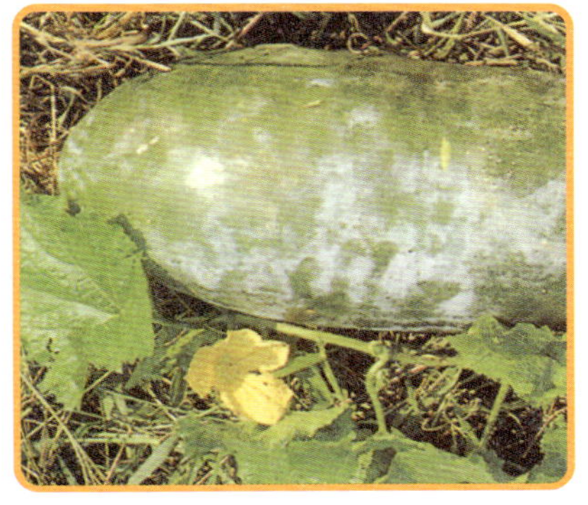

그동안의 연구 결과에 따르면 동아에는 지방이 없고 비타민 B_1 등의 성분이 풍부하여 모두 다이어트에 훌륭한 효과가 있는 것으로 밝혀졌다.

비타민 B_1은 특히 체내 전분과 당질을 열에너지로 전환시키게 되지만 지방으로 전환되지는 않으므로 좋은 다이어트 효과를 거두게 될 것이다.

팔방약효 수세미

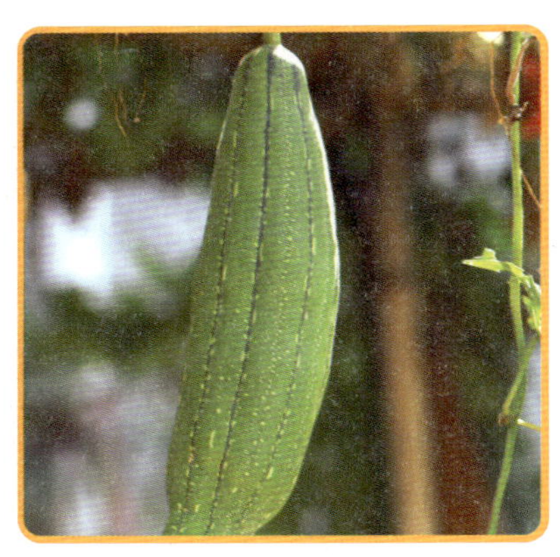

늦가을 가느다란 줄기를 타고 주렁주렁 매달려 있는 수세미는 참으로 신비로운 식품이다. 어느 것 하나 버릴 것이 없다. 기침을 다스리는 수세미즙, 비염과 축농증에 좋은 수세미 넝쿨, 여성병을 다스리는 수세미 줄기 등 수세미의 모든 것은 예로부터 민간약의 왕초로 여겨져 왔다.

이러한 수세미는 그 성질이 차고 맛은 달다. 열을 내리고 담을 삭히며 경락을 소통시키고 이뇨 등의 작용이 있다.

따라서 몸에 열이 나는 증상과 답답한 갈증, 숨이 차고 가래가 많은 기침 등의 증상을 치료한다. 특히 수세미에 함유되어 있는 비타민 B_1 등의 성분은 오이, 동아보다 좀 낮다. 그러나 단백질의 함유량은 오이, 동아보다 2배 이상이다.

사각사각 아삭한 맛 무

밭에서 나는 비타민 C환 무는 그 성질이 차고 맛은 맵다. 주요 약효는 기를 운행시키고 속을 시원하게 한다. 비장을 튼튼하게 하여 소화가 잘 되게 하는 효능이 있다. 따라서 가슴속이 더부룩하고 답답하며 음식이 체하여 헛배가 불러오는 등의 증상을 치료한다.

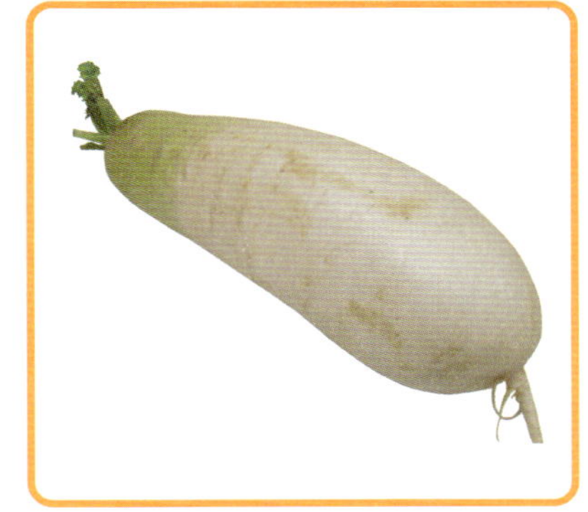

무즙에는 담의 형성을 막아주는 작용이 있기도 하다. 특히 무에는 지방대사를 촉진시키는 물질이 들어있어 피하에 지방이 축적되는 것을 막아주기 때문에 최고의 다이어트 식품이다.

그 뿐만이 아니다. 무에는 비타민 C, 포도당, 겨자유, 과당, 칼슘, 인, 망간 등과 여러 종류의 아미노산이 함유돼 있고, 전분효소, 소화효소, 카페인산 등이 들어있어 어혈을 흐트러뜨리고 지방을 녹이며 기름기를 해소시키는 효능이 있기도 하다. 또 지혈과 콜레스테롤치를 낮아지게 하며 혈관을 부드럽게 하고 대장을 윤택하게 하여 대변 배출이 잘 되게 한다. 특히 장 속의 대사 노폐물과 장 점액을 제거하여 독소를 배출시키며 살이 빠지게 하는 다이어트 효과가 뛰어난 편이다.

☞ 칼로리북 : 무생채 : 31kcal(1소접시-78.9g)

향긋 · 상큼한 맛 미나리

입안 가득 퍼지는 상큼한 맛이 일품인 미나리는 그 성질이 차고 맛은 달다. 주요 약효는 열을 내리고 수분대사를 유익하게 한다. 또 간장을 편안하게 하고 풍을 몰아내고 습을 유익하게 하기도 한다.

특히 혈압을 내리고 이뇨작용이 있어서 고혈압, 현기증이 나는 두통, 비만증 등

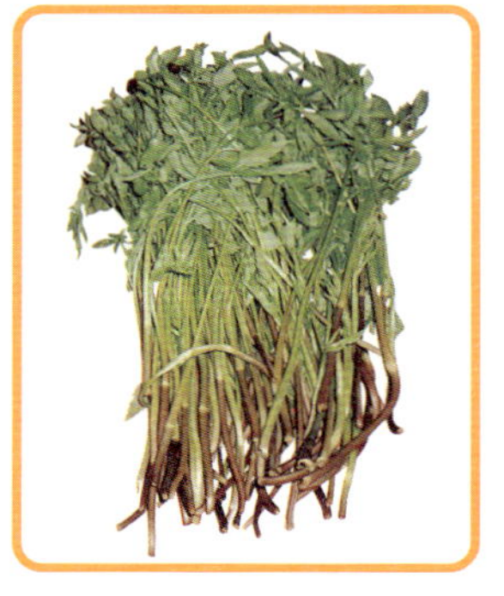

의 증상에 효과가 있다.

　그동안의 연구 결과에 의하면 미나리에는 비교적 풍부한 니코틴산이 들어있어 비타민 C의 작용을 강화시키므로 혈당과 지혈을 내리는 작용이 큰 것으로 밝혀졌다. 따라서 평소 식초를 친 미나리 무침은 다이어트 반찬으로 최고다.

☞칼로리북 : 14 kcal (1소접시－70g)

산뜻한 맛 쑥갓

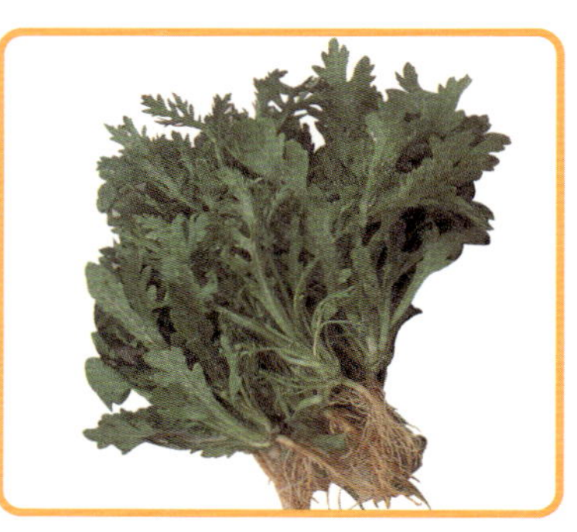

　입속 가득 퍼지는 산뜻한 향이 입맛을 사로잡는 쑥갓은 비장을 튼튼하게 하고 체중을 내리는 효과가 있다. 또 심장 기능을 튼튼하게 하면서 대변을 배설시키는 작용도 있다.

　따라서 소화불량, 고혈압 등의 증상을 치료할 수 있다. 쑥갓에는 또 조섬유가 비교적 많아 소화를 돕고 대변을 소통시키며 콜레스테롤을 낮추는 등의 작용이 있기도 하다.

☞칼로리북 : 13kcal (1접시－70g)

자주색 웰빙식품 가지

아름다운 자주색 칼라푸드인 가지는 혈액순환을 촉진하고 우리 몸의 어혈을 없애는 약효가 있다. 또 열을 내리고 해독시키는 작용도 있는 식품이다. 특히 대장을 윤택하게 하는 효과가 크다.

이러한 가지는 주로 열독 부스럼과 피부궤양 등의 증상을 치료한다. 그동안의 연구결과에 의하면 가지는 혈중 콜레스테롤의 함량을 감소시키는 데에 독특한 효과가 있는 것으로 밝혀지기도 했다.

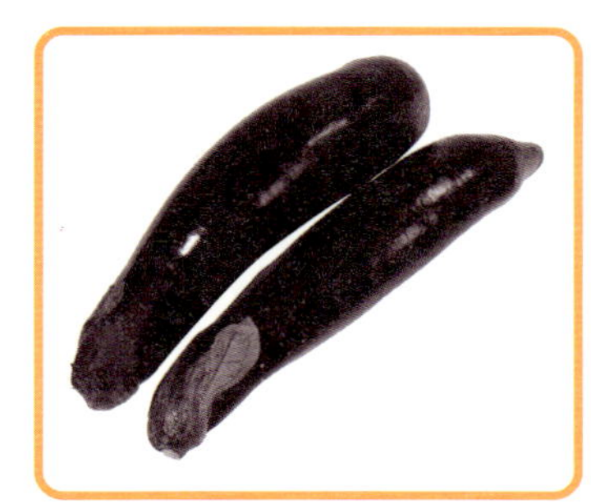

☞칼로리북 : 16kcal (1개–100g)

빨간 영양제 토마토

빨간 영양제 토마토는 약간 냉하고 맛은 달며 시큼하다. 우리 몸의 진액을 생기게 하고 갈증을 멎게 하는 효능이 있다. 또 비장을 튼튼하게 하고 음식을 소화시키며 더위와 열을 내리고 신장의 기능을 도우며 이뇨작용이 뛰어난 편이다. 열독으로 인하여 갈증이 나는 증상과 식욕부진 등을 치료하기도 한다.

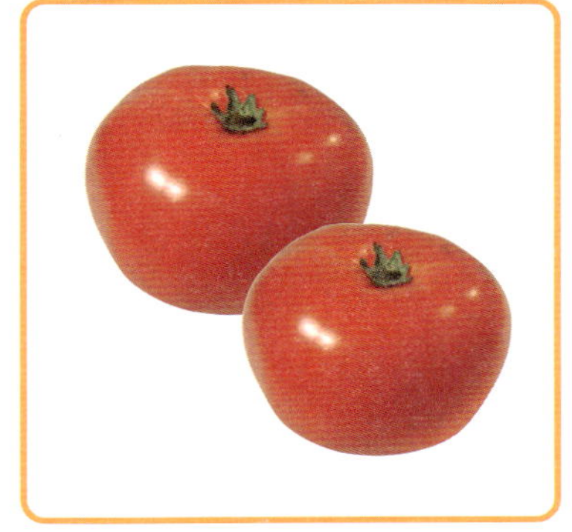

그동안의 연구 결과에 의하면 토마토 속의 비타민은 위와 장운동을 촉진시키고 소화기를 통하여 콜레스테롤을 몸밖으로 배출시킴으로써 고지혈증을 낮추고 콜레스테롤 수치가 낮아지게 하는 것으로 밝혀졌다. 또 동맥경화를 예방하고 대변을 소통시키는 작용이 있기도 하다.

특히 토마토 속에 들어있는 레몬산과 사과산은 지방을 분해하고 소화를 촉진하는 작용이 있어 토마토는 최고의 다이어트 식품으로 알려져 있다.

팔방미인 **마늘**

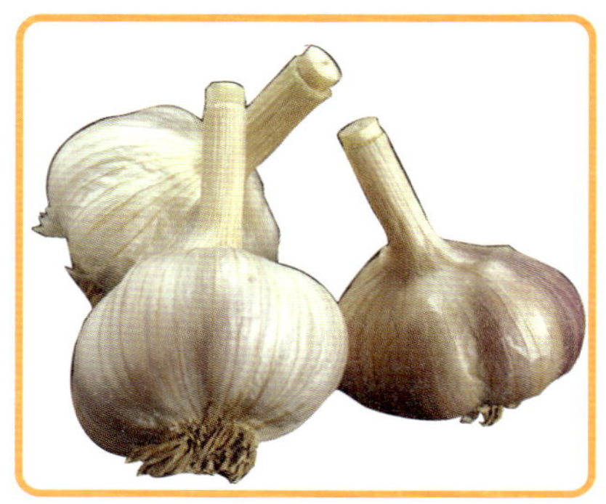

건강식품의 대명사 마늘은 맛이 맵고 성질은 따뜻하다. 해독과 기생충을 죽이고 적체를 내리는 효능이 있다. 따라서 마늘은 음식의 적체, 벌레 등에 물린 상처 등을 치료한다. 현대의학의 연구 결과에 의하면 마늘에는 혈중 콜레스테롤을 낮아지게 하는 작용이 있는 것으로 밝혀졌다.

혈중 콜레스테롤을 낮아지게 하는 작용은 양파보다도 강하다. 그 뿐만이 아니다. 마늘에는 또 고밀도지단백을 증가시키고 저밀도지단백은 감소시키므로 동맥경화를 예방하는 식품으로도 진가가 매우 높다.

천연 정력제 **부추**

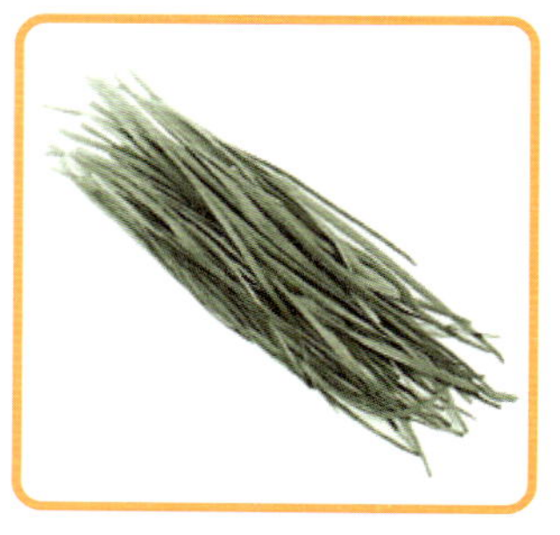

밭에서 나는 정력제로 알려진 부추는 그 성질이 따뜻하고 맛은 맵다. 주요 효능은 양기를 북돋우고 혈액순환을 원활히 하며 기의 운행을 촉진시키는 것이다.

또 몸 속의 어혈을 제거하고 해독시키는 효능이 있

기도 하다. 특히 부추에는 남성의 성기능장애, 발기부전, 조루증과 타박상 등을 치료하는 효능이 있다.

그동안의 연구 결과에 의하면 부추 속의 휘발성 기름이 우리 몸의 지혈을 낮추고 혈관을 확장시키는 작용이 있는 것으로 밝혀졌다. 특히 부추 속의 조섬유질은 장운동을 촉진시키는 작용이 있어 대변을 시원하게 소통시켜 장 속의 잉여 단백질, 지방을 몸밖으로 배출시켜 지방이 체내에서 적체되지 않도록 하는 효과가 있기도 하다.

☞칼로리북 : 부추(생것) – 31kcal(100g)

입안이 얼얼~ 고추

파란색은 파란색대로, 빨간색은 빨간색대로 영양만점 식품인 고추는 열이 많고 맛은 맵다. 우리 몸의 중초를 덥게 하고 습과 냉을 제거하는 효능이 있다. 입맛이 나게 하고 소화와 땀이 나게 하는 효능도 있다.

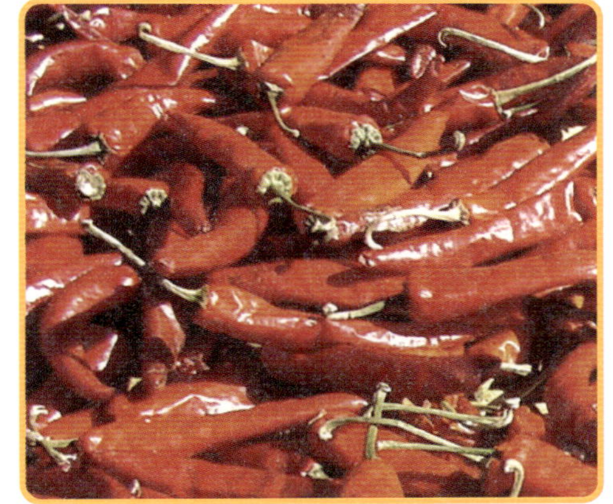

따라서 고추는 주로 냉기가 적체되어 빚어진 복통, 구토, 설사 등의 증상을 치료한다. 연구 결과에 의하면 고추에 들어있는 성분이 지방의 신진대사를 촉진하여 체내 지방이 쌓이는 것을 예방하는 효능이 있는 것으로 밝혀지기도 했다.

☞칼로리북 : 풋고추 5개 – 13kcal(70g)

신비한 맛 죽순

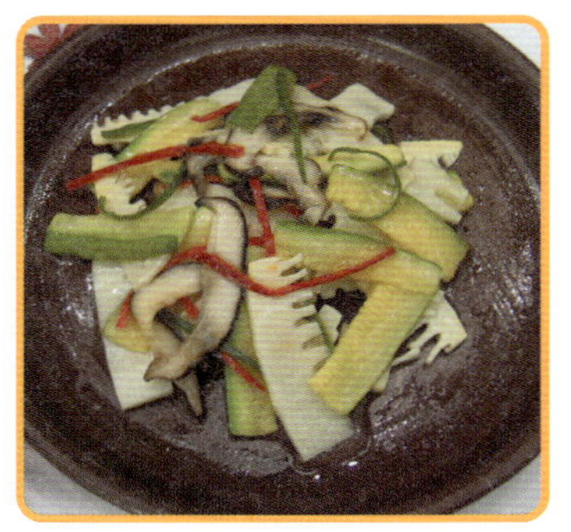

봄비가 내린 다음 날이면 대나무 밭에서 쭈빗쭈빗 고개를 내밀기 시작하는 죽순. 주로 고급요리에 많이 쓰이는 죽순은 그 성질이 냉하고 맛은 달다. 주요 약효는 음식을 소화시키고 담을 삭히며 해독과 이뇨의 효능이 있다.

따라서 식체나 부종 등을 다스린다. 죽순에는 또 섬유질이 풍부하게 함유돼 있기 때문에 먹으면 체내 장운동을 촉진시키므로 소화에 큰 도움이 되고 배에 쌓인 잉여지방을 제거하므로 두드러진 다이어트 효과가 있다. 특히 죽순은 고콜레스테롤 혈증에도 일정한 효과가 있기도 하다.

☞칼로리북 : 죽순볶음 1소접시 – 70kcal(65g)

아삭아삭 사과

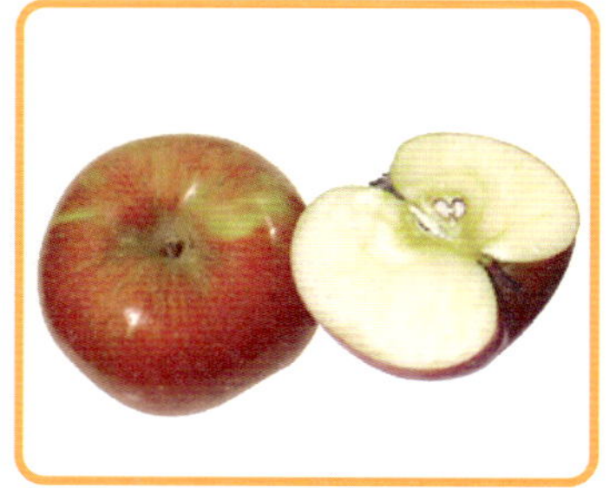

매일 먹으면 의사가 필요 없을 정도로 건강해지는 식품으로 알려진 사과.

사과는 그 성질이 차고 맛은 달다. 주요 약효는 우리 몸의 진액을 생성하여 폐를 윤택하게 하면서 더위를 식히는 효능이 있다. 또 위장을 활성화시켜 입맛을 돋우고 술이 깨게 하는 효능이 있기도 하다. 또한 사과는 혈당을 조절하고 저밀도 지방수치가 낮아지게 하므로 노화예방과 항종양 효과로도 크게 주목을 받고 있다.

특히 "매일 사과 2개를 먹으면 혈액 속의 중성지방 함량을 21%, 콜레스테롤을 16%까지 낮아지게 할 수가 있다."는 연구 결과가 발표되기도 했다.

이러한 작용으로 인해 다이어트에도 좋은 효과가 있는 식품이다. 중성지방과 콜레스테롤은 비만을 유발하고 혈관 경화를 초래하는 주범이기 때문이다.

☞칼로리북 : 사과 1개 – 98kcal(200g)

서걱서걱 배

한 입 베어 물면 진한 단맛이 서걱서걱 씹히는 배는 성질이 차고 맛은 달면서 약간 시큼하다.

주요 약효는 우리 몸에 진액을 생성시켜 갈증을 풀어주고 열을 내리며 피의 생성을 촉진하는 것으로 알려져 있다. 또 폐를 윤택하게 하고 조증을 몰아내며 술독을 해소시키는 효능이 있기도 하다.

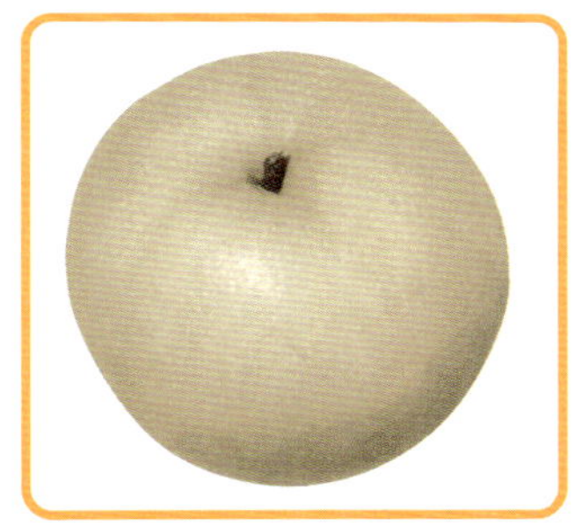

따라서 열병으로 진액이 손상되고 조열의 기침, 담열의 경기, 변비 등의 증상을 치료한다. 늘 먹으면 간의 양기가 치솟아서 빚어진 고혈압을 치료할 수가 있다. 특히 배는 몸속의 지방을 없애는 효능이 있어 다이어트 과일로 분류된다.

☞칼로리북 : 배 1개 : 156kcal(400g)

속이 꽉 찬 배추

속이 꽉 찬 배추는 약간 냉하고 맛은 달다. 주로 열을 내리고 위와 장을 소통시

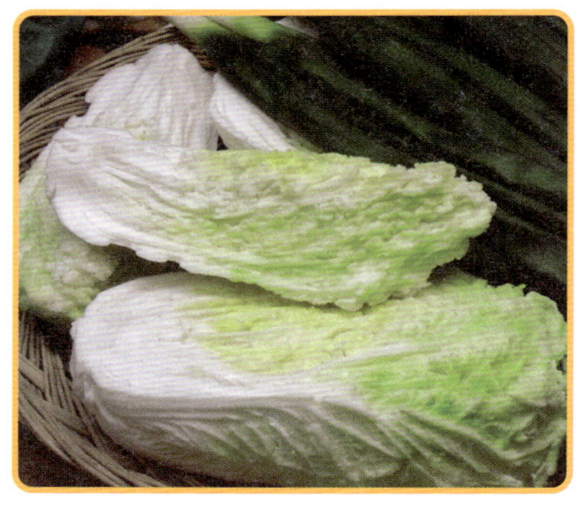

키므로 열독을 해소하고 음식을 소화시키는 작용을 한다. 또 대소변을 원활하게 하고 시원하게 하기도 한다.

특히 비타민 C, 비타민 B, 비타민 P, 비타민 E, 섬유질과 여러 종류의 미량원소가 풍부하다. 배추의 섬유질은 잉여된 유지, 콜레스테롤을 몸밖으로 배출시키므로 고지혈증, 고혈압, 심장병, 동맥경화, 암, 비만증 등에 모두 효과가 있다.

☞칼로리북 : 배추 : 8kcal −1접시(70g)

천연 소화제 **바나나**

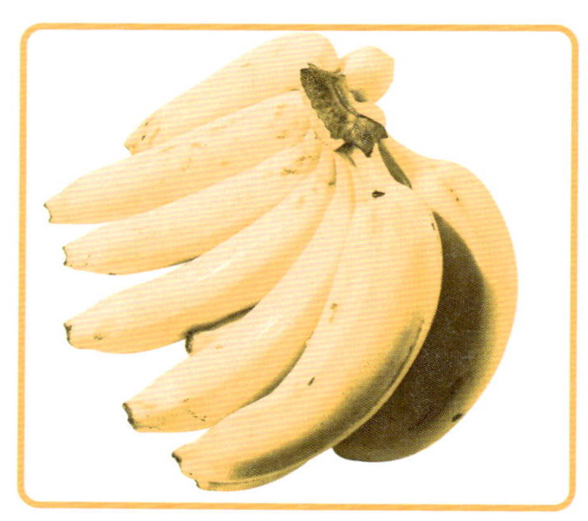

천연 소화제와도 같은 바나나는 그 성질이 냉하고 맛은 달다. 주요 약효는 열을 내리고 해독과 장을 윤택하게 하는 작용이 있다.

이러한 바나나에는 전분, 단백질, 지방, 당분, 비타민 A, 비타민 B, 비타민 C, 비타민 E 등도 함유돼 있어 열병으로 인해 갈증이 나는 증상과 변비와 비만 환자에게 활용하면 좋은 효과가 있다.

☞칼로리북 : 바나나 1개 −93kcal(100g)

비타민 C환 콩나물

서민들에게 시원한 맛을 전해주는 콩나물은 성질이 평하고 맛은 달다. 주요 약효는 비장과 위장에서 작용하며 열과 습열을 내리는 작용이 있어 위 속에 열이 적체되어 있는 증상과 부종에 헛배가 부른 비만환자에게 적합한 식품이다.

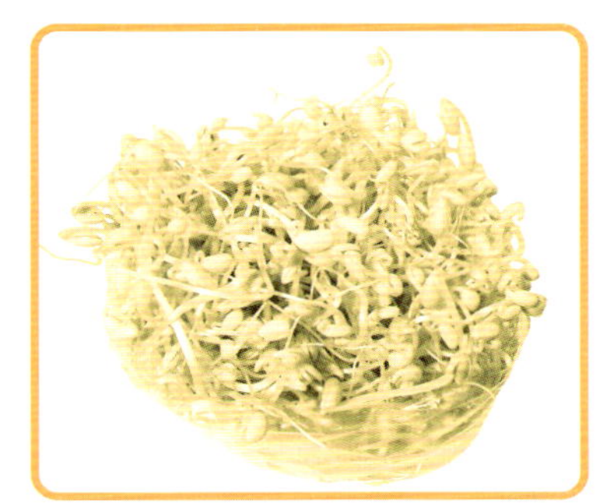

콩나물에는 또 여러 종류의 비타민이 들어있다. 특히 비타민 C의 함유량이 가장 높다. 이외에도 단백질, 당질, 조섬유, 무기질 등도 함유돼 있어 우리 몸 속의 고지혈증 수치를 내리고 콜레스테롤을 감소시키며 다이어트 작용으로 살이 빠지게 하는 효능을 나타낸다.

☞칼로리북 : 콩나물 1소접시–27kcal (70g)

속이 얼얼~ 별미 수박

여름철 얼음 동동 띄워 먹으면 속이 얼얼해지는 수박도 최고의 다이어트 식품이라는 것을 아는지?

수박은 맛이 달고 성질은 냉하다. 주요 약효는 심장과 위장, 방광경에서 작용을 한다. 주로 열을 내리고 해독하며 답답함과 갈증을 해소하는 효능이 있다. 특히 소변을 시원하게 배설시키는 작용이 뛰어나다.

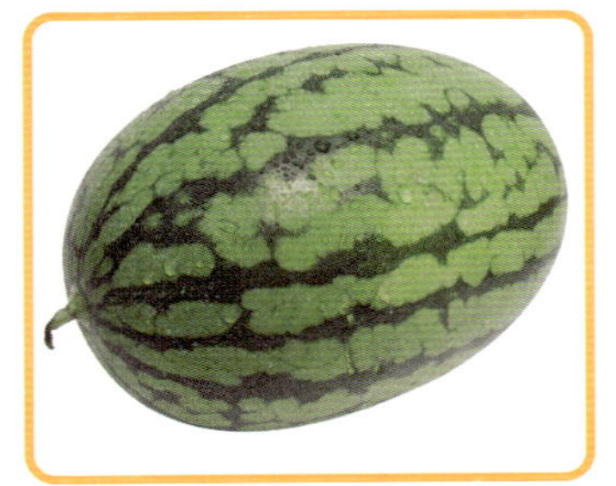

그동안의 연구 결과 수박에는 과당, 포도당, 비타민 C, 베타카로틴과 다량의 아

미노산과 유기산, 그리고 칼슘, 인, 철분 등이 들어있는 것으로 밝혀졌다.

따라서 수박은 급·만성 신장염, 당뇨병, 소변이 시원치 않은 증상과 비만증 환자에게 참 좋은 식품이다.

☞칼로리북 : 수박 1쪽 − 50kcal(200g)

노란 영양제 귤

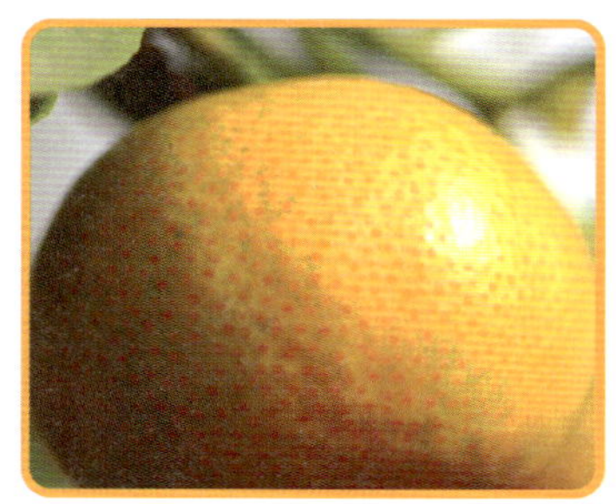

노란 영양제 귤은 성질이 평하고 맛은 달면서 시큼하다. 주요 약효는 우리 몸의 진액이 생겨나게 하고 기침을 멎게 한다. 또 위장의 기능을 조화롭게 하며 이뇨작용과 폐를 윤택하게 하는 효과가 있다. 특히 담을 삭히는 등의 작용이 있기도 하다.

따라서 귤은 위와 장의 조열증을 다스리고 소변이 잘 나오지 않는 증상을 치료한다. 또 폐열 기침 증상을 완화시키기도 한다. 특히 귤에 들어있는 성분은 포도구균의 작용을 억제하고 모세혈관의 취약성을 감소시키며 미세혈관의 출혈도 감소시키는 작용이 있기도 하다.

☞칼로리북 :귤 1개 −38kcal(100g)

빨간보약 산사

가을철 야트막한 산기슭에서 빨갛게 익어가는 산사는 그 성질이 따뜻하고 맛은 달며 시큼하다.

주요 약효는 비장과 위장, 간장에서 작용을 하여 비장을 튼튼하게 하고 음식을 소화시키며 지혈을 낮추는 효과가 있다. 특히 혈압을 내리는 작용이 있기도 하다. 따라서 산사는 고혈압과 고지혈증, 비만증 환자에게 좋은 식품이다.

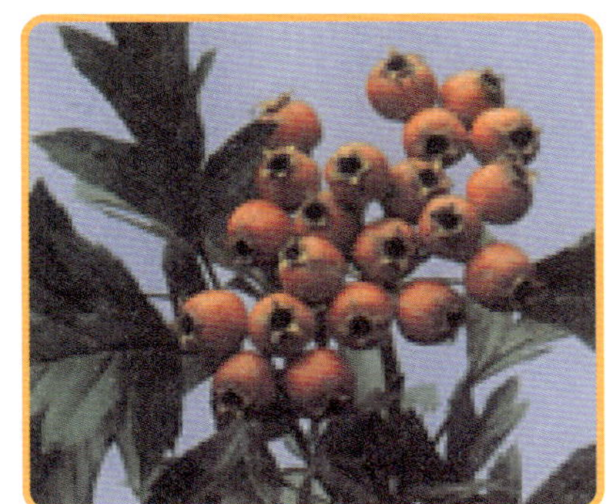

뿌리채소의 왕 당근

뿌리채소의 대명사와도 같은 당근은 그 성질이 평범하고 맛은 달다. 주로 폐와 비장에서 작용을 한다.

주요 약효는 눈을 밝게 하고 비장을 튼튼하게 하며 적체를 해소시키는 효능이 있다.

이러한 당근에는 특히 베타카로틴과 비타

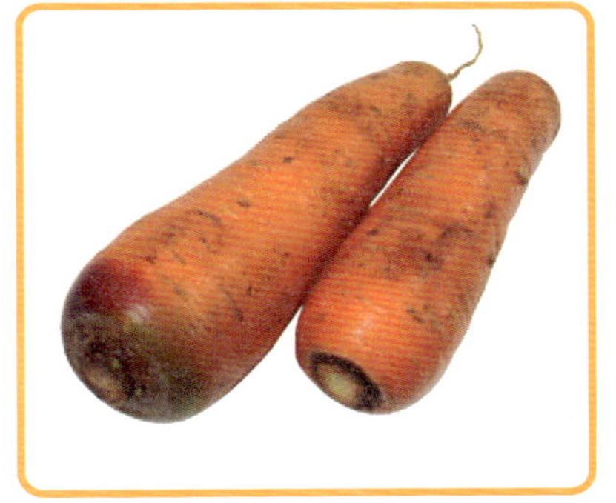

민, 당질, 지방유, 카페인산 등이 풍부하게 들어있어 고혈압과 기침, 야맹증, 고지혈증, 비만증 등의 치료에 활용하면 좋은 효과가 있다.

☞칼로리북 : 당근 – 24kcal (70g)

둥글둥글 영양가 높은 호박

둥글둥글 모난 데가 없는 호박은 그 성질이 따뜻하고 맛은 달다. 주로 비장과 위장에서 작용을 한다.

주요 약효는 중초를 보하고 기를 북돋아주며 소염과 진통, 해독, 기생충을 죽이는 등의 효능이 있다.

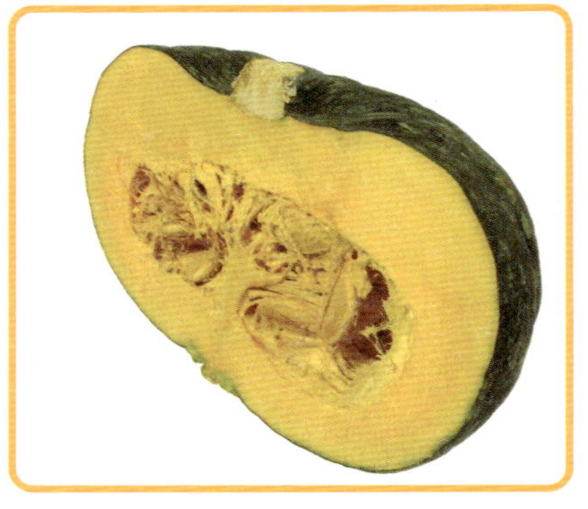

이러한 호박에는 아미노산, 베타카로틴, 비타민 B, 비타민 C 등 풍부한 영양물질이 함유돼 있기도 하다. 특히 섬유질이 대량으로 들어있다.

따라서 호박은 우리 몸 속에서 잉여된 콜레스테롤과 세균, 채소에 잔류되어 있는 농약과 방사능물질까지 흡착함으로써 인체를 청결하게 하는 작용을 한다. 또 장의 당분과 지방 흡수를 감소시키고 인슐린 분비를 촉진하는 효능이 있기도 하다. 특히 식이섬유가 풍부하게 들어 있어서 당분의 흡수를 감소시키므로 혈당과 고지혈증 수치를 내리며 다이어트 효과도 매우 크다.

☞칼로리북 : 늙은 호박 – 27kcal(1소접시 : 100g)

애호박 –38kcal(1접시 : 100g)

뽀빠이의 힘 시금치

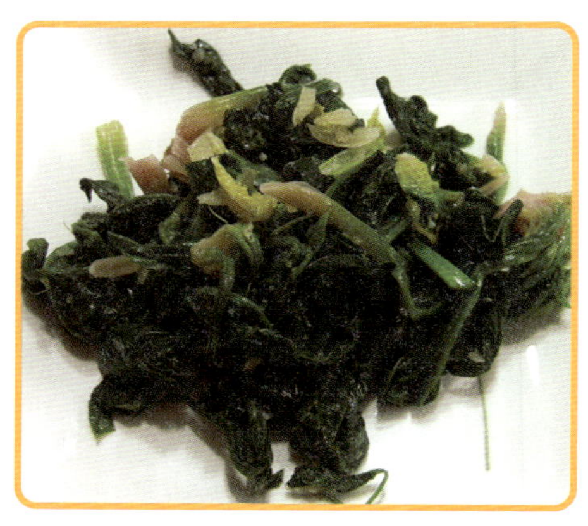

뽀빠이의 힘 원천 시금치는 성질이 차고 맛은 달다. 피의 생성을 촉진하고 지혈작용과 위와 장을 소통시키고 갈증을 멎게 하는 등의 효능이 있다.

따라서 잇몸출혈이나 대변출혈을 개선하고 위장의 열도 없애준다. 특히 대변배설이 잘 안 되는 증상, 소변이 시원치 않은 병증을 치료하기도 한다. 특히 술독을 풀어주고 기침과 천식을 치료한다. 무엇보다 시금치에는 베타카로틴과 엽산이 풍부하게 함유돼 있어 심장병과 각종 암을 예방하는 효과가 있기도 하다.

그동안의 연구 결과 엽산은 태아의 선천적인 결함을 예방하는 효과가 있는 것으로 밝혀졌다. 또 시금치에 풍부한 칼륨은 세포 속 전해질의 균형을 유지하고 심장기능과 혈압을 정상화시킨다. 시금치에 풍부한 철분은 철분결핍성 빈혈을 예방하고 치료한다. 또한 철분과 마그네슘은 뼈를 튼튼하게 하고 정상적인 혈압을 유지시키기도 한다. 시금치의 비타민 B군과 비타민 C는 면역계통의 기능을 강화시킨다. 특히 지방을 감소시키는 작용은 다이어트 효과를 나타내게 된다.

☞칼로리북 : 시금치 : 27kcal(1소접시-100g)

톡 쏘는 영양제 양파

벗기면 벗길수록 약효가 솔솔 드러나는 양파는 그 성질이 평하고 맛은 달며 맵다.

주요 약효는 열을 내리고 몸 속의 담을 삭히며 해독과 살충의 효능이 있다.

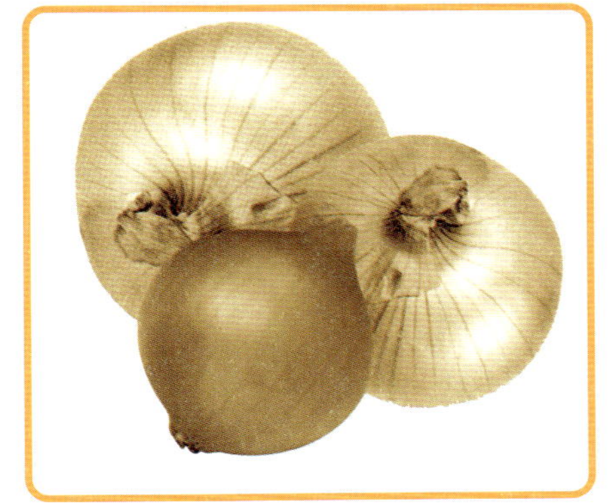

따라서 양파는 몸 속 콜레스테롤을 낮아지게 하고 살이 빠지게 하는 다이어트 작용이 있다. 특히 동맥경화를 예방하고 치료하는 효능이 뛰어나다.

☞칼로리북 : 양파 생것 18kcal(50g)

추억 속의 최고 간식 고구마

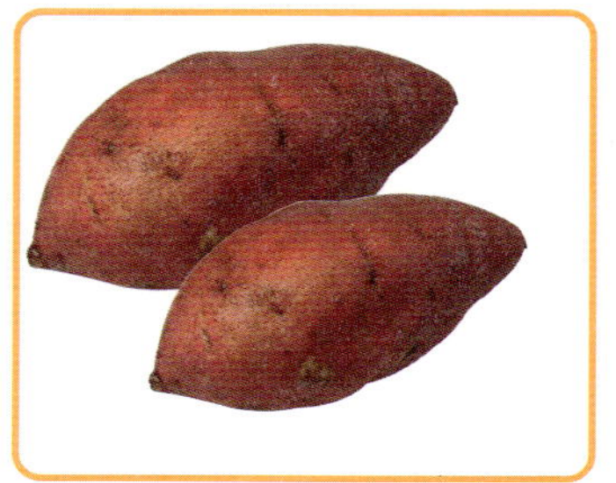

못살던 시절 훌륭한 한 끼 식사 대용이었던 고구마는 허약하여 손상된 부분을 보하고 기운을 북돋아주는 식품이다. 주로 비장과 위장을 튼튼하게 하고 폐와 신장을 자양시키는 약효가 있다.

이러한 고구마에는 많은 양의 점액단백이 들어 있어 심혈관 벽의 탄력을 유지시키므로 동맥경화를 방지하고 피하지방을 감소시킨다. 또 콜레스테롤을 감소시키고 심혈관질병을 예방하기도 한다.

특히 고구마 100g에는 0.5g의 조섬유질이 들어 있는데 이 조섬유질은 장 속에서 흡수가 잘 되지 않으므로 당류의 지방전환을 방지하는 특수한 기능을 가지고 있다.

고구마는 또 간장과 신장 속 결체조직의 위축을 방지하므로 결체조직의 질병을 예방한다. 특히 소화기와 호흡기, 관절강의 윤활도를 유지시키므로 고혈압, 동맥경화, 변비와 비만환자에게 좋은 식품이다.

☞칼로리북 : 고구마 1개 - 256kcal(200g)

끈끈한 영양식품 연근

예로부터 건강식품의 대명사로 통하는 연근은 생으로 먹느냐, 익혀 먹느냐에 따라 그 약효가 조금 달라진다.

생연근의 경우 그 성질은 냉하고 맛은 달다. 주요 약효는 어혈을 몰아내고 열을 내리며 갈증을 해소하고 술이 깨게 한다. 또한 지혈작용이 있고 위장을 튼튼하게 하는 효능이 있기도 하다.

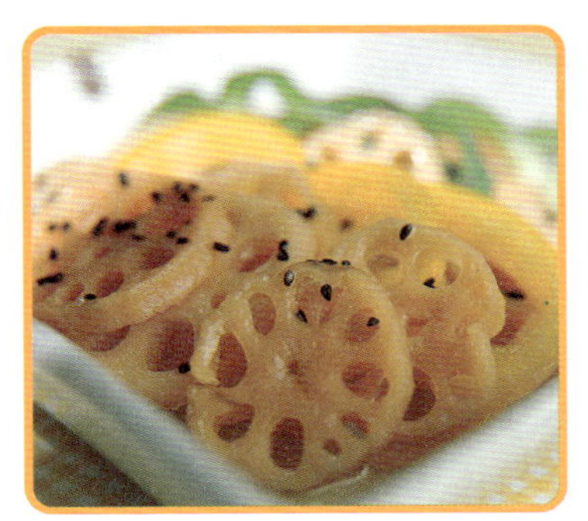

이러한 연근은 열병의 답답함과 갈증, 더위를 먹어서 입이 마르고 갈증이 심한 증상을 개선한다. 특히 열병으로 인한 객혈과 토혈, 잇몸출혈, 산후혈증 등 모든 혈증을 치료한다.

한편 익힌 연근은 성질이 따뜻하고 맛은 달다. 주요 약효는 비장을 튼튼하게 하고 입맛이 나게 한다. 또 피의 생성과 근육의 생성을 도우며 설사를 멎게 하기도 한다. 익힌 연근은 오래된 기침이나 오래된 이질설사, 아물지 않는 부스럼 등에도 효과가 있다.

☞칼로리북 :연근 조림 – 62kcal(1소접시 66g)

산에서 나는 산삼 송이버섯

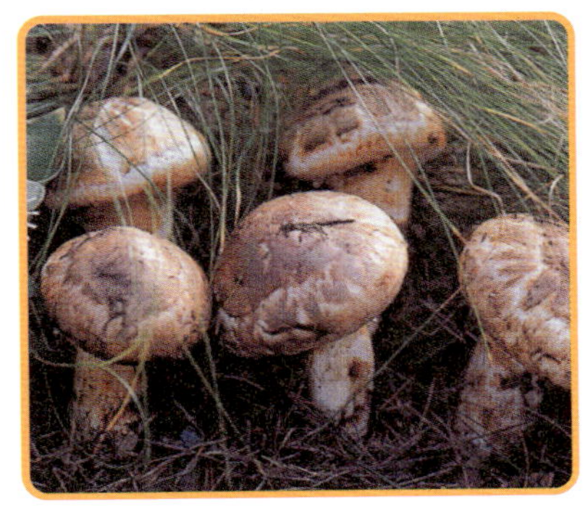

가을철 산에서 나는 산삼이라 불리는 송이버섯은 성질이 차고 맛은 달다. 주요 약효는 비장을 튼튼하게 하고 입맛을 돋우는 작용을 한다. 또 기를 다스리고 담을 삭히는 효능이 있기도 하다.

따라서 송이버섯은 신체허약을 다스리고 가래가 많은 증상에 효과가 있다. 또 헛배가 불러오는 증상과 구역질, 설사 등의 병증을 치료하기도 한다. 특히 인체의 면역력을 증강시키고 혈중 콜레스테롤의 함유량을 낮아지게 하여 당뇨병이나 심장병, 동맥경화와 간경화증을 예방한다. 인체의 각종 점막 병증과 피부염증, 모세혈관의 파열을 예방하는 약효가 있기도 하다. 특히 송이버섯에 함유돼 있는 다당체는 인체의 항암능력을 증강시키기 때문에 천연 항암제로 불리고 있다. 한의학에서는 위와 장의 기능을 도와 소화기를 돕고 손발이 저리거나 힘이 없는 사람에게 효과적이라고 보고 있다. 무엇보다 송이버섯에는 당분과 지방의 함유량이 적기 때문에 자주 먹어도 비만해지지 않는다.

바다에서 나는 영양제 미역

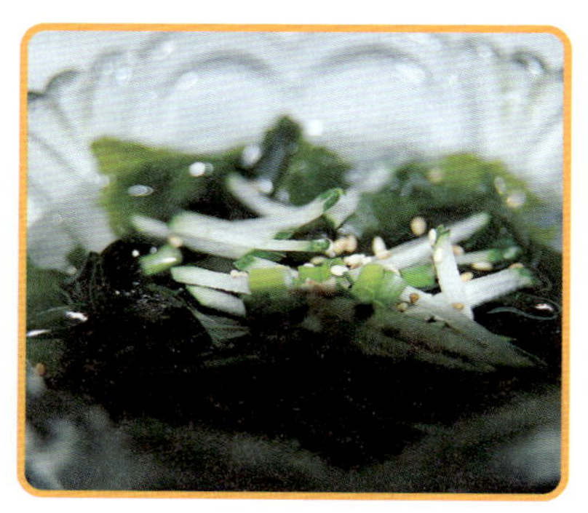

바다에서 나는 영양제 미역은 그 성질이 냉하고 맛은 짜다. 주로 위장과 비장에서 작용한다. 주요 약효는 천식과 기침을 가라앉히고 혈압을 내리며 몸속의 수분대사를 원활히 하는 작용이 있다.

이러한 미역에는 산화칼륨, 요오드, 칼슘, 베타카로틴, 레시틴, 비타민 C 등이 들어있어 고혈압과 비만증을 해소하는 데 큰 효과가 있다.

☞칼로리북 :미역국－55kcal(1대접 250g)

영양만점 콩의 변신 두부

콩의 영양가치는 두말할 필요조차 없다. 콩으로 만든 두부 또한 이 시대 최고의 건강식품이다. 이러한 두부는 그 성질이 차고 맛은 달다. 주로 비장과 위장, 대장에서 작용한다. 주요 약효는 기를 북돋아주고 중초를 조화롭게 한다. 진액을 생성하여 조증을 윤택하게 한다. 또 열을 내리고 해독하는 효능이 있다.

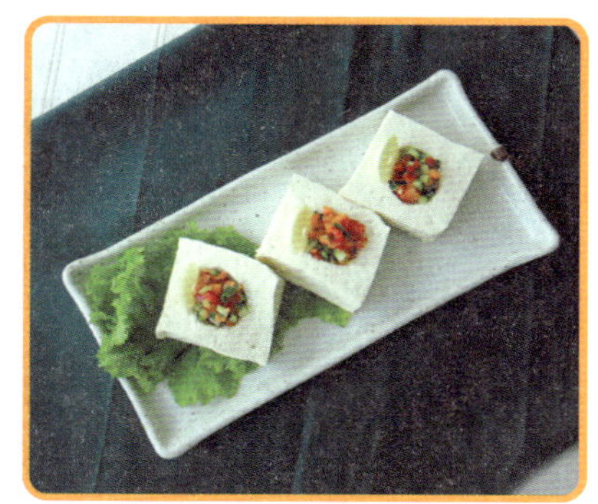

특히 두부에는 여러 종류의 비타민과 단백질, 탄수화물, 칼슘, 인, 철분 등이 함유돼 있어 두부와 두부로 만든 식품을 많이 먹으면 고혈압, 관상동맥성 심장병, 당뇨병, 고지혈증, 암 등에 모두 효과가 있다. 살이 빠지게 하는 다이어트 효과도 뛰어나다.

☞칼로리북 : 두부 1모–395kcal(500g)

산에서 나는 보물 참마

멀리 신라시대 때부터 널리 먹어온 참마는 그 성질이 평하고 맛은 달다.

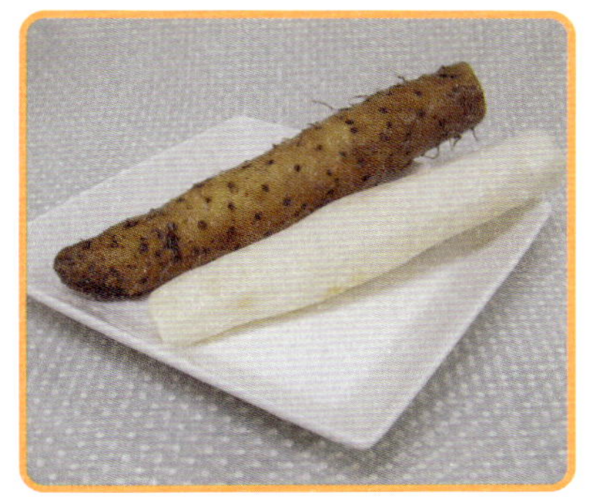

주로 비장과 위장, 신장에서 작용한다. 주요 약효는 비장을 보하고 위장을 양호하게 하며 폐와 신장의 기능을 보하고 돕는다. 음을 양호하고 진액을 생성시키며 정력을 다지는 등의 효능이 있다.

이러한 참마는 예로부터 허약을 보하는 좋은 식품이자 한약재로서 신체허약과 정신적 권태감, 소화불량, 허약기침, 식은땀, 여성의 월경불순, 대하증 그리고 당뇨병 등 여러 가지 질병에 훌륭한 치료약재이면서도 영양가치가 매우 높은 식품으로 쓰여왔다.

참마에는 대량의 섬유질, 콜린, 점액질과 풍부한 전분, 단백질, 무기염, 베타카로틴, 여러 종류의 비타민, 니코틴산, 항괴혈산 등의 물질이 함유돼 있기 때문이다. 참마의 가장 큰 특징은 인체에 많은 양의 점액단백질을 공급하는 데 이는 일종의 다당체 단백질의 혼합물로서 비만한 경우 살이 빠지게 하고 야윈 사람은 살이 찌게 하며 미백효과가 있어 피부 미용에도 좋은 것으로 알려져 있다.

☞칼로리북 : 참마 생것 −38kcal(1소접시 50g)

바다의 영양제 굴

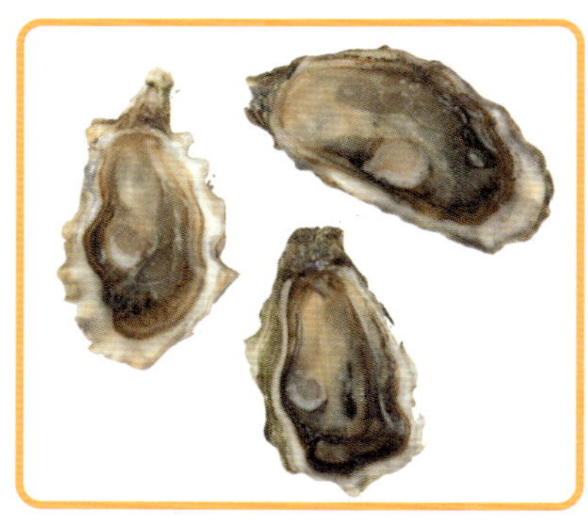

바다에서 나는 영양만점 굴은 그 성질이 평하고 맛은 달면서 짜다. 주로 음을 수렴하고 양을 잠잠하게 하며 땀을 멎게 한다. 또 담을 삭히고 몽우리를 풀어주는 효능이 있어 답답한 열로 인해 빚어진 불면증을 개선하고 심신 불안증을 다스리며 식은땀이 나는 증상에 응용된다.

굴에는 또한 콜레스테롤 분해를 촉진하는 성분도 들어있어 지방을 제거하여 비만을 해소시키는 데 도움이 된다.

☞칼로리북 : 굴 1접시 − 78kcal(80g)

다이어트에 최고! 냉동두부

두부를 냉동시키면 내부 조직 구조에 변화가 생겨 형태가 벌집모양이 된다. 이를 자주 먹으면 위와 장속, 그리고 전신조직의 지방을 흡수하므로 지방배설에 도움을 주면서 콜레스테롤과 포화지방산이 거의없기 때문에 다이어트 효과를 얻을 수 있다.

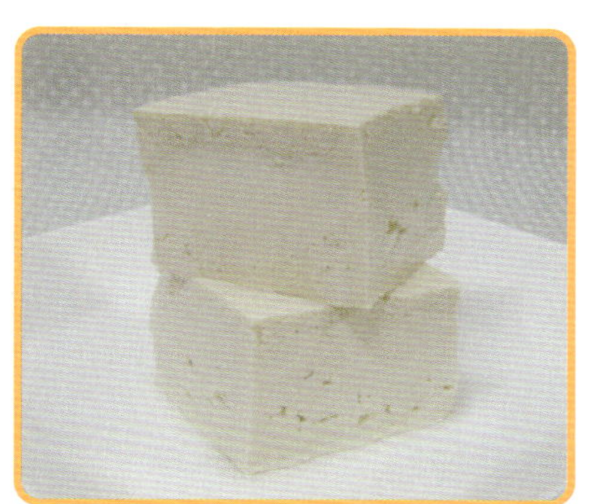

살아있는 쌀 현미

쌀눈이 살아있는 현미는 이제 건강식의 대명사가 되었다. 실제로 현미에는 우리 인체에 필수적인 영양분인 단백질, 식물성 지방, 비타민 B군, 비타민 E, 비타민 C, 비타민 A, 니코틴산, 아연, 마그네슘, 철분, 인 등이 풍부하게 함유돼 있다. 섬유질이 풍부해서 장의 연동운동

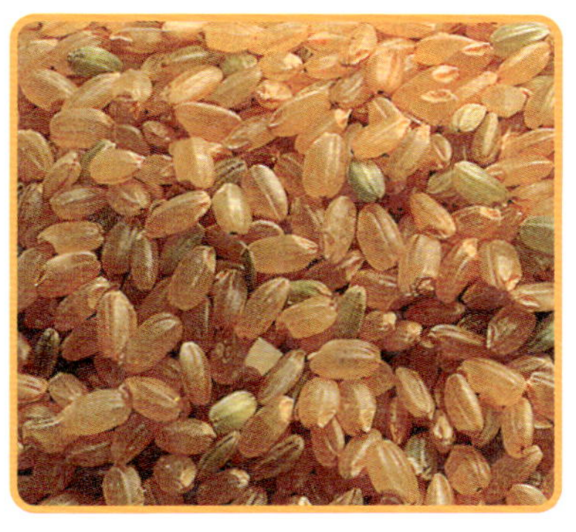

을 촉진하여 변비도 예방해주고, 식물성 기름이 많아서 혈중 콜레스테롤의 수치를 내려주며, 동맥경화 등 성인병 예방 효과가 있다.

이러한 영양성분은 우리 인체에 필수적인 성분들이므로 현미는 우리 몸에 더할 나위 없이 좋은 식품이다.

☞칼로리북 : 현미밥 1공기 – 321kcal(210g)

· 혈액순환을 원활하게 하며 혈액을 맑게 하고 콜레스테롤을 분해하는 효능이 있다. 또 혈액이 혈관 속에서 더욱 잘 흐르게 하여 고혈압과 뇌졸중을 예방하는 효능이 있기도 하다. 특히 혈액의 흐름이 원활해지면 세포에 공급되는 영양분과 산소가 충분하여 전신의 기관을 건강하게 하는데 이렇게 되면 우리 몸의 면역력이 증강되면서 각종 질병을 예방하는 효과가 높아지게 된다.

· 소변을 시원하게 배설하도록 돕는 현미야말로 천연의 이뇨제이다. 신진대사를 촉진시켜 체내의 과잉된 영양분과 독소를 배출시키게 된다. 특히 췌장의 인슐린 분비 기능을 도와주므로 혈당을 내려준다. 그러므로 당뇨병 환자의 가장 좋은 식이요법 음료이다.

· 현미에는 천연식물섬유가 풍부하게 들어있기 때문에 장속의 숙변을 배출시키는 데 도움이 되고 대장암, 직장암과 결장암 예방에도 도움이 된다.

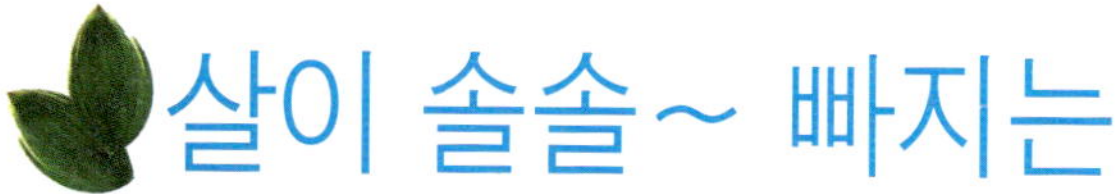

살이 솔솔~ 빠지는
맛있는 한방요리

맛도 좋으면서 다이어트 효과까지 있다면 이보다 더 좋을 순 없을 것이다.

우리 주방에서 손쉽게 만들어 먹을 수 있는 다이어트 한방요리를 적극 활용해보자.

한의학에서는 비만한 사람들의 경우 대부분 담이 많고 숨이 찬 현상이 많다고 보고 있다. 따라서 비만증에 좋은 한방 요리는 약재와 식품을 조화시켜서 비장의 기능을 북돋우고 담을 삭히며 습을 제거하는 효능에 초점을 두고 있다.

이때 선택되어 응용하는 약식 재료는 잔대, 백출, 복령, 율무, 진피, 팥, 호박, 연꽃잎, 산사, 멥쌀, 잉어, 오리고기, 상추, 미역 등으로서 죽, 탕과 각종 맛있는 한방요리를 만들어 먹는다면 간편하면서도 좋은 효과를 얻을 수 있을 것이다. 평소 활용하면 좋은 한방요리를 소개하면 다음과 같다.

▶ 무미역국

· **재료 :** 미역, 흰무 약간, 계피, 호두, 산초, 각종 조미료.

· **만드는 법 :** 미역과 기타 약재로 국을 끓여서 먹는다.

· **효능 :** 기를 다스려 헛배 부른 증상과 비만증을 개선하는 효과가 있다.

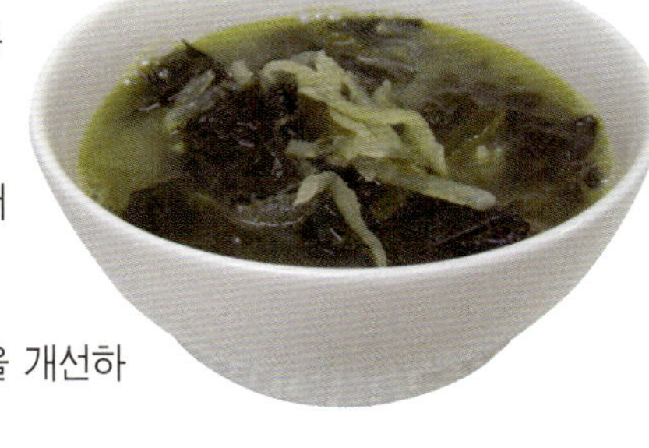

▶ 키조개호박볶음

· **재료 :** 키조갯살 20g, 호박 300g, 산사 2g, 복령 3g, 파, 생강 등의 조미료 약간.

· **만드는 법**

- 산사와 복령에 물 200cc를 붓고 15분간 끓인 뒤 그 즙을 걸러놓는다.

- 키조개는 먼저 찜통에 넣고 쪄내어 적당한 크기로 썰어놓는다.

- 프라이팬에 들기름을 두르고 호박과 약즙을 넣어 볶은 뒤 간을 한다.

- 호박이 익으면 키조갯살을 넣고 버무려 내면 된다.

· **효능 :** 몸의 수분대사를 돕고 습을 제거하며 비장을 튼튼하게 한다. 특히 부종형 비만에 좋은 효과가 있다.

▶ 호박버섯탕

· **재료 :** 호박 500g, 소시지 30g, 죽순 25g, 송이 25g, 육수 250g, 들기름, 파, 후추, 소금, 조미료 약간.

· **만드는 법**

- 호박을 얇게 편으로 썰어 끓는 물에 데쳐낸다. 소시지, 죽순, 송이는 얇게 썰어둔다.

- 들기름을 두르고 호박 등의 재료를 넣고 볶다가 육수, 소금, 후추, 조미료 등을 넣고 잠시 더 볶는다. 그런 후 파, 참기름을 넣으면 된다.

· **효능** : 살이 빠지게 하고 근육을 강화시키며 지방을 태워버리는 작용이 있다. 따라서 이 약
  선은 많이 먹어 살이 찐 비만증을 치료하는 데 효과가 뛰어나다.

▶ 무바지락국

· **재료** : 무 · 당근 각각 300g, 아스파라거스 약간, 바지락살 200g, 한약재 백모근 약 50g.

· **만드는 법**

 - 백모근에 물 300cc를 넣고 약 10분 간 끓인 뒤 그 즙을 걸러놓는다.

 - 무, 당근을 적당한 크기로 썰어서 먼저 무, 당근을 백모근즙에 넣고 파 등 양념과 함께 끓
   여서 거의 익을 무렵 바지락을 넣고 끓여서 간을 하면 된다.

 - 여기에 두부를 썰어 넣으면 더 맛있다.

· **효능** : 이 약선은 담을 삭히고 음식을 소화시키며 지방을 감소시키므로 살빼기 다이어트에
  도움이 된다.

▶ 하수오닭고기볶음

· **재료** : 닭살코기 150g(잘게 썬다), 죽순 30g, 풋고추 1개, 하수오 15g, 구기자 10g, 맛술, 소금,
  조미료 약간.

· **만드는 법**

 - 하수오와 구기자에 물 200cc를 붓고 20분간 끓여서 그 즙을 걸러놓는다.

 - 닭고기와 고추는 적당한 크기로 하고 표고버섯, 파 등과 함께 들기름으로 볶다가 하수오
   즙을 넣고 더 볶은 뒤 조리면 된다.

· **효능** : 간장과 신장을 보하고 항노쇠작용이 있어 신진대사의 저하로 인해 빚어진 비만증에
  효과가 있다.

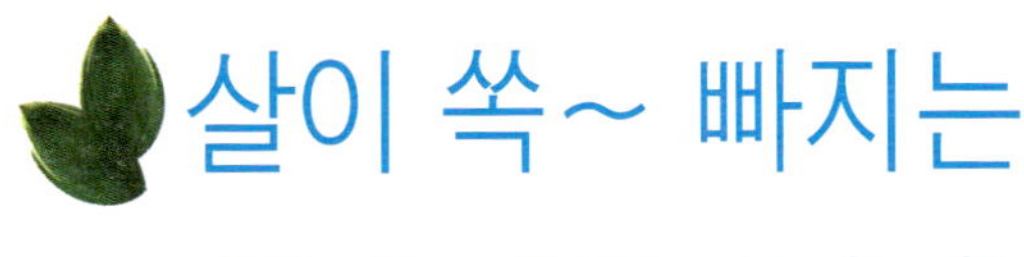

살이 쏙~ 빠지는
한방 약죽 6가지

죽은 밥보다 흡수되는 양이 적고 특히 당분의 흡수율을 낮아지게 할 수가 있기 때문에 비만을 잘 유발하지 않는다. 만일 죽에다 적절한 한약재를 넣고 끓여 먹는다면 살이 빠지게 하는 효과가 더욱 좋아지게 된다. 비만증에 활용하면 좋은 다이어트 해소 약죽을 소개한다.

비장을 튼튼하게~ 율무죽

· 율무 30g을 깨끗이 씻어서 냄비에 넣은 뒤 물을 부은 다음 센불로 끓여서 약한 불로 끓인다.

· 율무가 완전히 풀어질 정도로 익으면 꿀을 조금 넣은 뒤 수시로 먹는다.

· 이러한 율무죽은 비장을 튼튼하게 하고 몸의 습을 제거하며 비만을 감소하면서 부종을 없애는 효능이 있다.

고지혈증 감소시키는 호박죽

• 재료 : 늙은 호박 80~100g, 멥쌀 100g.

호박은 자른 뒤 멥쌀과 함께 죽으로 끓인다. 이때 소금을 넣지 않는다. 이렇게 만든 호박

죽을 매일 아침과 저녁에 먹는다. 늘 먹으면 효과가 있다.

호박죽은 이뇨작용이 뛰어나 부종을 해소하고 열을 내리며 갈증을 멎게 하는 효과가 있

다. 특히 비만을 해소하고 고지혈증을 감소시킨다.

노년기 비만증 다스리는 **팥죽**

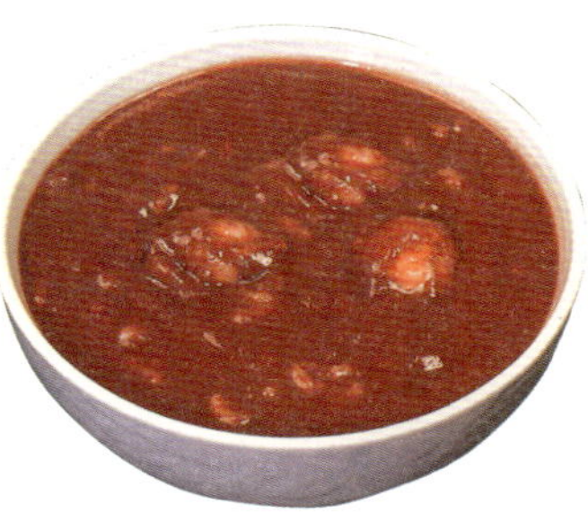

• 재료 : 팥 100g, 현미찹쌀 100g, 물 1500㎖.

• 만드는 법

– 팥과 현미찹쌀을 하룻밤 동안 물로 불렸다가 씻고 냄비에 넣

는다.

– 여기에 물을 붓고 일단 센불로 끓인 뒤 약한 불로 해서 완전히 퍼질 때까지 끓인다.

– 먹기 전에 흑설탕을 조금 넣어서 먹으면 보다 맛있게 먹을 수 있다.

• 효능 : 이 죽은 열을 내리고 습을 유익하게 하며 비만을 감소시키면서 담을 몰아내는 효

능이 있다. 주로 노년기 비만증과 부종, 황달, 설사, 이질, 혈변 등을 치료하는 효과가 있

기도 하다.

비만 · 고혈압 약죽 **미역죽**

• 재료 : 신선한 미역 100g, 현미 100g, 녹두 50g, 물 1000㎖.

• 만드는 법 : 현미, 녹두는 깨끗이 씻고 미역은 채로 썬 뒤 함께 솥에 넣어서 물을 붓고 완

전히 퍼지도록 끓인다.

- 효능 : 미역죽은 딱딱한 몽우리를 풀고 비만을 해소하며 부종을 내리게 하는 효능이 있다. 따라서 미역죽은 비만증, 부종, 고혈압, 관상동맥성 심장병 등을 치료하는 효능이 있기도 하다.

동맥경화 예방하는 **산사죽**

· 재료 : 산사 30g, 현미 100g.

· 만드는 법 : 산사를 씻고 얇게 썬 뒤 물로 달여 즙을 걸러낸다. 여기에 현미를 넣고 죽으로 끓인다.

· 효능 : 산사는 혈액순환을 촉진하는 효과가 뛰어나다. 따라서 강심약, 동맥경화 예방 및 치료약으로 많이 응용되고 있으며 비만 해소에도 효과적이다.

배변이 잘 되게~ **결명자죽**

· 재료 : 결명자 20g, 현미 50g, 설탕 5g.

· 만드는 법 : 결명자를 물로 30분간 달인 뒤 그 즙으로 현미와 함께 죽을 끓여 설탕으로 간한다. 매일 밤 1회씩 먹는다.

· 효능 : 눈을 밝게 하는 대표적인 한약재로 알려진 결명자는 장기능을 원활히 하여 배변이 잘 되게 하는 작용이 있다. 따라서 비만 예방에 도움이 된다.

살이 쏙~ 빠지는 다이어트 약차 18가지

한 잔의 차를 마시면서 다이어트가 될 수 있다면 얼마나 좋을까?

그렇다면 주목하자. 커피? 비만 때문에 고민이라면 조금 멀리하자. 그 대신 여기 소개하는 다이어트 약차에 관심을 가져보자.

살빼는 다이어트 약차는 약재 처방과 유사한 점이 많지만 사용량에서 다를 뿐이다. 약재처방은 각 사람의 체질과 비만증에 대하여 쓰는 것이다. 그래서 투여하는 약재의 양은 비교적 많고 효과도 비교적 빠른 편이다. 그런데 약차는 한방 약선과 마찬가지로 약재의 양이 비교적 적고 낮아서 일반적으로 모든 사람이 먹을 수가 있다. 그러나 반드시 꾸준히 먹고 음식량을 제한해야만 서서히 효과를 보게 된다. 살빼기 다이어트차를 마시면서 음식원칙을 성실하게 지킨다면 살빼기 다이어트차는 당신을 도와서 매달 2kg 이상의 체중을 감소시켜 주게 될 것이다.

하지만 한방 약선과 한방 약차는 약재와 마찬가지로 먼저 자신의 비만이 어떤 종류의 증상과 유형인지를 알고 난 뒤 응용해야만 치료효과를 얻을 수 있다. 만일 잘못 먹었을 때는 약재를 잘못 먹은 것처럼 부작용이 생기는 것은 아니지만 공연한 헛수고만 하게 되고 신체에도 역효과가 나타날 수 있기 때문이다.

특히 시중에서 판매되고 있는 살빼기 다이어트차를 함부로 마셔서는 안될 것이다. 왜냐하면 자신의 체질에 적합한지 아닌지도 알 수가 없고 또 시중의 다이어트차는 대부분이 일종의 설사약인 경우가 많다. 따라서 많이 복용하면 위와 장을 손상시킬 우려가 있다.

비교적 그 효과를 인정받고 있으면서 안전하게 먹을 수 있는 다이어트차를 소개하면 다음과 같다.

지방을 분해하는 녹차

녹차에는 가장 훌륭한 다이어트 효과가 있다. 옛 한의서에 보면 녹차는 위와 장을 청소하고 오래 마시면 더러운 지방을 제거하며 사람을 야위게 한다고 기록되어 있다.

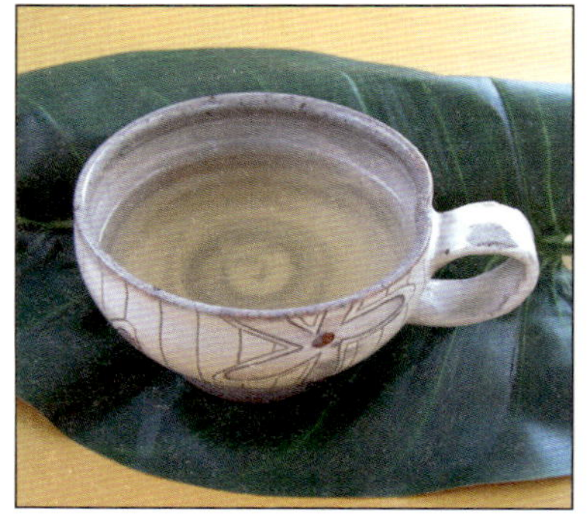

현대 약리학 연구에 의하면 차잎에는 카페인, 탄닌, 아미노산, 당류 외에 철분, 구리, 인 등 약 30종이나 되는 미량원소가 들어있는 것으로 밝혀졌다.

그 중에서도 특히 녹차의 카페인은 강심, 이뇨와 소화, 그리고 기름기를 제거하며 피로를 감소시키는 효능이 있기도 하다.

녹차의 탄닌성분은 모세혈관의 활성화를 증강시키고 모세혈관의 파열을 예방하는 효과가 있다. 특히 지방을 분해하고 콜레스테롤을 감소시키는 작용이 있어 차로 다이어트를 하려면 녹차를 쓰면 좋다.

녹차는 차잎 자체가 냉하고 찬 성질이기 때문에 차게 마시면 비장과 위장 기능을 손상시킬 수가 있으므로 따뜻하게 마시는 것이 좋다.

수분대사를 돕는 **연꽃잎차**

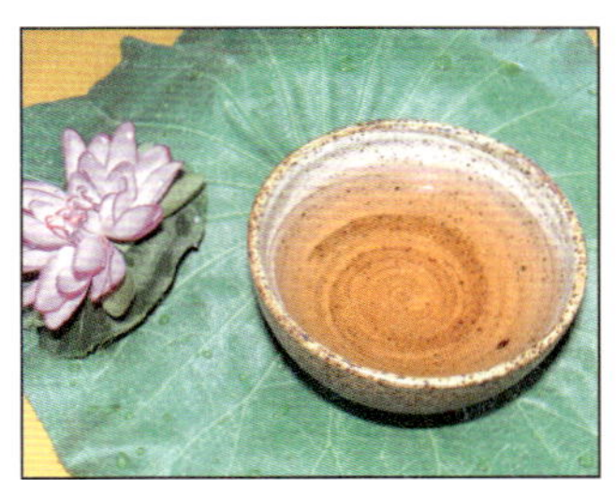

- 재료 : 연꽃잎 60g, 산사 10g, 율무 10g, 귤껍질 5g.
- 만드는 법 : 이상의 약재를 가루로 만들어 아침에 보온병에 넣고 끓는 물을 부어 우려낸 뒤 차로 마신다. 매일 한 번씩 만들고 계속해서 100일간 마신다.
- 효능 : 기를 다스리고 인체의 수분대사를 도와 살이 빠지게 한다.

모든 비만에 좋은 **미역차**

- 재료 : 해조류 6g, 미역 6g, 복령 3g, 율무 8g, 녹차 2g.
- 만드는 법
- 물 500cc로 먼저 율무를 끓인다.
- 15분이 지나면 다시 나머지 약재를 넣고 15분간 달인 뒤 그 즙을 걸러내어 차로 마신다.
- 효능 : 담을 삭히고 몸의 수분대사를 유익하게 하여 살이 빠지게 하는 다이어트 효과가 있다. 모든 비만에 적합한 다이어트차이다.

소화를 돕는 **금은화차**

• 재료 : 금은화 50g, 국화 50g, 산사 50g, 벌꿀 약간.

• 만드는 법

– 금은화와 국화, 산사를 함께 솥에 넣고 물 2000cc로 30분간 달인 뒤 그 즙을 걸러낸다.

– 약재에 다시 물을 붓고 한 번 더 끓인 뒤 2회의 즙을 한데 섞고 다시 불에 얹어 끓여서 식힌 뒤 벌꿀을 조금 타서 마신다.

• 효능 : 이 다이어트차는 더위를 해소하고 음식을 소화시키는 효능이 있다. 또 지방을 감소시키며 살이 빠지게 한다. 특히 위장에 열이 있는 비만증에 적합하다.

비장 기능을 돕는 진피차전자차

• 재료 : 진피 3g, 차전자 5g, 녹차 5g.

• 만드는 법 : 진피 등을 가루로 만든 뒤 컵에 넣고 끓는 물을 부어 잠시 우려내 마신다.

• 효능 : 이 다이어트차는 정신이 나게 하고 이뇨와 다이어트 작용이 있어 비장이 허약하고 습기운이 막힌 비만증에 효과가 좋다.

수분대사 돕는 천화분차

• 재료 : 수박껍질 50g, 호박껍질 50g, 천화분 30g.

• 만드는 법 : 이상의 재료에 물 1500cc를 붓고 끓여서 식힌 뒤 차로 마신다.

• 효능 : 이 다이어트차는 몸에 진액이 생기게 하고 갈증을 멎게 한다. 더위를 해소하고 수분대사를 유익하게 하는 효능이 있기도 하다. 특히 위장에 열이 있는 유형의 비만증에 효

과적인데 설사가 있는 사람은 적게 마셔야 한다.

내분비 이상이 빚은 비만에는 땅콩껍질차

• 재료 : 땅콩껍질 · 녹차 각각 50g.

• 만드는 법

– 땅콩껍질을 분말로 간 뒤 녹차와 골고루 섞는다.

– 이렇게 만든 것을 매회 6~10g씩 컵에 넣고 끓

는 물을 부어 잠시 우려낸 다음 마신다.

– 오전과 오후 각각 1회씩 몇 개월을 두고 지속해

서 마시면 효과가 나타나게 된다.

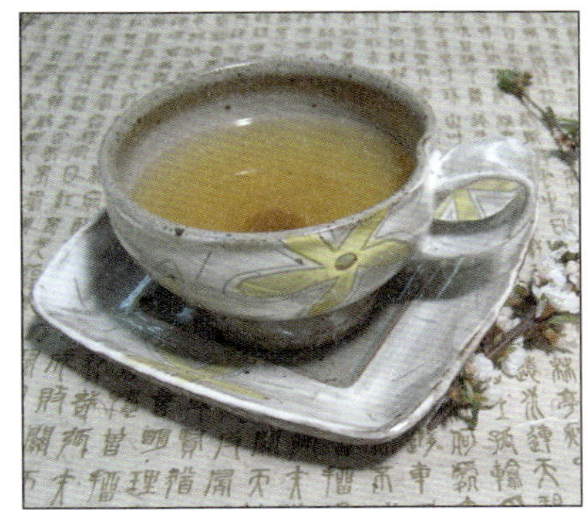

• 효능 : 내분비 이상으로 인해 빚어진 비만에 효과

가 있다.

몸매를 날씬하게… 황기다이어트차

• 재료 : 산사 · 황기 각각 15g, 연잎 6g, 생대황 5g,

생강 2쪽, 생감초 3g.

• 만드는 법 : 이상의 약재를 물로 달여 그 즙을 걸

러내 마신다.

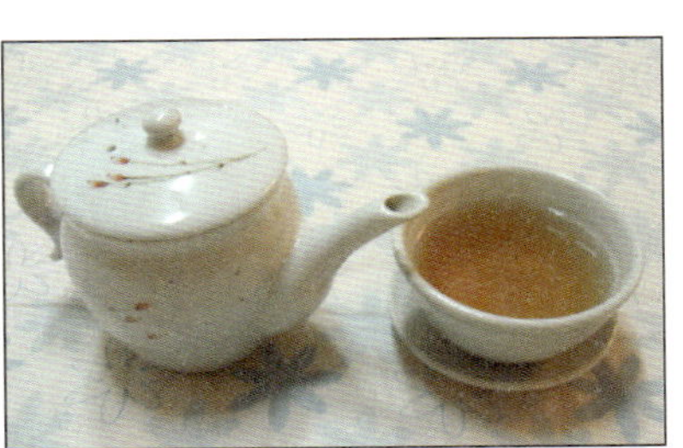

• 효능 : 이 다이어트차는 지방을 감소시키고 비만

을 해소시켜 몸이 가뿐하게 하며 몸매를 날씬하게 하는 효능이 있다. 주로 위장에 열이

있는 비만증에 적용된다.

몸을 가뿐하게 하는 **택사다이어트차**

- **재료** : 산사 · 택사 · 연잎 · 차전초 각각 같은 양을 분말로 만든다.

- **복용법** : 매회 5g씩을 덜어 끓는 물을 부어 우려낸 뒤 차로 마신다.

- **효능** : 이 다이어트차는 비장을 튼튼하게 하고 소화를 도우며 다이어트 작용으로 몸을 가뿐하게 한다. 비장과 위장이 허약하고 열이 있는 형의 비만과 습관성 변비가 있는 사람에게 적합하다.

  그러나 이 차를 마실 때 매운 음식과 술 등은 반드시 삼가야 한다. 동시에 저지방, 저당분, 고단백질의 음식을 먹도록 한다.

열을 내리는 **다이어트 건강차**

- **재료** : 결명자, 산사를 각각 같은 양으로 하여 가루로 만든다.

- **만드는 법** : 매회 5g에 끓는 물을 부어서 우려낸 뒤 마신다. 매일 3회 정도 마시면 좋다.

- **효능** : 지방을 제거하고 대변을 소통한다. 혈압을 내리며 다이어트 작용을 한다. 주로 위에 열이 있는 형의 비만과 습관성 변비에 적용된다.

모든 비만에 좋은 **두백차**

- **재료** : 검은콩 10g, 엿질금 10g, 구기자 6g, 연밥 5개.

- **만드는 법** : 이상의 재료에 물 500cc를 붓고 20분간 달인 뒤 걸러내어 차로 마신다.

- **효능** : 비장과 신장을 보하여 튼튼하게 하며 모든 비만에 적용되는 다이어트차이다.

중년비만에 좋은 **다이어트차**

- **재료** : 하수오 5g, 황기 6g, 진피 2g, 단삼 3g, 대추 3개, 싱싱한 호박껍질 10g.

- **만드는 법** : 하수오, 황기, 진피, 단삼을 가루로 만들고 주머니에 넣는다. 복용할 때 신선
한 호박껍질과 대추(간 것)를 넣고 끓는 물 350cc를 부어 우려낸 뒤 마신다.

- **효능** : 이 다이어트차는 40세가 지난 사람으로 신체기능이 쇠퇴해지면서 빚어진 비만증
에 활용하면 좋은 효과를 볼 수 있다.

지방 연소를 돕는 **식초차**

- **재료** : 식초 3~5cc, 녹차잎 3g.

- **만드는 법** : 끓는 물 200cc를 녹차에 부어 뚜껑을 덮고 15분 동안 우려낸 뒤 식초를 넣
어 따뜻할 때 마신다. 하루에 여러 번 마신다.

- **효능** : 신진대사를 돕고 체내의 지방을 소모시키는 효능이 있다.

모든 비만증에 좋은 **대추귤피차**

- **재료** : 싱싱한 귤껍질 1쪽, 대추 5개, 홍차 1티백.

- **만드는 법** : 이상의 재료에 끓는 물을 부어 우려낸
뒤 마신다. 대추는 사전에 갈라놓는다.

- **효능** : 기를 다스리고 담을 삭히며 지방을 제거하여
다이어트 작용을 나타낸다. 모든 비만증에 좋다.

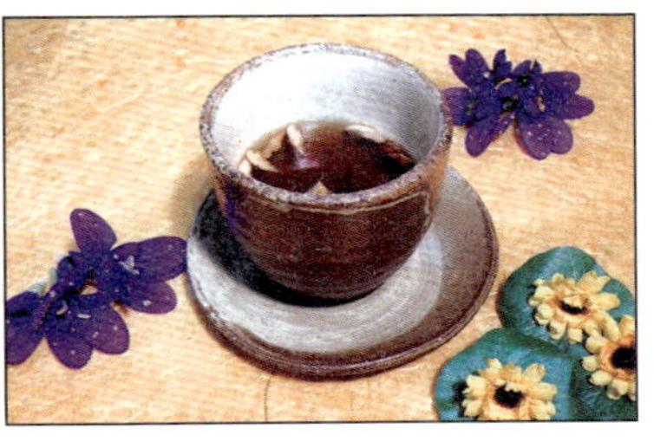

복부비만 **해소차**

- **재료** : 산사 8g, 엿질금 12g, 구기자 20g, 무 작은 것 1개, 아카시아꽃 8g.

- **만드는 법**

  – 무를 작은 토막으로 썰어둔다.

  – 물 1500cc를 끓여서 무를 넣고 다시 끓으면 약한 불로 바꾸어 무가 푹 익도록 끓인다.

  – 마지막으로 나머지 약재를 천으로 싸서 넣는다.

  – 약 15분 정도 더 끓이면 된다.

  – 매일 여러 번 마신다.

- **효능** : 육식과 기름진 음식으로 빚어진 위와 장의 적체를 해소한다. 또 군것질 등으로 빚어진 입안 건조와 체중이 빠르게 불어나는 증상에 마시면 좋은 효과가 있다.

식욕을 억제하는 **사과녹차**

- **재료** : 사과 1개, 녹차 적당량.

- **만드는 법**

  – 사과 1개를 믹서기에 넣고 즙으로 간 뒤 녹차가루 작은 스푼으로 한 스푼을 넣어서 아침과 저녁에 각각 한 번씩 마신다.

- **효능** : 이 약차는 식욕을 억제할 수가 없어서 무엇이든지 보기만 하면 먹으려는 사람에게 적합하다. 매 식사 전에 날마다 마신다.

◑ 사과에는 칼륨이 풍부하게 함유되어 있는데 칼륨은 과다한 나트륨 섭취로 인해 빚어진 부종을 완화시킬 뿐만 아니라 이뇨작용도 있어서 체내에 남아도는

수분을 배출시키게 된다.

또한 사과 과육이 들어있는 사과즙에는 교질성분과 섬유질이 풍부하게 들어있기도 하다. 사과 1개에 들어있는 섬유질은 약 3g 정도로 미나리 300g에 해당하고 위장과 장을 도와 소화 흡수를 도와주고 변비를 예방한다. 따라서 식사 전에 녹차 사과즙을 마시면 포만감이 느껴지므로 음식을 과다하게 섭취하는 것을 예방하게 된다. 녹차 사과즙의 다이어트 효과를 강화하기 위하여 식사하기 15~20분 전에 한 컵을 마시는 게 좋다. 포만감의 메시지가 대뇌에 전해진 뒤 식사를 한다면 3분의 1 정도의 칼로리를 덜 섭취할 수가 있기 때문이다.

부기를 빼는 다이어트차 뽕잎차

체내에 남아도는 수분과 지방을 제거한다. 한의학에서는 뽕나무 잎을 당뇨병과 기타 병증을 개선시키는 약물로 사용하고 있다.

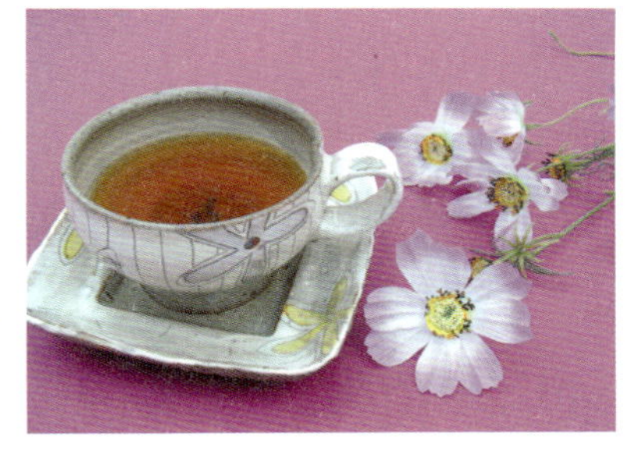

뽕잎에는 기침을 멎게 하고 열을 제거하는 효능이 있다. 또 부종을 해소하고 피를 맑게 하기도 한다. 특히 피부미용, 간장 보양, 복통에도 효과가 있다. 부종을 내리게 하는 뽕잎의 작용이 다이어트에도 효과가 있게 한다.

뽕잎에는 이수작용이 있는데 이수작용은 이뇨작용과는 조금 다르다. 이수작용은 소변배설을 촉진시킬 뿐 아니라 세포 속에 적체돼 있는 잉여수분도 배출시킬 수가 있다. 그러므로 뽕잎은 수종현상을 개선시킬 수가 있는 것이다.

연잎에는 이뇨와 통변의 효능이 있다. 한의학에서는 예부터 연잎에는 이뇨작용이 커 다이어트의 양약으로 보았다. 따라서 연잎차를 마시면 화장실에 가는 횟수가 두드러지게 증가하고 대변도 한결 시원하게 된다. 그래서 연잎을

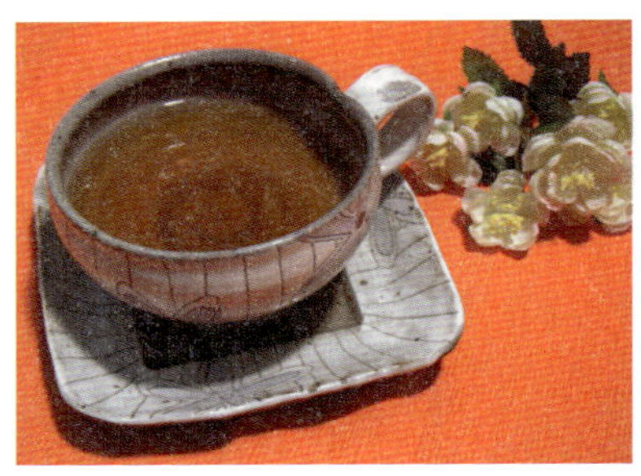

충분히 이용하면 다이어트 효과가 좋아지게 된다. 연잎차를 마실 때 주의할 점 몇 가지를 요약하면 다음과 같다.

· 연잎차는 반드시 진해야 한다. 두 번째 재탕은 아무런 효과가 없으므로 첫 번째 우려낸 것만이 다이어트 효과가 있을 뿐이다.

· 하루 3~4회를 마신다. 변비가 있는 사람은 하루에 4~5회까지 마시면 대변을 시원하게 배출시키게 되므로 다이어트에 더욱 도움이 된다. 공복 때 마시며 식사 전에 마시는 것이 좋다.

· 음식을 절제할 필요가 없다. 왜냐하면 얼마동안 마시게 되면 음식에 대한 기호에 자연히 변화가 일어나게 된다. 많은 사람들이 기름진 음식을 멀리하게 되기 때문이다.

연잎차는 특히 끓일 필요 없이 연잎을 잘게 썰어서 주전자 또는 커다란 찻잔에 넣고 끓는 물만 부으면 마실 수가 있다. 끓는 물을 붓고 뚜껑을 덮어 5~6분 가량 뜸을 들이면 차가 더욱 진하게 된다. 이 차는 특히 식어도 효과에는 변화가 없기 때문에 여름에는 차게 해서 마시고 겨울에는 따뜻하게 해서 마시면 된다.

제4장

살이 쏙~ 빠지는
운동요법의 '힘'

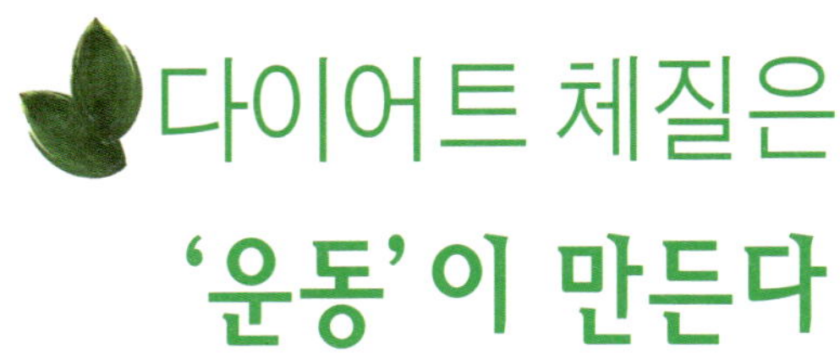

다이어트 체질은 '운동'이 만든다

대다수 비만을 가장 간단한 이유 한 가지로 해석한다면? 그것은 바로 섭취하는 칼로리가 소모되는 칼로리보다 많기 때문이다. 그러므로 다이어트에 성공하기 위해서는 칼로리의 섭취량을 줄여야 한다. 이와 동시에 칼로리의 소모량도 증가시켜야 하는데 가장 좋은 방법은 운동뿐이다.

사람이 가만히 앉아 있어도 신체는 열량을 소모하고 있다. 왜냐하면 우리가 휴식상태에 있을 때에도 체내의 호흡과 심장은 쉴새없이 바쁘게 움직이고 있으므로 칼로리의 공급을 필요로 한다.

이와 같이 생명을 유지하는 기본적인 기능에 의해 소모되는 칼로리를 기초대사량이라고 한다. 사람이 하루동안 소모하는 칼로리 가운데 기초대사가 거의 50~60%를 차지하고 있다.

그러므로 한 사람의 기초대사율의 높고 낮음은 체중과 밀접한 관계가 있다. 예를 들어 두 사람이 함께 앉아 있다고 해도 기초대사율이 비교적 좋은 사람이 소모하고 있는 칼로리가 다른 사람보다 많아지게 된다. 따라서 다이어트를 하고 싶은

사람은 반드시 기초대사율을 높이는 방법을 찾
아내어 똑같은 운동량에 똑같은 음식 섭취량 아래
에서도 다른 사람보다 칼로리 소모량이 많도록 해
야 한다.

그렇다면 과연 어떻게 해야 내 몸의 기초대
사량을 높일 수 있을까? 이에 대한 비결을
묻는다면 답은 하나다. 오직 운동만이 그 해결방법이
라고 할 수 있다. 왜냐하면 **운동은 지방을 태우고 근육
을 단련시키므로 이는 곧 기초대사율을 높일 수가 있
게 된다.** 만일 지속적으로 적절한 운동을 시행한다면
신진대사율을 더한층 높게 하여 약 10%까지 이르게
할 수 있다.

간단하게 말해서 사람이 날마다 지속적으로 30분씩 걷는다면 100여 칼로리를
소모시킬 수 있다. 여기에다 기초대사율에 의해 증가된 100여 칼로리를 합하면
단숨에 거의 300칼로리에 가까운 열량을 몰아낼 수가 있게 되는 것이다.

운동이야말로 다이어트의 가장 좋은 친구이다. 그러나 운동 종목이 너무나 많
기 때문에 어떤 운동이 가장 적합할까? 하는 의문도 생길 것이다.

우선 사람이 행하는 운동 항목을 동적인 상태와 정적인 상태 등 두 가지로 나누
어야 한다.

••• **동적인 운동** : 이는 전신적인 운동으로 걷기, 달리기, 자전거타기, 전

신체조 등이 여기에 속한다. 일명 유산소 운동이라고도 한다. 작은 강도와 중간 정도 강도의 운동으로 운동을 끝내면 신체의 산소량을 증가시키게 된다. 그러나 강도가 세거나 격렬한 운동으로 운동이 끝나면 신체의 산소가 부족하게 된다.

••• **정적인 운동** : 이는 국부적 운동으로 반듯하게 눕고 일어나는 것과 체조 등이다. 전신적인 운동은 전신의 지방을 소모시키는 데에 도움이 되고 국부적인 운동은 국부의 근육을 단단하게 하는 효과가 있다. 그래서 전신성 운동을 기초로 삼고 다시 국부운동을 진행한다면 한층 더 두드러진 효과를 거둘 수가 있다.

그러므로 다이어트를 하기에 가장 좋은 것은 동적인 것과 정적인 운동을 결합시켜서 시행하는 것이다. 그러면 지방을 소모시키면서도 근육도 단련시키게 되므로 다이어트도 되고 육체미도 가꿀 수가 있는 것이다.

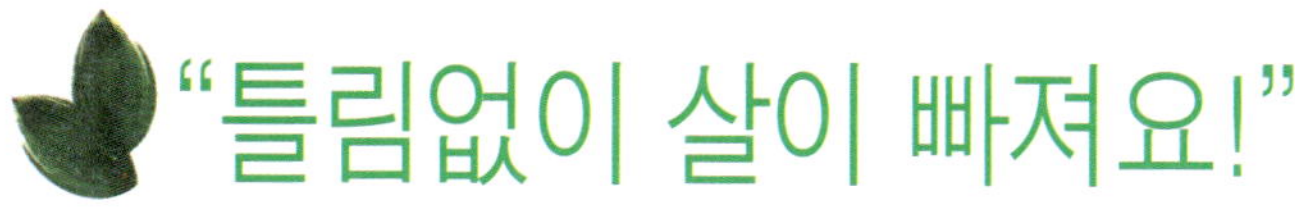
"틀림없이 살이 빠져요!" 유산소 운동 따라하기

유산소 운동의 정의는 쾌적하게 호흡하는 상태에서 지속적으로 전신운동을 20분 이상 진행함으로써 심박동이 빨라지고 땀이 약간 나오는 상태를 말한다. 이 경우는 신체가 산소량을 충분하게 섭취하여 체내의 세포로 보내면서 지방을 태우는 속도를 가속화시키게 된다.

중간 정도의 유산소 운동은 지방을 소모시키면서도 신체에 그리 큰 부담을 초래하지 않으므로 비만한 사람이 실천하기에 가장 적합한 운동이다. 이 운동의 강도를 측정하는 방법은 다음과 같다.

맥박이 뛰는 속도 = (220−연령)×7%

당신은 운동하면서 두 손가락으로 목 부위 또는 손목의 동맥을 누르고 1분간 뛰는 횟수를 세어보면 된다. 만일 당신의 연령이 20세라면 당신의 이상적인 운동강도는 1분간에 심박동률을 140회로 유지하는 것이 좋다.

운동으로 살을 빼는 다이어트의 비결은 지속성에 있지 격렬한 정도에 있는 것은 결코 아니다. 처음 시작할 때 매회 20분 정도를 운동해야 하며 매주에 약 3회 또는 그보다 더욱 많은 횟수로 진행한다. 점차 적응이 되고 나면 매회 30분까지 연장시키고 매주 4회 이상을 진행할 수 있다. 살을 빼고자 하는 사람은 60분을 유지하고 일주일에 5일간 지속해야만이 더욱 많은 지방을 소모시킬 수가 있다. 또 날마다의 운동량을 몇 번으로 나누어서 그 날에 모두 시행하면 된다.

만일 이따금씩 너무 피로하거나 개운치 않은 느낌이 있을 때는 하루동안 쉬거나 운동강도를 줄이면 된다. 그러나 절대 포기해서는 안 된다. 지속적으로 진행한다면 다이어트 효과는 틀림없이 나타날 것이기 때문이다.

••• 강력 추천! 유산소운동 따라하기

일반적으로 사람들은 유산소운동의 개념에 대하여 여전히 돈을 들여야 하는 것으로 생각하는 경향이 많다. 그래서 운동은 꼭 헬스클럽 같은 데 가서 달리고 뛰는 운동을 해야 하는 것으로 생각하고 있다. 그러나 이것은 잘못된 생각이다. 생활 속에서 간단하게 얼마든지 유산소 운동을 할 수 있기 때문이다. 이를 소개하면 다음과 같다.

걷는 비결
날마다 20분간 진행한다

걷는 것이 바로 가장 좋은 유산소 운동으로 신체에 부담이 적고 편리하면서도 돈은 단 한 푼도 들어가지 않는다.
날마다 출·퇴근할 때나 학교에 가고 올 때, 쇼핑할 때 정확한 걷기 자세로 걷는다면 지방을 가장 효과적으로 태울 수가 있다. 또 마음이 가벼워지고 어깨의 시큰한 통증상태도 개선시키면서 균형감각을 양성하게 된다. 날마다 20분 정도를 걷는다면 1개월에 적어도 1kg의 살을 빼는 효과를 거두게 될 것이다.

적당한 양의 조깅은 심폐기능을 강화시키고 스트레스를 풀어주며 마음을 즐겁게 한다. 하루 중 적당한 시간을 선택해서 운동화를 신고 행한다. 가장 좋은 것은 잔디밭, 흙길, 운동장 등 부드러운 땅바닥을 택하여 조깅을 행한다.

그러나 이때 반드시 알아야 할 것은 먼저 몸을 따뜻하게 하고 충분한 수분을 공급해야 한다.

☞ Step ① 빠르게 걷기

만일 이미 오랫동안 운동을 하지 않았다면 먼저 걷는 것으로 시작하여 조깅하기 전에 몸을 덥게 하는 운동으로 삼도록 한다.

순서는 천천히 걷다가 빠르게 걷고 다시 작은 보폭의 달리기에서 큰 보폭의 달리기로 점진적으로 나아감으로써 몸으로 하여금 운동에 대한 준비를 갖추게 하여 급작스런 운동으로 인해 빚어지는 상해를 예방해야 한다.

☞ Step ② 느리게 달리기

느리게 달린다는 것은 달리기를 할 때 자연스럽게 다른 사람과 대화를 나눌 수 있는 속도를 말한다. 느리게 달릴 때 두 손은 주먹을 쥐고 앞쪽으로는 가슴 앞까지 흔들어 올리고 뒤쪽으로는 허리 부위까지 흔들어대야 한다. 양 발은 리듬성 있게 앞뒤 차례로 땅바닥에 닿도록 한다. 발바닥은 또한 아래로 힘을 약간 주어서 신체에서 적당한 탄력이 생기게 한다.

달리기를 할 때는 똑같이 일정한 속도를 유지시킬 필요가 없다. 선택적으로 5분 정도를 걷고, 10분 정도 달리는 것을 반복적으로 진행하여 신체로 하여금 충분한 운동효과를 얻게 하고 또 적당하게 상쾌함도 느끼도록 하여 너무 힘겹지 않은 운동이라야 오랫동안 진행할 수가 있다.

**수영의 비결
매주 4일,
매회 30분씩**

모든 운동 가운데 수영이야말로 비만한 사람의 가장 좋은 선택이다. 왜냐하면 물의 부력은 운동할 때의 체력 부담을 덜어줌으로써 운동할 때 관절의 마모 손상을 초래하지 않기 때문이다. 또 장시간 동안 일정한 속도로 하는 수영은 한층 더 대량의 지방을 소모시키면서 아름다운 신체의 곡선을 만들어낸다.

☞ 특정 부위의 연습

수영을 할 줄 모르는 사람은 수영을 배우는 단계에서 손으로 물에 뜨는 판자를 잡거나 수영장 가장자리를 잡고서 물 속에서 두 다리를 뒤로 걷어차내는 동작을 함으로써 운동 효과를 얻을 수 있다.

☞ 안정된 느린 속도의 수영

처음 수영을 배우거나 체중이 비교적 무거운 사람에게 적합하다. 이는 수영 외에도 물 속에서 걷는 것과 느리게 달리는 등의 운동을 시행할 수가 있다.

☞ 수영자세 바꾸기

　예를 들어 이미 자유형에 익숙해졌다면 평영(개구리 헤엄)으로 바꾸어 진행한다. 이렇게 되면 자기도 모르는 사이에 마음과 힘을 더욱 많이 쏟아 부으면서 배우게 되고 이와 동시에 심폐기능을 증가시키게 된다. 그 결과 더욱 많은 지방을 태울 수가 있게 된다.

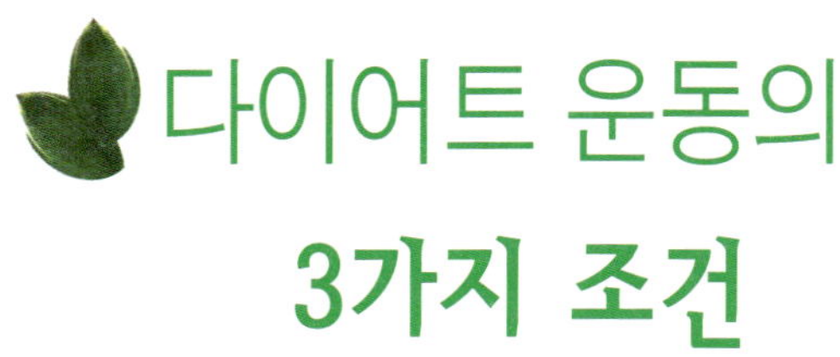

다이어트 운동의
3가지 조건

다이어트를 함에 있어 운동은 필수적인 요건이다.

그런데 많은 사람들이 "운동은 재미없는 것"으로 느끼고 있어 문제다. 즐겁게 하면서도 살빼는

효과까지 확실한 다이어트 운동의 조건을 알아보자.

••• 당신에게 적합한 다이어트 운동을 찾아야 한다

다이어트에 있어서 자기에게 적합한 다이어트 운동을 제대로 선택하게 되면 고생은커녕 도리어 즐거운 다이어트운동을 실천할 수 있게 된다.

자신의 비만상태, 체력상황을 고려하여 운동방식을 선택한다면 신체적인 부하를 이겨낼 뿐만 아니라 시작할 때부터 실망하면서 포기하게 되는 일은 없게 될 것이다.

예를 들어 만일 중간 정도 이상의 비만(표준체중을 30% 초과한 경우) 또는 체력이 비교적 떨어지는 사람은 처음 다이어트 운동을 시작할 때 먼저 운동량이 적은 항목부터 선택해서 진행하면 된다. 즉 걷기, 가벼운 몸동작, 체조, 에어로빅부

터 시작한 뒤 다시 점차 운동량을 증가시켜 나가면 된다.

그런데 만일 가벼운 정도의 비만이면(표준체중을 20% 정도 초과한 경우) 줄넘기, 빠르게 걷는 것과 자전거 타기 등 운동량이 좀 큰 종목을 선택하면 된다. 그리고 체력이 비교적 좋은 사람은 각자의 흥미에 따라 달리기, 등산, 테니스 등의 운동을 진행하면 된다.

••• 자신이 좋아하는 운동을 선택한다

자신이 좋아하는 운동 종목을 선택한다면 운동의 즐거움을 비교적 쉽게 느낄 수가 있으면서 고생스럽다고 여기지 않게 된다. 만일 자신이 잘 알고 있고 이미 기초가 있는 운동부터 시작한다면 성취감을 얻을 수가 있어 쉽사리 물러서지 않게 된다. 그러므로 자신이 구기종목의 운동을 좋아한다면 구기종목운동부터 시작하면 된다. 그런데 만일 수영 솜씨가 괜찮다면 먼저 수영부터 시작해야 한다.

••• 가정과 직장의 주위환경을 이용한다

제대로 된 다이어트 운동은 반드시 격렬한 운동 강도로 운동을 하는 것이 아니다. 그 열쇠는 장시간에 걸쳐 일정한 운동량을 지속시킬 수가 있는지 하는 여부에 달려있다.

그러므로 일상적으로 기회가 있을 때마다 될 수 있는 대로 많이 움직이면 되는 것이다. 만일 당신이 교외 즉 도심을 벗어난 곳에 살고 있다면 날마다 좀더 많이 걸어서 집에 들어가면 된다. 만일 빌딩에서 일을 하고 있다면 날마다 계단을 몇 층 오르면서 출근하고 엘리베이터를 삼가도록 한다.

참을성 있게 지속하기만 하면 이와 같은 손쉬운 일상적인 운동이 바로 당신이 날마다 모아두는 다이어트 기금이 되므로 다이어트에 대한 가장 이상적이고 가장 훌륭한 투자가 될 것이다.

운동을 하면 ▶에너지의 대사량을 증가시키고 ▶신진대사를 증강시키며 ▶심폐기능과 복강내 각 장기의 기능을 개선시키게 된다.

운동으로 다이어트를 하는 것은 당연히 최고로 좋은 방법이다. 그러나 과도하게 비만한 사람은 신체의 부하가 과다하고 생리기능이 떨어지며 심지어 어떤 만성질병도 잠복해 있을 수도 있다.

그러므로 다이어트 방식을 결정하기 전에는 우선 병원에 가서 신체검사를 해보아서 다이어트 운동방식을 진행하는 데 적합한가 그 여부를 먼저 알아보아야 한다.

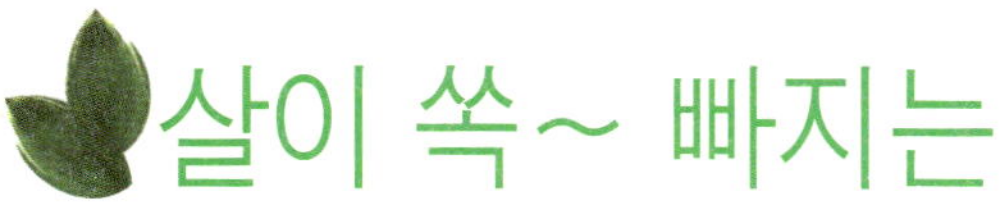

살이 쏙~ 빠지는
실전! 다이어트 체조

다이어트 체조는 심호흡과 체조를 결합시킨 운동법의 일종이다. 만일 각 단계를 순서대로 철저하게 시행한다면 운동하는 가운데 국부의 지방이 소모되고 근육이 단련되는 것을 느끼게 될 것이다. 그리고 매번 시행할 때마다 아름다운 몸매로 변해가는 기적을 체험하게 될 것이다.

심호흡이 다이어트 체조를 만나게 되면 가장 효과가 있는 다이어트 운동이 된다. 우리가 심호흡 운동만 집중적으로 시행하게 되면 심호흡이 신체를 도와서 땀이 나게 하고 열량을 소모시키는 데 도움을 주게 된다. 그러므로 심호흡 운동을 열심히 한다면 인체 내 혈액 속의 산소 함유량을 증가시켜 신진대사를 더욱 원활하게 하므로 다이어트에 유익하다. 특히 이때 윗몸체조식 운동을 첨가하여 특정 부위에 초점을 맞추어 뒤틀고 굽히며 펴는 동작을 진행한다면 지방을 완전히 태워 없앨 수 있게 된다.

그러므로 심호흡 다이어트 체조는 심호흡 방식을 체조와 결합시킨 운동의 일종이다. 만일 각 단계를 순서대로 철저하게 시행한다면 운동하는 가운데 국부의 지방이 소모되고 근육이 단련되는 것을 느끼게 될 것이다. 그리고 매번 시행할 때마다 아름다운 몸매로 변해가는 기적을 체험하게 될 것이다.

흥식호흡에다 국부의 근육운동을 첨가한 것으로 근육과 피부를 튼튼하게 하고 유방이 처지지 않게 하며 등 부위의 비만 해소에 큰 효과가 있다.

☞이렇게 따라하세요!

· 선 자세를 취한다.

· 양발은 어깨와 같은 넓이로 벌리고 선다.

· 열 손가락을 깍지 낀 채 뒷덜미에 대고 숨을 1~4초 동안 힘껏 들이마신다.

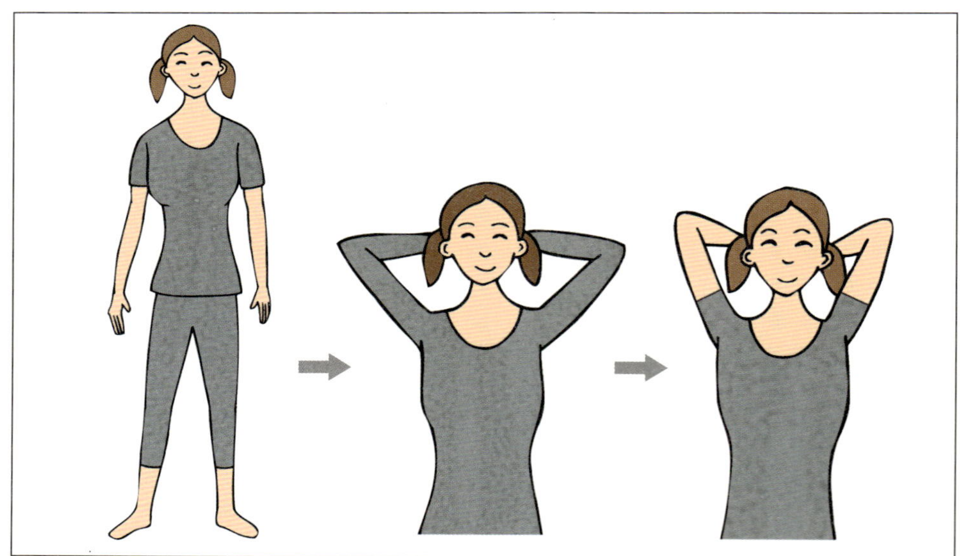

· 이와 동시에 양팔을 힘껏 양옆으로 벌린다. 즉 새가 날개를 펴는 모양으로 한다.

· 입으로 숨을 5~8초 동안 내쉬고 동시에 양팔을 앞으로 모으면서 귀를 바짝 누른다.

· 이렇게 반복적으로 10회 정도 진행한다.

허리 부위를 뒤틀고 당기는 운동으로 국부의 근육운동을 함으로써 남아도는 지방을 소모시켜 물통 허리의 별명에서 벗어날 수 있게 해준다. 하는 요령을 소개하면 다음과 같다.

☞ 이렇게 따라하세요!

· 자리에 반듯하게 눕고 몸에서 힘을 풀어버린다.

· 숨을 1~4초 동안 들이마시면서 동시에 오른쪽 무릎을 구부려 장딴지와 몸이 평행을 이루게 한다.

· 무릎관절과 허벅지는 몸과 90도 각도를 이루도록 한다.

· 숨을 5~8초 동안 내쉰다. 동시에 오른쪽 무릎 부위를 서서히 왼쪽으로 기울인다.

· 같은 시간에 왼쪽 무릎을 오른쪽으로 기울인다.

· 이같은 운동을 좌우 양쪽 교대로 각각 5회씩 진행한다.

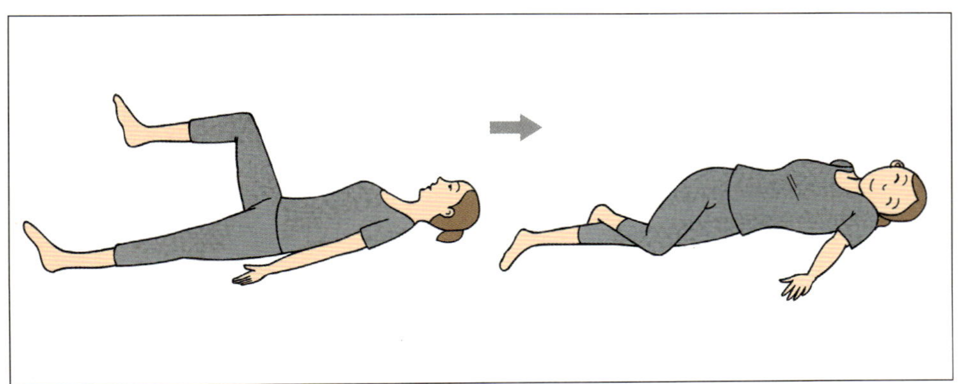

호흡에다 신체의 자율적인 운동을 결합하여 체내의 산소량을 충분하게 하고 신진대사가 정상적으로 이루어지도록 하면 몸에 노폐물이 축적되지 않으므로 아랫배가 불룩 튀어나올 걱정이 없어지게 된다. 늘 행하면 이 같은 효과가 있는 다이어트 체조법을 소개하면 다음과 같다.

☞ 이렇게 따라하세요!

· 몸을 반듯하게 누인 뒤 숨을 1~4초 동안 들이마셔 복부가 팽만하도록 한 다음 다시 숨을 5~8초 동안 내쉰다.
· 이와 동시에 두 다리를 천천히 들어올려 바닥과 45도 각도가 되게 하면서 양발을 곧게 뻗는다.
· 숨을 1~4초 동안 들이마시고 서서히 양발을 내리면서 다시 숨을 5~8초 동안 내쉬고 두 다리를 서서히 45도까지 들어올린다.
· 이 체조를 아침과 저녁으로 각각 10회씩 반복적으로 시행한다.

고개를 돌려 자신의 하체가 힘없이 늘어진 상태가 아닌지 한 번 살펴보도록 하자. 만일 그런 상태라면 바로 엉덩이 살을 쏙 빼는 다이어트 체조를 당장 따라해야 한다. 매일매일 꾸준히 하면 틀림없이 늘어진 엉덩이 살이 올라붙게 될 것이다.

· 등을 바닥에 댄 채 반듯하게 눕는다.

· 양 어깨를 평행으로 내리고 손바닥은 위로 향하게 한다.

· 숨을 1~4초 동안 들이마시면서 동시에 양쪽 무릎을 한데로 모으고 무릎팍을 가슴 부위 위쪽에서 구부러지게 한다.

· 숨을 5~8초 동안 내쉬고 동시에 양쪽 무릎을 오른쪽으로 기울이면서 바닥에 닿게 한다.

· 이때 무릎팍과 둔부가 평행선을 이루게 하고 둔부는 바닥에 최대한으로 바짝 붙인다.

· 무릎팍을 바닥에 붙인 채 숨을 들이마신다. 이와 동시에 최대한으로 위쪽으로 올려서 오른팔이 닿게 하면서 동작을 멈춘다.

· 그리고나서 숨을 내쉬고 다시 무릎팍을 가슴 부위 위쪽으로 되돌려와서 멈춘다.

· 양쪽 무릎을 동시에 왼쪽으로 기울이면서 위와 같은 동작을 행한다.

· 이 체조 운동은 매일 15~25회를 진행하도록 한다.

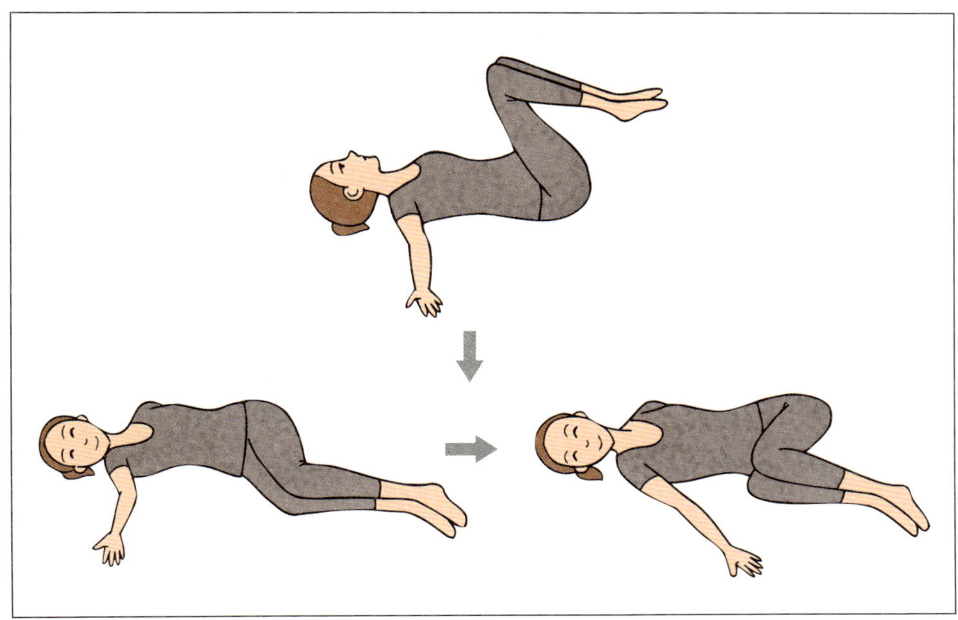

하체 다이어트 체조는 다리 부위 관절근육의 힘을 증강시키고 하체의 혈액순환을 촉진하여 다리 부위의 다이어트에 도움을 주게 된다.

☞ 이렇게 따라하세요!

· 양발을 어깨와 같은 넓이로 벌린다.
· 발끝과 무릎은 앞쪽으로 향하게 한 뒤 먼저 숨을 1~4초간 들이마신 뒤 다시 천천히 숨을 내쉬면서 아래로 쭈그린다.
· 무릎 관절은 130도 각도로 구부려 반쯤 쭈그리고 앉은 자세를 취한다.
· 상반신은 곧게 펴고 중심은 약간 뒤쪽으로 내밀고 양팔은 앞쪽을 향해 수평으로 쭉 밀어준다.
· 이 운동은 처음에는 매회 5분간 매일 1~2회 실천하다가 시일이 지나면 매회 15~20분까지 시간을 연장시켜 나가도록 한다.

절반 이상 되는 비만한 사람에게 공통적으로 변비의 문제가 있다. 그러므로 이 체조법을 시행하면 대변을 시원하게 배설시키고 위장과 대장의 운동력 또한 증강시키게 된다. 그 결과 제때에 지방 등 잉여돼 있는 물질을 배설시키므로 다이어트에 큰 도움이 된다.

· 먼저 손가락으로 배꼽 위 4촌 되는 지점의 중완혈을 눌러 문지른다.

　문지를 때는 시계바늘 방향으로 50~100회 정도를 빙글빙글 돌면서 문질러준다.

· 그런 다음 다시 손바닥으로 복부를 누르고 문질러준다. 이때는 배꼽을 중심으로 한다.

· 이 역시 시계바늘 방향으로 50~100회를 빙글 돌려가면서 시행한다.

· 이 동작에 이어서 양손 손바닥의 새끼 손가락쪽 측면 부위로 위에서 밑으로 문지르면서 밀
　어내리기를 50~100회 정도 진행한다.

· 그런 다음 허리 부위를 시계바늘 방향으로 50~100회 정도 흔들어준다.

· 마지막으로 양손으로 허리를 짚고서 항문을 50~100회 정도 들어올려 항문 근육의 신장과
　수축력을 강화시키도록 한다.

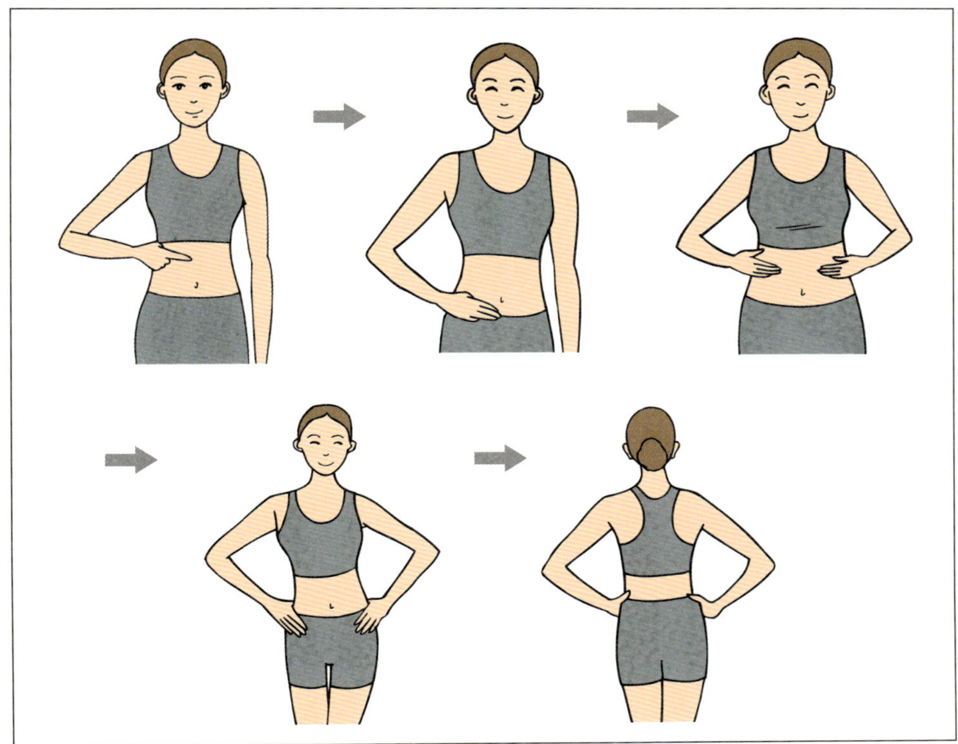

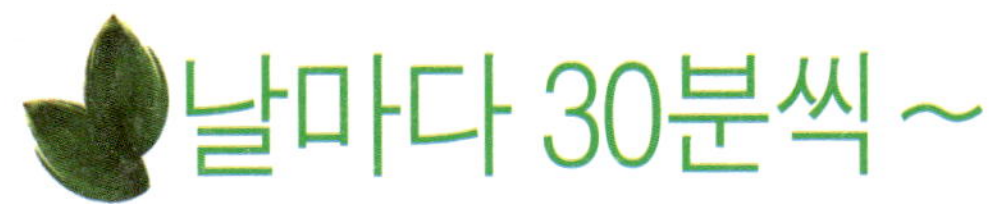

날마다 30분씩~
지방을 제거하는 목욕 안마법

목욕을 하는 시간도 잘만 활용하면 훌륭한 다이어트 시간이 될 수 있다.

특히 목욕을 할 때 목욕 용품을 이용한 목욕 안마법은 아름다운 몸매를 다듬는 데

큰 효과가 있다.

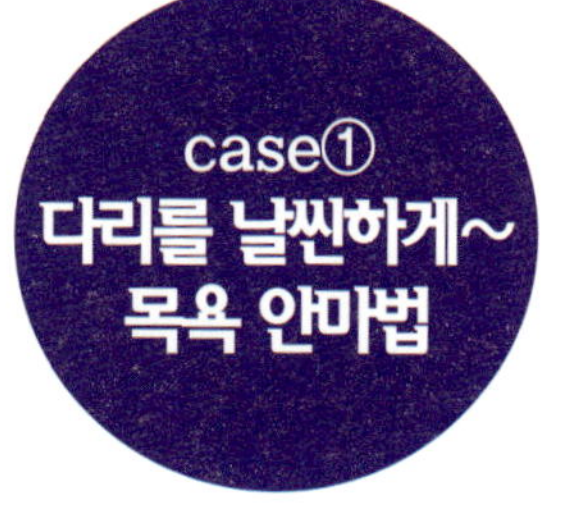

· **발가락에서 발목까지** – 발가락 사이 발바닥과 발목 부위를 천천히 문질러가면서 씻는다. 마치 안마를 하듯이 한다.

· **발목에서 무릎까지** – 왼손으로는 오른쪽 발목을, 오른손은 왼쪽 발목에서 나선형 방식으로 빙글 돌면서 천천히 위로 안마하면서 올라간다.

· **무릎 부위** – 빙 돌아가면서 안마방식으로 씻는다.

· **허벅지 부위** – 서혜부, 즉 사타구니에서 시작하여 아래로 문지르며 내려가서 다시 아래서 위로 돌아가면서 올라간다.

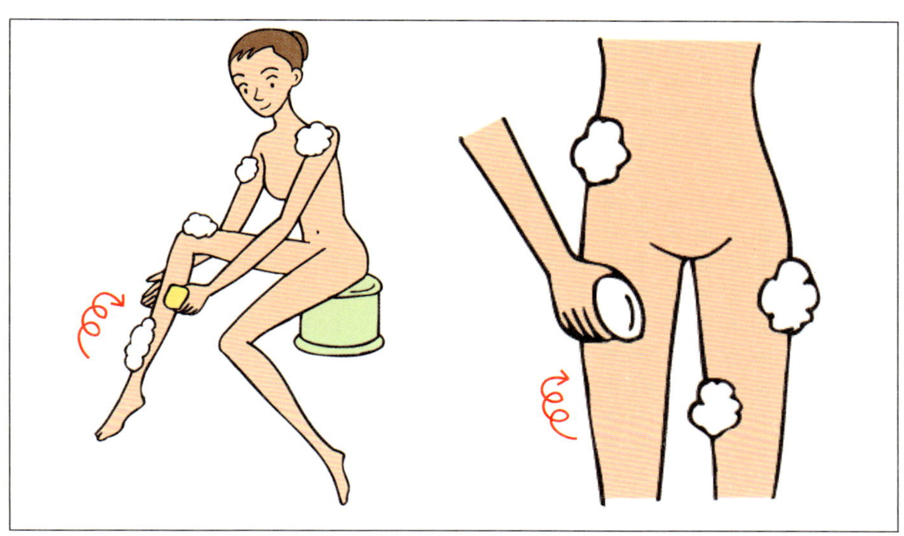

case②
엉덩이와 등 부위를
날씬하게~
목욕 안마법

· **엉덩이** – 양손을 뒤쪽으로 돌려서 엉덩이의 살을 움켜쥐고서 원을 그리며 엉덩이를 안마한다.

· **등부위** – 엉덩이 부위에서 원을 그리는 방식을 응용하여 당신의 팔과 손을 최대한 위쪽으로 올라가며 문지른다. 이렇게 하

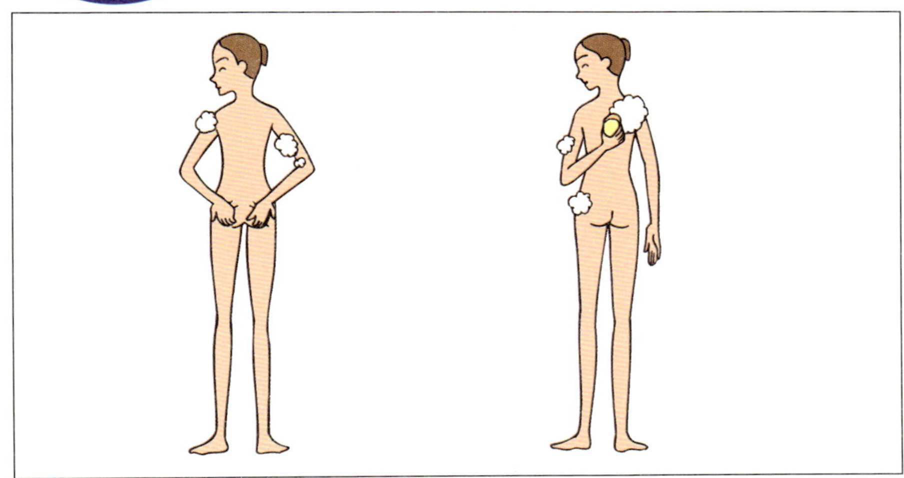

면 등부위 근육을 펴주고 풀어주는 효과도 나타나게 된다.

· **복부** – 원을 그리는 방식으로 배꼽 주위를 돌면서 복부를 안마한다. 이 안마는 양손을 교대로 하면서 지속적으로 안마를 하는 것이 중요하다.

· **복부 측면** – 허리쪽의 살을 움켜쥐고서 끌어당기는 방식으로 반복적으로 안마한다.

· **가슴부위** – 오른손으로 오른쪽 유방을 안마하고 왼손은 왼쪽 유방을 안마하는데 좌우 동시에 빙글 돌면서 원을 그리는 안마를 실시한다.

· **목 부위와 팔** – 목 부위는 위에서 밑으로 안마하면서 씻어내리고 팔은 손목에서 어깨까지 나선형 방식의 안마법으로 양팔을 안마한다.

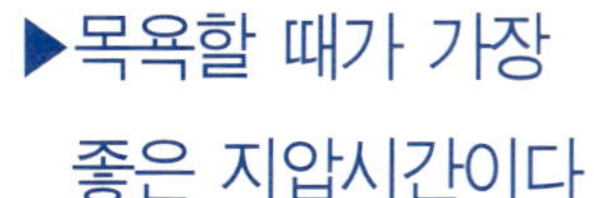

▶**목욕할 때가 가장 좋은 지압시간이다**

목욕할 때 혈자리를 10분 동안 가볍게 눌러주면 몸을 다듬는 다이어트 효과가 더욱 좋아진다. 그러므로 당신이 욕조 속에 몸을 담그고 있을 때 발바닥의 혈자리와 장딴지를 눌러주며 안마하는 것을 잊어서는 안 된다.

· 발바닥의 용천혈은 발 부위를 날씬하게 하는 혈자리이다.

· 양쪽 발목에 있는 해계혈은 소화를 도와주고 식욕을 억제시키는 혈자리이다.

· 발목 안쪽의 태계혈과 바깥쪽의 곤륜혈, 장딴지 옆의 삼음교혈과 축빈혈, 그리고 무릎 옆에 있는 혈해혈 등의 혈자리는 우리 몸의 수분대사와 혈액순환을 촉진시키는 혈자리이다.

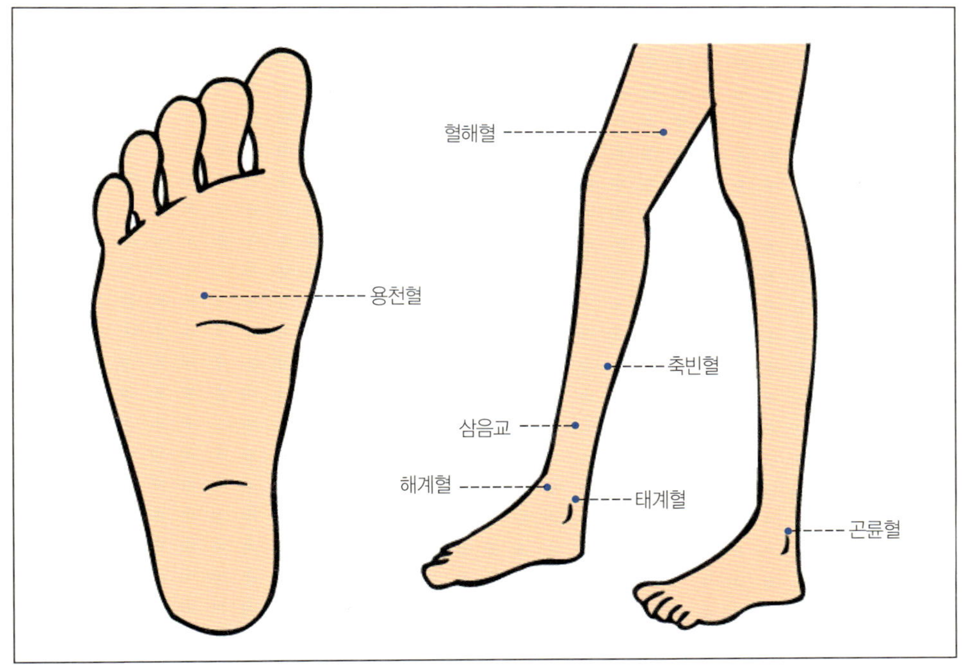

이와 같이 목욕시간을 이용하여 신체 각 부위에 안마를 시행하면 몸매를 아름답게 만들어주는 다이어트 효과를 나타내게 된다는 것을 잊지 말자.

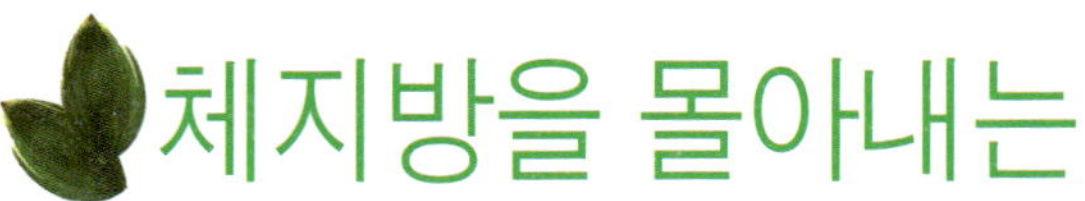체지방을 몰아내는 다섯 가지 목욕법

목욕도 잘만 하면 다이어트 비법이 될 수 있다.

무엇보다도 목욕은 별로 힘들이지 않고도 효과를 볼 수 있는 살빼기 비결이어서 인기가 높다.

일명 '체지방을 몰아내는 목욕법'을 소개한다.

하체비만에 좋은 반신욕 다이어트

· 욕조 속에 뜨거운 물(약 40℃)을 넣고 부종 해소에 효과적인 올리브오일, 레몬즙이 혼합된 베이비오일, 박하유, 포도씨기름 등을 몇 방울씩 섞는다.

· 이때 물의 양은 허리까지 잠길 정도면 된다.

· 먼저 몸을 깨끗이 씻은 뒤 욕조에 들어가서 몸을 담그고 몸에 열이 나도록 한다.

· 10~15분이 지나면 욕조에서 나와 목욕 의자에 앉아서 안마크림으로 장딴지와 허벅지의 각질을 제거하면서 안마를 실시한다.

· 안마를 몇 분 가량 진행한 뒤 다시 욕조에 들어가서 몸을 담근다.

· 5분 정도 지나면 나와서 끓인 물 한 컵을 마셔서 수분을 보충한다.

· 다시 욕조에 들어가서 5분 가량 담그면서 몸에서 땀이 나도록 한다.

· 마지막으로 냉수로 샤워하면서 마무리를 한다.

수분대사 돕는 **사우나와 한증탕 목욕**

· 먼저 온도가 20도 정도 되는 냉수로 발바닥에서부터 시작하여 심장부 위쪽으로 1분간 물을 뿌리면서 올라간다.

· 40도 정도의 뜨거운 물로 위와 똑같은 방식으로 몸에 1분간 물을 뿌린다.

· 이렇게 냉과 열, 즉 냉수와 뜨거운 물을 교대로 4~5회 정도 진행한다.

· 마지막에는 냉수 샤워로 마무리를 한다.

식물성 오일로 하는 **다이어트 목욕법**

식물성 오일 또는 정제된 소금을 배합하여 응용한다면 완벽한 몸매를 가꾸는 데 도움이 된다. 특히 전신의 신진대사를 촉진하여 체내에 남아도는 수분을 배출시키는 효과도 크다.

· 더운 물(약 39℃)이 채워진 욕조 안에 다이어트에 좋은 레몬즙, 올리브오일 등을 4~5방울 넣은 뒤 잘 섞이도록 저어준다.

· 욕조에 들어가 몸을 15~20분 가량 담근다.

목욕+샤워욕의 **다이어트욕**

목욕과 샤워를 결합하면 이 또한 다이어트와 아름다운 몸매 만들기에 좋은 효과가 있다. 그리고 여기에 전신 안마까지 겸한다면 그 효과는 더욱 두드러지게 될 것이다.

· 욕조에 더운 물을 채운다. (약 39℃)

· 우선 온수로 샤워하고나서 타월로 몸의 물기를 닦아낸 뒤 다시 욕조에 몸을 담근다. 그리고 씻으면서 몸의 불어난 군살을 안마한다.

· 5분이 지나면 나와서 몸의 물기를 닦아내고 얼굴을 씻은 뒤 다시 욕조에 들어가 몸을 담근다. 이와 동시에 몸을 씻으면서 발바닥을 안마한다.

· 5분 뒤 다시 욕조에 들어가 몸을 담그고 타월로 등을 문지르며 신체를 안마한다.

· 10분이 지나면 온수로 샤워하고 목욕을 마무리한다.

몸을 아름답게 만드는 로션 안마법

목욕을 한 뒤에는 몸을 다듬고 아름답게 만드는 로션 안마법을 실시해주는 것이 좋다. 목욕을 막 끝냈을 때는 혈액과 임파액의 순환이 좋고 땀구멍도 열려져 있는 상태이기 때문에 로션 안마법을 하기에 안성맞춤이다. 하는 요령을 소개하면 다음과 같다.

▶장딴지 부분 로션 안마법

아래에서 위로 왕복하면서 5회 가량 안마를 실시한다. 이때 한 가지 유의할 점은 군더더기 살과 부종을 개선시키기 위해 손가락으로 가볍게 잡아당기면서 안마를 해주면 보다 효과적이다.

 내 몸을 살리는 다이어트

▶허벅지 로션 안마법

손바닥과 엄지손가락으로 문지르고 집어대며 안마를 행하여 남아도는 지방을 제거하도록 한다.

문지르고 집어낼 때 힘쓰는 정도는 거의 잡아당기는 상태가 되어야 효과가 있다.

▶기타 부위

복부는 원을 그리는 방식으로 배꼽을 빙 돌아가면서 안마를 실시한다. 이때 손은 나선형으로 아래서 위로 안마해 올라간다.

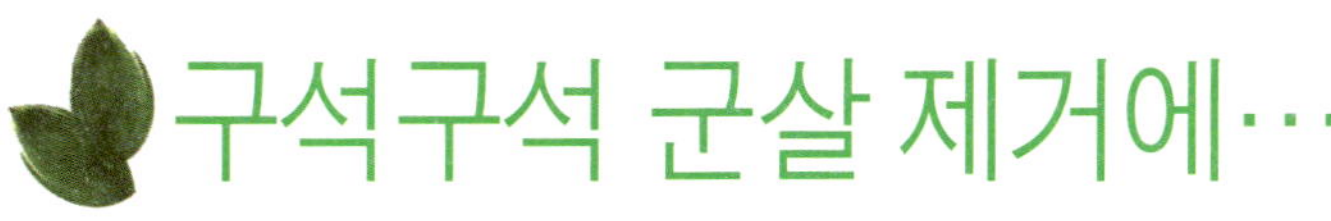

구석구석 군살 제거에…
오일 마사지 다이어트

오일 마사지는 자신의 몸매를 더욱 아름답게 만들 수가 있다. 꽃향기오일, 올리브오일, 베이비오일 등으로 마사지를 하면 신진대사와 혈액순환을 촉진시킬 수가 있기 때문이다. 특히 오일 마사지는 비교적 간단하게 피부를 탱탱하게 할 수 있고 군살을 제거하는 효과도 얻을 수 있다.

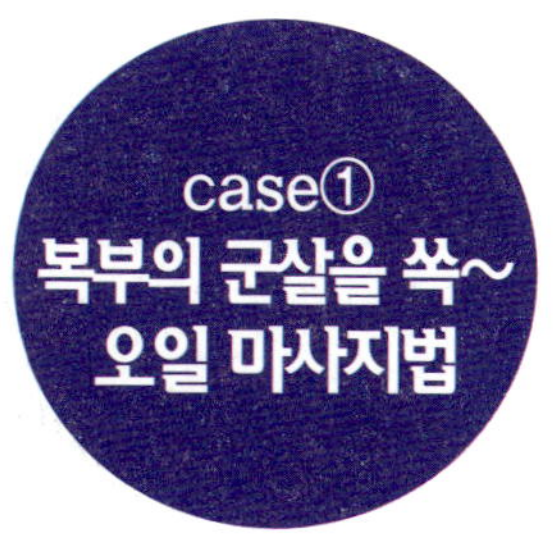

아랫배의 군살은 가장 제거하기가 어렵다. 그래서 비만한 사람들의 고통을 가중시키는 주범이 되기도 한다. 잘 빠지지 않기로 악명이 높은 복부의 군살도 오일 마사지면 효과 짱이다. 오일로 복부를 마사지하면 전신의 혈액순환을 활성화시키고 신진대사를 촉진하기 때문이다. 따라서 아랫배의 근육을 탱탱하게 수축시키는 효과를 나타낸다.

〈하는 요령〉

· 양손을 포개어 복부에 두고서 어루만지며 안마하는 방식으로 시계바늘 방향으로 가볍게

안마하는 데 반복적으로 여러 번 시행한다.

· 손가락으로 복부의 살을 쥐고서 누름과 동시에 움켜쥐면서 밑으로 당긴다.

· 이 같은 수법을 반복적으로 여러 번 실시한다.

case②ㅤ다리 곡선미가 살아나는 오일 마사지법

허벅지 안쪽과 바깥쪽의 군살, 또는 장딴지의 무 다리 등은 아름다운 몸매를 망치는 주범들이다. 이를 해결하려면 운동으로 군살을 수축시키고 몸을 단단히 하는 것 외에 다이어트에 효과가 있는 오일로 마사지를 하는 것도 추천할 만한 방법 중 하나이다.

〈하는 요령〉

· 무릎팍에서 허벅지까지 밀어올라가면서 안마를 진행하는 데 그 방법은 양손 손바닥을 피부에 바짝 붙인 채 눌러준다.

· 엄지손가락과 나머지 네 손가락으로 허벅지 안쪽의 살을 움켜쥐고서 위로 당겨 올리면서 누르고 주무른다. 안쪽이 끝나면 바깥쪽에서 실시한다.

· 주먹의 관절 부분으로 허벅지를 반복적으로 여러 번 문지른다.

· 장딴지 부분도 이상과 같은 방법으로 마사지한다. 허벅지든 장딴지든 모두 아래에서 위로, 가운데에서 양쪽 방향으로 안마를 진행한다.

case③ㅤ팔의 군살을 쏙~ 오일 마사지법

팔뚝에 숨어있는 비곗살은 여름이 되어 반소매 또는 소매가 없는 조끼를 입게 되면 도저히 숨길 수가 없다. 따라서 평소 꾸준히 팔을 아름답게 하는 운동을 많이 해야 한다. 오일 마사지로 지방을 제거하는 것 또한 좋은 방법이다.

〈하는 요령〉

· 손바닥에서 시작하여 손목까지 주무르고 안마하면서 어깨까지 이르는 안마를 반복적으로 여러 번 시행한다.

· 네 손가락과 엄지손가락을 팔 근육 피부에 대고 팔 안쪽과 바깥쪽의 피부에 마사지와 지압을 반복한다. 이 또한 아래에서 위로 올라가면서 실시한다.

· 주먹을 쥐고 팔에 댄 채 손목에서부터 위를 향해 비비고 눌러주면서 어깨까지 마사지한다.

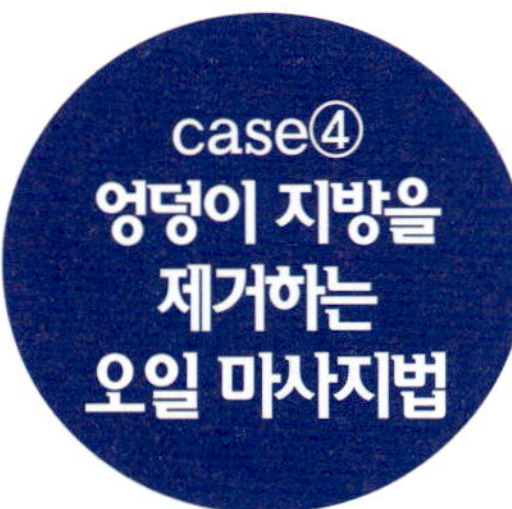

엉덩이는 온몸, 위와 아래에서 가장 처져내리기 쉬운 부위이다. 엉덩이가 너무 크거나 처져 있거나 곡선이 아름답지 못하면 이 또한 고민거리가 아닐 수 없다.

당신이 만약 탱탱하고 바짝 올려붙여진 예쁜 엉덩이를 갖고 싶다면 지속적으로 운동을 해야 한다. 특히 오일 마사지로 엉덩이에 축적되어 있는 지방을 제거하는 것도 엉덩이를 아름답게 하는 보조방법이 될 수 있을 것이다.

〈하는 요령〉

· 양손 손바닥을 엉덩이 피부에 바짝 대고 아래에서 위로 끌어당겨 올리는 것을 반복해서 여러 번 실시한다.

· 주먹을 쥐고 힘껏 엉덩이의 피부를 누르면서 역시 마찬가지로 아래에서 위쪽으로 올라간다.

· 손바닥으로 엉덩이 근육을 잡고서 위로 끌어당겨 올린다.

오일 마사지의 기본 기술

· 오일을 손바닥에 부은 뒤 양손으로 마주 비벼 따뜻하게 한 다음 아름답게 하고자
  하는 부위에 문질러 바른다.

· 손바닥을 피부에 바짝 대고 가볍게 밀면서 문지른다.

· 엄지손가락 손바닥과 네 손가락의 힘으로 문지르고 비비거나 안마하며 눌러준다.

· 주먹을 불끈 쥐고 주먹의 관절 부위로 톡톡 두드린다.

· 마사지하기 전에는 먼저 심호흡을 하면서 마음을 편안하게 가질 때 오일마사지요법의
  효과를 더한층 높일 수가 있다.

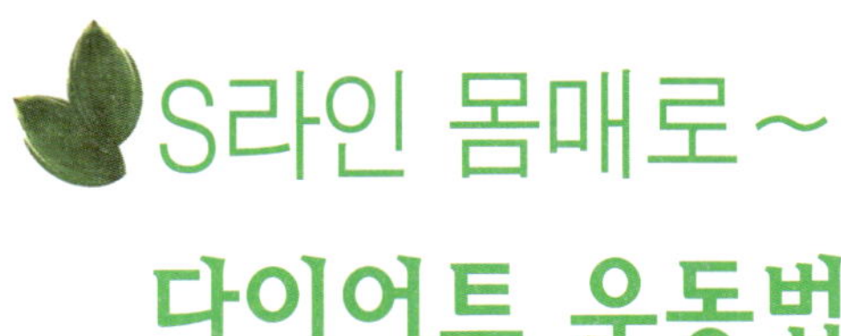

S라인 몸매로~
다이어트 운동법

두꺼운 외투 속에서 긴 겨울을 보내고 나면 우리의 몸은 알게 모르게 덕지덕지 군살이 붙어있기 일쑤다. 이렇게 되면 아무리 음식을 절제해도 살은 잘 빠지지 않는다. 이럴 경우 손쉬운 다이어트 운동을 시작하면 좋은 효과가 있다. 자, 지금부터 당장 시작해보자.

case①
팔뚝살이 빠지게 하는 운동(1)

① 양발을 어깨넓이로 벌리고 선 뒤 양손에 생수병 1개씩을 들고 양팔은 몸 양쪽에 붙인다.

② 양손을 허리까지 수평으로 들어올려 2박자의 시간이 지나면 가볍게 내려놓는다.

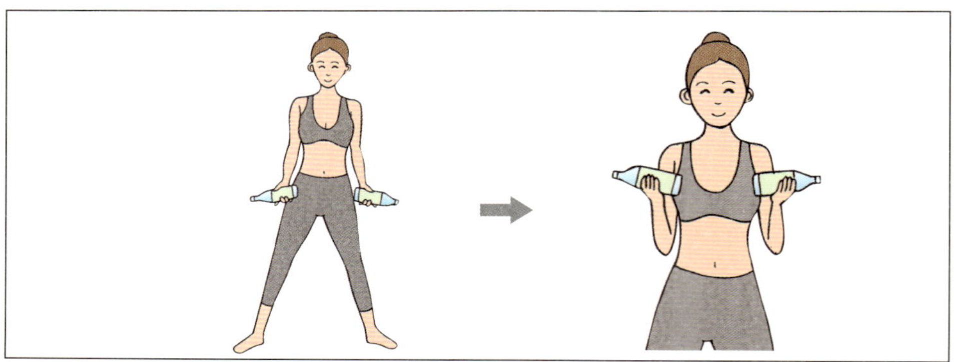

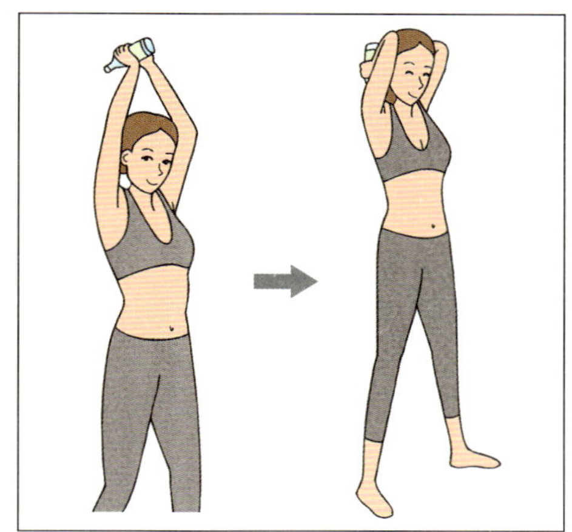

① 양손에 생수병을 단단히 쥐고서 위로 곧장 들어올리며 쭉 뻗는다.

② 위로 곧게 뻗어올린 뒤 천천히 뒤쪽으로 운동한다.

① 집에 있는 등받이 의자를 준비한다. 오른손은 의자 등받이를 잡고 왼손을 허리를 짚는다.

② 왼발을 바깥쪽으로 45도 각도 높이까지 치켜올린다.

③ 이 동작을 좌우 교대로 행한다.

④ 일반적으로 사무실이나 집 등 어느 곳에서 해도 된다.

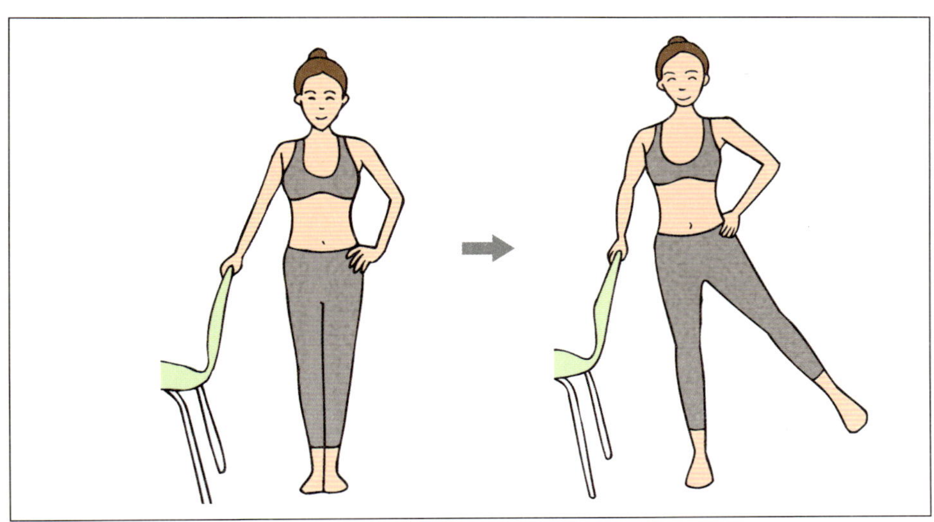

① 의자를 도구로 삼은 운동으로서 오른손으로 의자를 잡고 왼 팔은 수평으로 들어올린다.

② 왼쪽 다리를 앞쪽으로 들어올리고 안쪽에서 바깥쪽으로 약 30도 각도를 들어올린다.

③ 이 동작을 반복적으로 15회 정도 진행한다.

④ 그런 다음 다른쪽 다리로 바꾸어 진행한다.

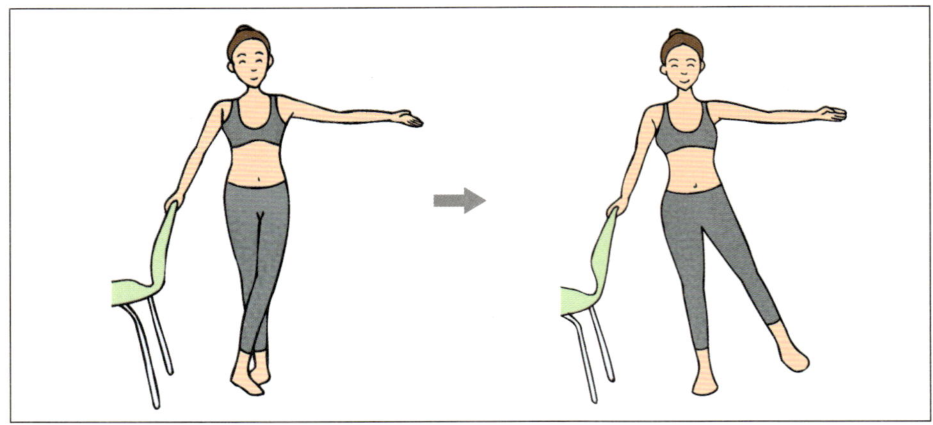

① 무 다리가 걱정된다면 운동을 하기 전과 후에 이 운동을 하면 된다.

② 먼저 몸을 약간 구부리고 양손은 오른쪽 다리 무릎 위쪽을 짚은 채 왼발을 앞쪽으로 한 걸음 내딛는다.

③ 그런 다음 몸을 앞쪽으로 기울이고 왼쪽 발끝을 위로 향해 세운 뒤 왼쪽다리 장딴지가 펴지고 있음을 느낄 때까지 진행한다.

④ 왼쪽다리 운동을 끝내면 오른쪽 다리로 바꾸어서 실시한다.

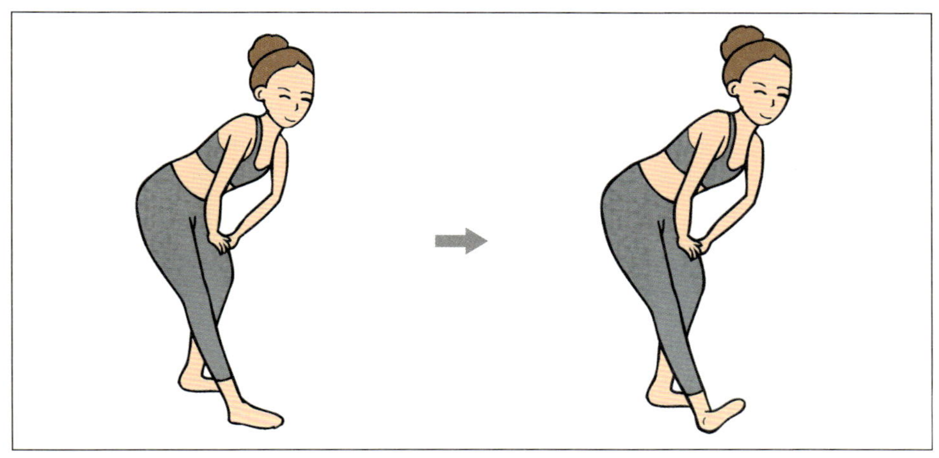

① 이 운동은 새발로 불리는 사람들에게 권장되는 운동법이다.

② 양손으로 의자 등받이를 잡고서 양발을 한데 모은 채 다리를 약간 구부린다.

③ 천천히 발 뒤꿈치를 치켜올리는 데 치켜올릴 때 2박자의 템 포로 진행하고 내릴 때도 2박자의 템포로 진행한다.

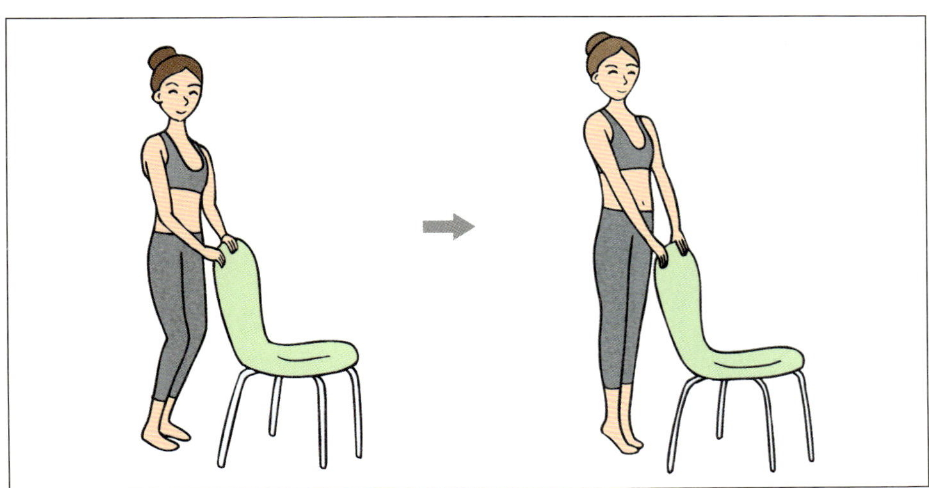

이상의 모든 운동은 1회에 12~15번을 진행하고 중간에 1~2분간 휴식한 뒤 다시 반복적으로 2~3회 정도 진행한다. 현대인은 오래 앉아 있으면서 운동량이 적다. 그러므로 신체의 대사기능이 비교적 떨어짐으로써 하체 또는 운동을 잘 하지 않는 부위에 지방이 축적되기 쉽다. 일반적으로 본다면 지방이 쉽게 축적되는 7대 부위가 있다. 즉 팔, 허벅지, 장딴지, 복부, 허리 부위, 엉덩이 부위, 얼굴 부위 등이다.

그러므로 이들 부위에 지방이 생성되지 않도록 해야 한다. 이를 위해서는 반드시 생활이 규칙적이어야 하고 세 끼 식사는 제 시간에 정한 양을 먹으며, 과음 과식을 하지 말아야 한다. 또 적절한 활동이 있어야만이 비로소 군살이 찌지 않게 될 것이고 찐 군살도 빠지게 될 것이다.

여기서 소개한 몸 만들기 다이어트 운동은 누구나 손쉽게, 간단하게 할 수 있다는 점에서 진가가 높다. 이 운동을 꾸준히 하면 건강뿐만 아니라 아름다운 몸매도 만들게 한다. 물론 더욱 빠른 효과를 바란다면 음식의 조절도 반드시 병행해야 한다. 또 하나! 몸 만들기 다이어트 운동은 각 항목마다 운동을 1회에 12~15번 정도 진행한다. 중간에 1~2분간 휴식한 뒤 다시 계속해서 2~3회를 반복 진행한다.

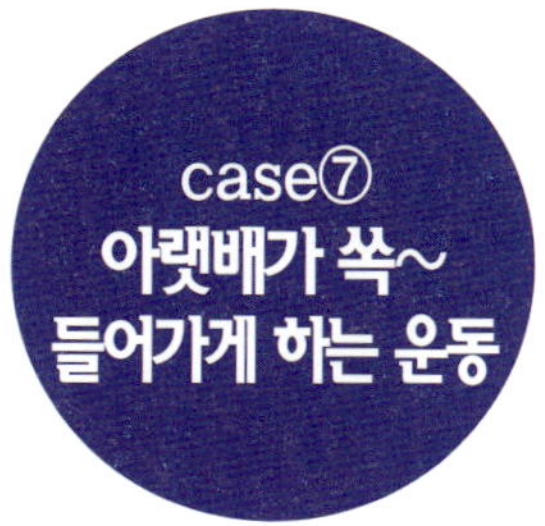

① 양손을 머리 뒤쪽에 두고 바닥 또는 매트 위에 반듯하게 누운 뒤 오른쪽 다리를 들어올리고 무릎을 약간 구부린다.

② 머리 부위를 들어올린다. 그렇게 하면 당신의 복부, 옆구리의 근육을 단련시켜 아랫배가 쏘옥 들어가게 된다.

③ 머리 부위를 들어올린 후 왼손이 오른발에 닿도록 뻗으면 당신의 복부 측면 부위의 근육을 단련시켜 당신의 허리둘레를 가는 허리로 만들어줄 것이다.

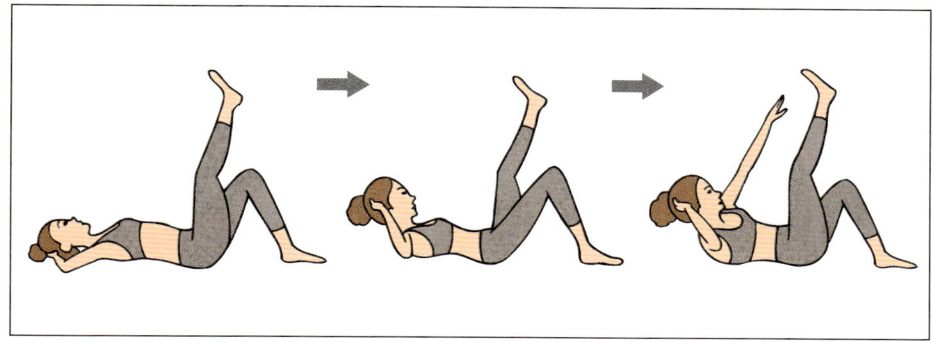

① 마루나 매트를 깔고 옆으로 눕는다.

② 무릎을 구부리고 바닥쪽의 팔을 들어올려 손으로 허리를 잡고 위쪽의 손은 바닥을 짚는다.

③ 어깨를 바닥에서 들어올리는 동작을 실시한다.

④ 이 동작이 끝나면 다른 쪽으로 자세를 바꾸어 다시 실시한다.

⑤ 이 운동은 특별한 일이 없으면 여러 번을 더 진행하도록 한다. 아름다운 몸매는 결코 하루 아침에 이루어지는 것이 아님을 새기자.

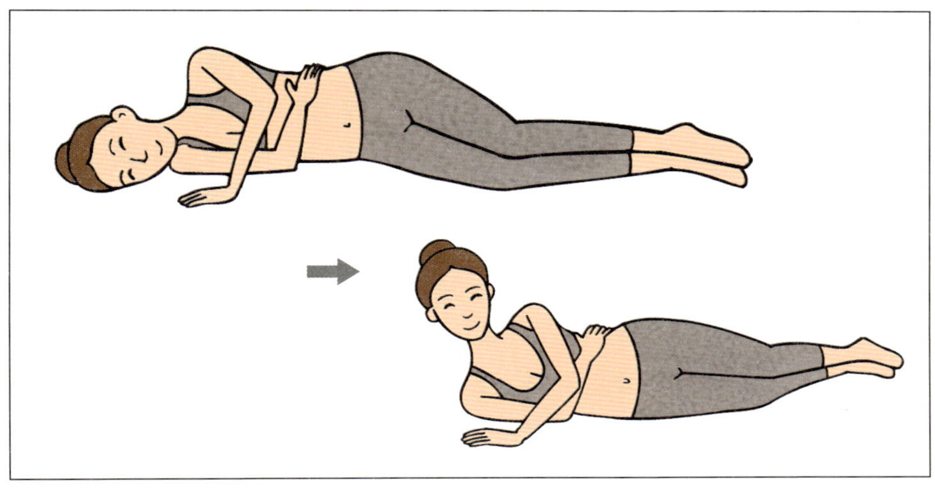

① 반쯤 꿇어 엎드린 자세로 땅바닥에 엎드리고 양손은 합장을 하고서 바닥에 댄 채 지탱한다.

② 그런 다음 왼쪽 다리를 약간 구부린 채 쳐들어올리는 데 이때는 아직 힘을 쓰지 않도록 한다.

③ 왼발을 가볍게 치켜들면서 허벅지와 엉덩이가 평행을 이루게 한다.

④ 그러면 당신의 허벅지와 엉덩이 사이의 근육이 곡선을 이루며 아름답게 단련될 것이다.

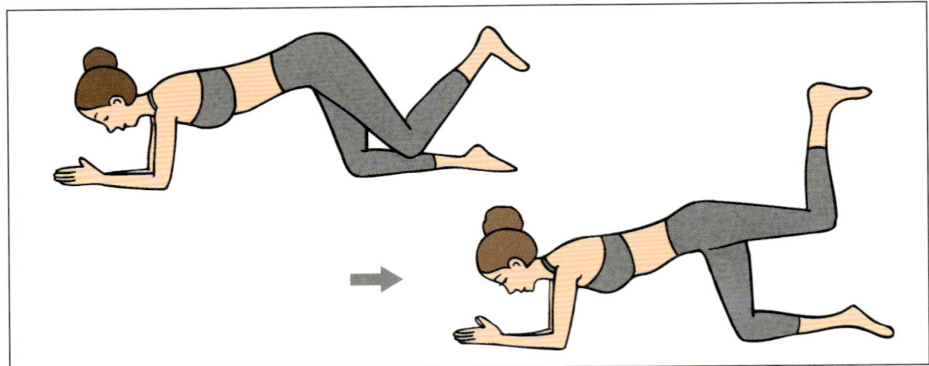

① 두 손은 허리에 짚고 오른발은 앞쪽으로 내딛으며 어깨와 같은 넓이로 한다.

② 양 다리를 약간 구부려 전체 몸의 중심을 아래로 이동시킨다.

③ 이때 오른쪽 다리의 무릎팍은 오른쪽 발끝을 넘어가서는 안 된다.

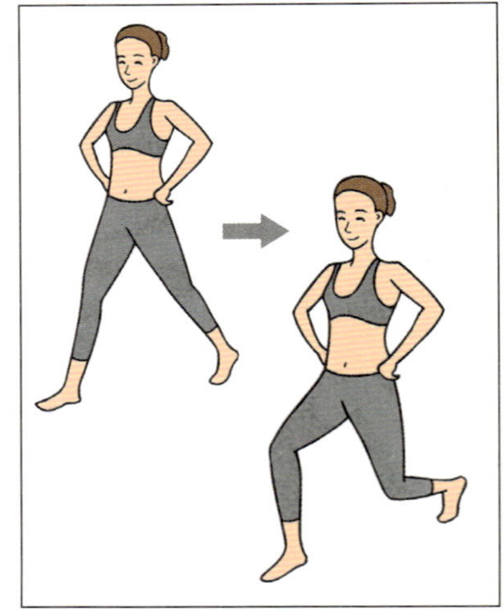

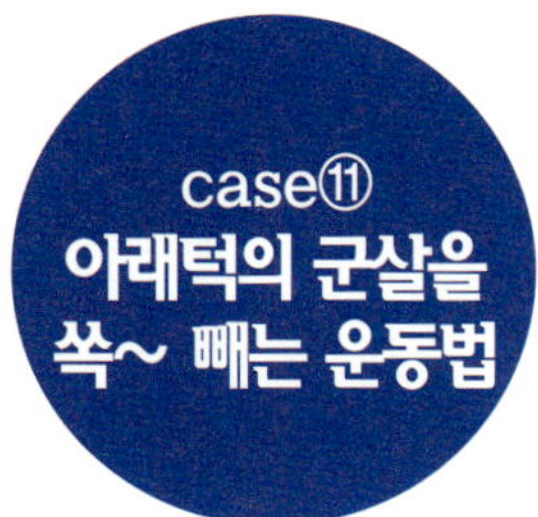

① 먼저 아래턱을 움츠려들이고 눈은 밑으로 내려다보면서 얼굴
부위 근육의 힘을 푼다.

② 그런 다음 최대한으로 고개를 치켜들어 아래턱의 근육을 단단
하게 한다.

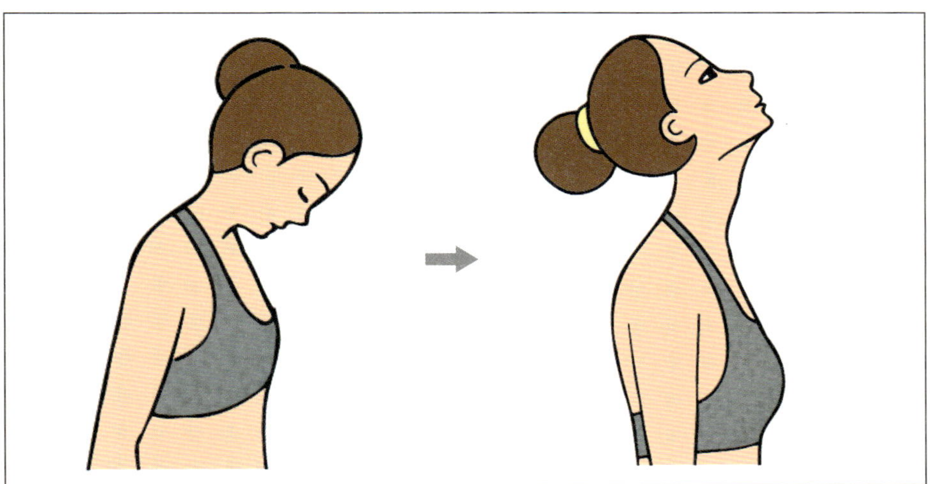

제 5 장
지금 유행중!
이색 다이어트 6가지
허와 실

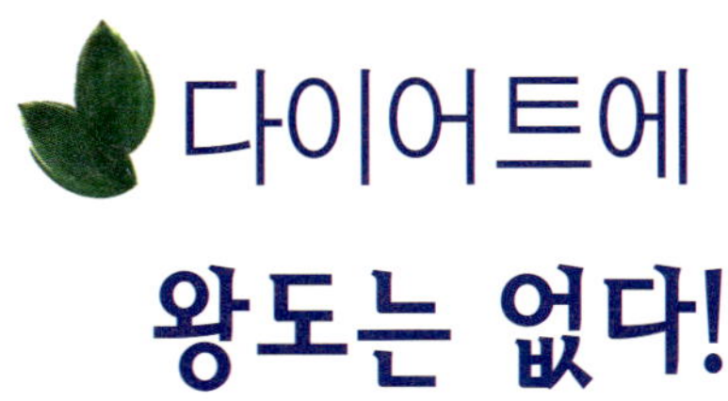

다이어트에
왕도는 없다!

"누구는 ○○다이어트로 10kg이나 뺐다더라." 이런 말을 듣게 되면 누구든 귀가 솔깃해질 것이다. 그리고 따라해 볼 결심을 하게 된다. 그러나 한 가지만 기억하자.

다이어트에는 결코 왕도가 없다는 것. 기상천외한 다이어트법이 다 있지만 적당히 먹고 많이 움직이는 것! 그것이 다이어트의 첩경임을 잊지 말자.

지금 세상에는 각양각색의 이색 다이어트법이 범람하고 있다. 한 가지 음식만 먹는 원푸드 다이어트부터 고기만 먹는 황제다이어트, 채소만 먹는 채식다이어트 등 다양한 다이어트 방법들이 홍수를 이루고 있다. 동서양을 막론하고 그렇다. 비만이 전 인류의 골칫거리로 등장하면서 다이어트는 이제 세계인의 관심사가 되었기 때문이다.

부모들은 많이 먹으면서 움직이기를 싫어하는 자녀들 때문에 걱정이고, 남편은 아내의 허릿살 때문에, 아내는 남편의 뱃살 때문에 고민스럽다.

그리고 젊은 여성들은 단 것을 좋아하는 자신을 위하여 다이어트에 열중하고 있다. 그 결과 이 세상에는 온갖 기상천외한 다이어트법이 등장했다. 그런데 얼핏

듣기에 모두 효과가 괜찮아 보이는 다이어트 방법일지라도 당신은 그 다이어트 방법이 자신에게 적합한지, 부작용은 없는지 등에 대해 한 번쯤 진지하게 생각해 보아야 할 것이다.

절대로 숫자와 시간의 미로에 빠져서는 안 된다. 자칫 잘못했다가는 한평생의 건강을 망칠 수도 있기 때문이다.

그럼 요즘 유행하고 있는 이색적인 다이어트법에 대해 한의학적인 견해를 밝혀보고자 한다.

이것은 현재 널리 유행되고 있는 다이어트 요법 중의 한 가지이다. 그런데 이 같은 특수적인 명칭을 얻게 된 것은 치료과정이 마치 칵테일 술을 배합하는 것과 같기 때문이다.

의사는 비만환자의 개별상태에 따라 각기 다른 처방을 내고 이와 동시에 음식절제와 규칙적인 운동을 곁들이면 매달 4~5kg을 줄일 수가 있다고 주장한다. 이러한 칵테일 다이어트요법에 대한 한의학적인 견해를 살펴보자.

☞한의학적인 관점

음식과 운동을 배합하는 것 외에 이 다이어트 방법에는 세 가지 약물을 응용하고 있다. 그 작용은 신진대사를 높이고 칼로리의 대사를 가속화시키며 당질류의 흡수를 억제시키는 것(이는 우리나라의 쌀밥, 흰밀가루 음식을 주식으로 하는 전분성 비만에 초점을 맞춘 것이다)과 혈중 지방의 함유량을 낮추는 데 있다.

비록 그 약물들은 체중을 감량시키는 데 도움을 주지만 약물이기 때문에 장기간을 두고 복용할 수는 없다. 일단 복용을 멈추게 되면 계속 그런 결과를 유지해 나갈 수 있을지는 장담하지 못한다. 그리고 약을 복용하는 것 외에도 환자는 반드시 의사의 지시대로 좋은 음식습관과 운동을 지켜나가야만 된다.

그렇지 못할 때는 치료 효과에도 영향을 미치게 된다. 또 술은 열량이 높을 뿐 아니라 식욕을 자극할 수도 있으므로 주의해야 한다. 특히 칵테일 다이어트라는 이름 아래 엉뚱한 방식도 시행하고 있으므로 함부로 현혹되어서는 안 될 것이다.

녹차에 요구르트를 첨가하면 다이어트가 된다고 하는데 이는 녹차에 요구르트를 섞어서 마시면 대변 배설 상태가 개선되기 때문이라고 주장한다. 그리하여 이를 마시는 사람들은 다이어트에 효과를 볼 수 있다는 것이다.

☞ 한의학적인 관점

조그마한 병에 든 요구르트에는 많은 양의 활성 유산균이 들어있어 대장운동과 소화를 도와준다. 그리고 녹차에는 섬유질과 차 카페인이 들어있어 소화작용 외에 기름기를 제거하고 대사를 촉진시키게 된다. 그러므로 녹차가 요구르트를 만나면 대변 배설이 더욱 잘 되게 한다. 그런데 요구르트는 단맛이 너무 강하기 때문에 다이어트 하려는 사람이 장기간을 두고 마시기에는 적합하지 않다.

또 하나! 녹차는 성질이 비교적 냉하여 여성의 생리에 영향을 미칠 수가 있고 또 위와 장이 안 좋은 사람은 헛배가 부르게 하거나 설사를 일으킬 우려가 있기 때문에 마실 때는 적절한 절도가 있어야 한다.

사과 다이어트는 날마다 사과로 세 끼 식사를 대신하는 것이다. 한 가지 특이한 것은 양과 횟수에 구애받지 않고 배가 고프면 먹어도 된다는 다이어트법이다.

하루에 사과 10개를 먹는다 해도 600칼로리 정도밖에 안 되므로 3일이면 다이어트 효과가 두드러지게 나타난다고 주장한다. 특히 비용도 적게 들고 간편해서 인기다.

사실 사과에는 다이어트 작용이 없다. 사과에 들어 있는 펙틴이 위장에 포만감이 생기게 하는 것이다. 게다가 다른 음식은 일체 먹지 않기 때문에 열량이 급격하게 감소된다.

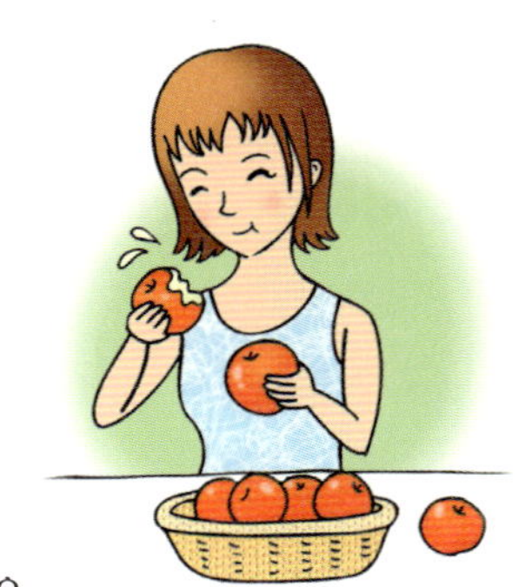

이렇게 하면 물론 살이 빠질 수는 있다. 그러나 며칠을 사과만 먹는다면 이로 인한 고통지수가 올라가게 된다. 게다가 영양마저 불균형이 되면서 체력이 고갈되고 머리가 침침하게 될 수도 있다. 심지어 탈모, 빈혈, 생리기 혼란, 골다공증 등의 후유증을 일으킬 수도 있다. 그리고 일단 중단하면 체중이 사정없이 불어나게 된다.

그러므로 이 같은 다이어트 방법은 손해다. 사실상 사과도 기술적으로 다른 영양식품과 배합을 이루어야 하고 주식으로 삼아서는 안 된다. 사과가 간식은 되겠지만 사과 1개로 온몸의 군살을 뺄 생각은 하지 말아야 한다.

전하는 바에 의하면 담배 속의 니코틴은 뇌 부위의 영양합성작용을 막기 때문에 다이어트에 도움이 된다는 것이다. 그리고 손에 담배를 쥐게 되면 사실 무엇을 먹으려는 욕구가 비교적 감소하게 된다. 그래서 다이어트가 된다는 주장인데… 과연 그럴까?

많은 사람들이 담배를 끊고 나면 몸매가 변하게 되는데 이 현상으로 담배를 피우면 다이어트가 된다는 착각을 불러일으키고 있다. 그러나 사실 이것은 의학적인 근거가 전혀 없다. 담배를 끊으면 곧 살이 잘 찌게 되는 것은 다름 아닌 담배를 피울 때 입에 늘 담배가 물려있기 때문에 비교적 다른 음식을 먹고 싶은 욕구가 없었기 때문이다.

그러나 담배를 끊고 나면 손과 입에 습관적으로 늘 있던 담배가 사라짐으로써 어쩔 도리가 없이 음식으로 욕구를 채우게 된다. 그 결과 체중이 불어나는 것이므로 이는 완전히 그 사람의 습관적인 요소일 뿐, 담배의 성분과는 아무런 연관이 없다. 그러므로 건강을 위해서라면 더 이상 살이 찔까 걱정된다는 구실로 담배를 피우지 말고 끊는 것이 상책이다.

황제
다이어트에
대해서…

이는 고단백질 음식요법이라고 하는 데 육류의 섭취량을 제한할 필요없이 먹고 싶으면 먹음으로써 신체로 하여금 충분한 포만감을 가지도록 하는 것이다. 그런데 이 경우 탄수화물과 전분류의 섭취를 엄격하게 제한해야 한다. 과연 이러한 다이어트법은 괜찮을까?

☞한의학적인 관점

많은 양의 육류를 먹으면 단백질과 지방은 신체의 주된 칼로리 공급원이 된다.

그런데 지방이 연소될 때 대량의 케톤이 생기게 된다. 그런데 케톤은 우리 몸 속에서 이용과 흡수가 안 되고 반드시 많은 양의 물이 있어야 몸밖으로 배출된다.

그러므로 고기를 먹는 다이어트법을 시행하면 지방이 아닌 수분을 대량으로 감소시키게 된다. 그 결과 체중을 감소시키는 효과를 나타내게 된다.

그러나 이와 같은 다이어트 방법에는 치명적인 위기가 도사리고 있다. 왜냐하면 과다한 케톤은 체내에 산 중독과 체액 유실을 초래하기 때문이다. 또한 탈수현상과 혈압이 내려가는 현상도 유발하게 되면서 심지어 혼미 또는 사망에 이를 수도 있다. 특히 장기간 동안 지방이 높은 단백질 식품을 과다하게 먹는다면 신장에 부담을 초래하면서 심장혈관병에 걸릴 확률이 높아지게 된다. 그러므로 고기 다이어트는 함부로 시도해서는 안 된다.

한증막 다이어트에 대해서…

한증막의 고온 아래에 있으면 신진대사를 촉진하고 땀 배출량을 증가시키게 된다. 매번 한 번 시행하고 나면 바로 미용센터에서 광고하는 것처럼 체중을 줄이는 효과가 과연 있을까?

☞ 한의학적인 관점

사우나를 하고 나면 체중이 감소된 것처럼 느껴지게 되는데 이는 증기욕의 고온이 우리 몸의 수분을 잠시동안 빠져나가게 한 것에 불과하다. 결코 몸 안의 지방을 제거한 것은 아니다. 그리고 소실된 수분은 24시간이 지나면 자동적으로 균형을 회복하게 되는데 그때가 되면 체중은 다시 원래의 상태로 돌아가게 된다.

이로써 알 수 있는 것은 운동과 음식 절제의 배합이 없으면서 이따금씩 사우나를 하는 것은 다이어트에 결코 효과적이지 않다는 것이다.

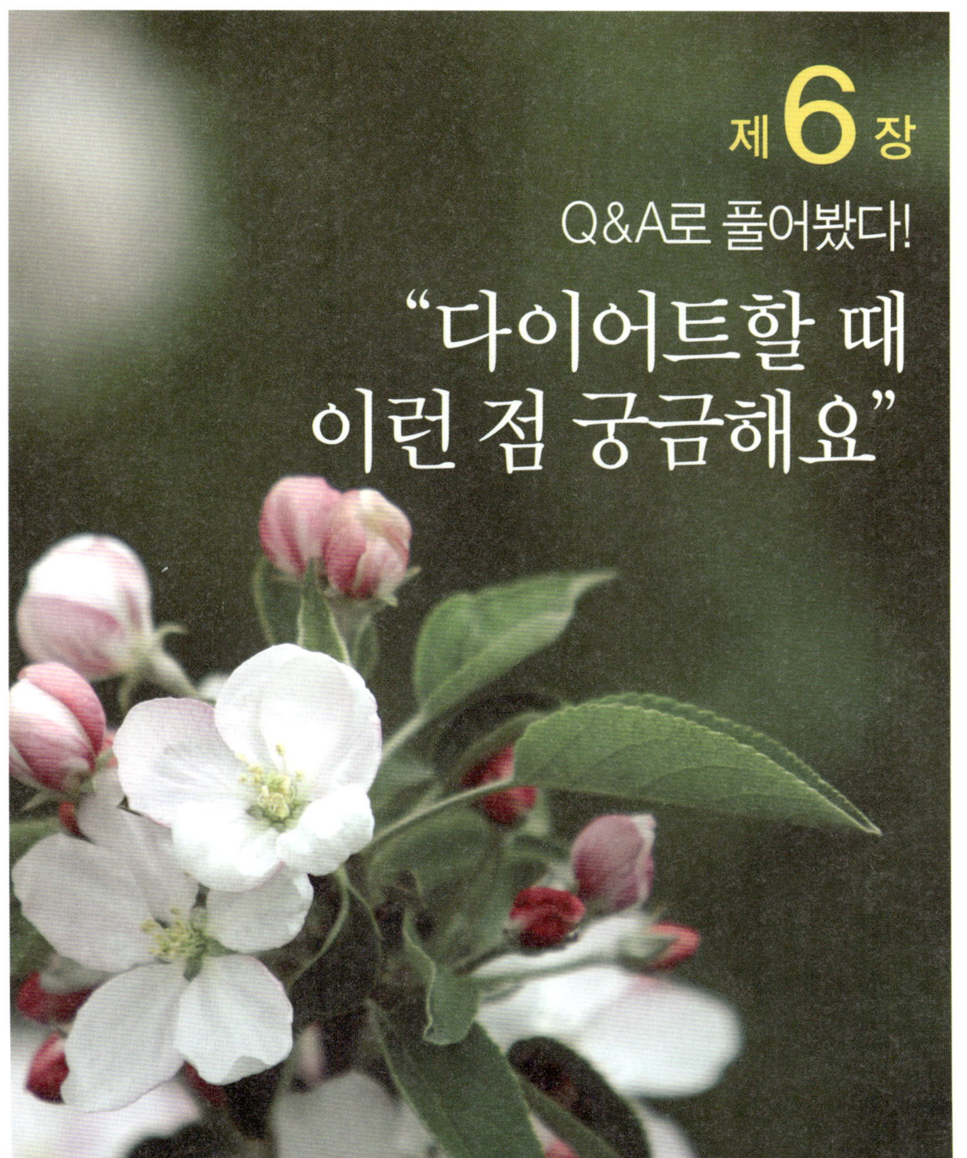

제6장
Q&A로 풀어봤다!
"다이어트할 때
이런 점 궁금해요"

다이어트를 하고 싶은 사람이면 지방이라는 단어만 들어도 진절머리가 날 것이다. 그러나 다이어트를 하려는 사람이 과도하게 지방 섭취량을 억제한다면 도리어 역효과를 초래할 수 있다. 왜냐하면 살이 찔까 두려워 지방이 있는 음식을 멀리 한다면 필연적으로 탄수화물의 섭취량을 증가시키게 되기 때문이다. 이렇게 되면 사실상 지방을 먹는 것과 다름없다. 우리 몸에서 쓰고 남은 탄수화물은 지방으로 전환되어 우리 몸에 축적되기 때문이다. 그 결과 비만을 유발할 뿐만 아니라 뚱뚱해지는 속도 역시 굉장히 빨라지게 된다.

적정량의 지방은 인체에 매우 중요하다. 이는 인체가 에너지를 축적시키는 데 있어 중요한 방식이다. 지방은 지용성 비타민의 흡수를 도와주고 신경과 내장기관을 보호하며 성장발육을 도와준다. 심지어 위장 속에 음식이 체류하는 시간을 연장시켜 배고픔을 덜어주는 역할도 한다.

따라서 만일 우리 인체에 충분한 지방이 결핍되면 비타민 A, D, E, K 등을 흡수시킬 수가 없을 뿐 아니라 체내의 장기도 외부의 충격에 쉽게 부상을 입는다. 특히 여성의 월경주기에도 영향을 미치게 된다.

A 물만 마셔도 살이 찌기 때문에 다이어트할 때는 물도 안 마시려고 하는 사람이 있다. 이것은 위험천만한 생각이다.

비만은 우리 몸 속에 지방이 너무 많이 적체된 것이고 수분이 과다한 것은 결코 아니다. 그리고 지방의 수분 함유량이 많지 않기 때문에 물을 많이 마셔도 체내 지방의 무게를 증가시키지는 않는다.

물을 많이 마시면 신진대사 기능을 촉진시켜 체내의 에너지 배출을 도와서 다이어트 목적을 더욱 빠르게 얻을 수 있게 된다. 만일 물을 너무 많이 마시면 신체에는 수분의 균형을 정확하게 조절하는 기능이 있기 때문에 과다한 수분을 체외로 배출시키게 된다.

그러므로 다이어트의 목표는 쓰고 남은 지방을 몰아내는 것이지 결코 물마저 적으로 보아서는 안될 것이다.

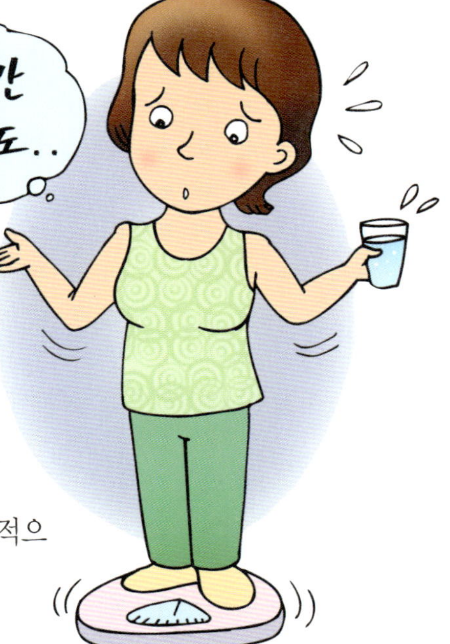

A 성공적인 다이어트를 가능케 하는 몇 가지 요인을 요약해보면 다음과 같다.

▶나이는 젊을수록 효과가 더욱 좋다.

만일 체중이 표준치를 넘었다면 즉시 경각심을 가져야 할 것이다. 그리고 만일 이미 비만의 한계점에 도달했다면 즉시 다이어트를 시작해야 한다. 자칫 했다가는 비만상태를 오래 끌고 가면서 다이어트 성공률을 낮아지게 하기 때문이다. 특히 여성이 갱년기까지 끌고 갔다가 호르몬의 변화까지 만나게 되면 다이어트는 더욱 어려워지게 된다.

▶여름에 다이어트를 하는 것이 성공하기 쉽다.

사람은 비록 동물처럼 동면을 필요로 하는 것은 아니지만 일단 겨울철에 접어들면 활동력 역시 저하된다. 정서도 봄, 여름처럼 활발하지 않게 된다. 왜냐하면 겨울철에는 체내에 많은 양의 칼로리를 저장하여 추위를 막아내야 하기 때문이다.

그러므로 겨울철에는 특히 음식의 섭취량을 주의해야 한다. 한의학에서는 봄에 나고 여름에 자라며 가을에 거두고 겨울에 간직한다고 보고 있다.

그러므로 여름철에 다이어트를 진행한다면 성공을 거두기가 비교적 쉽다.

 내몸을 살리는 다이어트

A 사람의 일생 중 비만증이 가장 잘 발생하는 시기가 과연 있을까? 일생을 나눠 생각해보면 살이 잘 찌는 시기가 분명 존재한다. 알아보면 다음과 같다.

▶사춘기

호르몬의 변화로 체내의 지방세포가 합성을 시작하면서 지방이 퍼져나가게 된다. 그러므로 청소년기에는 팔, 엉덩이, 배가 둥글게 변하면서 특수한 체형을 형성하게 된다. 따라서 이때는 충분한 영양분을 섭취하여 발육을 도우면서 운동도 열심히 하여 비만이 되지 않도록 각별히 조심해야 한다.

▶임신기

현대의 임신부들은 너무 많은 영양을 섭취하고 있다. 심지어 많은 사람은 임신으로 근 20kg이나 살이 찌기도 한다. 임신 후 증가되는 체중은 대략 10kg 정도를 유지해야 한다. 만일 너무 과다하게 초과되면 의사와 상담을 해야 한다.

▶출산후

출산 후 조리하는 기간에는 늘 누워서 쉬는 데다 지방과 보신하는 음식을 너무 많이 먹게 된다. 그 결과 쉽게 살이 찌게 된다. 따라서 출산 후에는 보양식을 적절하게 섭취하고 신체상태가 허락되면 일어나서 활동을 많이 해야 한다.

▶중년

40세 가량의 중년기는 신체가 쇠퇴하기 시작하고 신진대사가 느려지게 된다. 그러므로 쉽게 비만해지게 된다. 특히 중년기에는 사업이 안정되고 접대와 교제할 일도 많아지기 때문에 지방이 높은 식품을 먹을 기회가 많아진다. 이래선 안 된다. 음식섭취에 각별히 유의하고 시간이 날 때마다 운동도 많이 해야 한다.

▶갱년기

호르몬은 지방의 흡수와 합성을 억제시킬 수가 있다. 그러나 갱년기 여성은 난소기능이 저하되면서 호르몬 분비가 감소하게 된다. 그러므로 지방이 쉽게 축적된다. 따라서 갱년기에는 운동하는 습관을 갖는 것이 무엇보다 중요하다. 운동만 꾸준히 해도 잘 늙지 않을 뿐만 아니라 아름다운 몸매를 유지할 수 있기 때문이다. 만일 갱년기증후군이 생기게 되면 의사와 상담하여 호르몬을 적당하게 보충하면 된다.

Q 비만할 경우 많이 발생되는 질병은 어떤 것이 있을까?

A 오늘날 비만증이 사회적 이슈가 되는 이유는 단지 뚱뚱해서 보기 싫다는 이유가 전부는 아니다. 비만이 각종 질병을 유발하는 주범으로 알려졌기 때문이다. 그 실체를 알아보자.

▶당뇨병에 걸릴 확률은 4배 증가

과도한 비만은 체내 인슐린 분비에 영향을 주면서 혈압이 올라가게 하여 당뇨병을 유발하게 된다. 한 통계자료에 의하면 비만한 사람이 당뇨병에 걸릴 확률은 비만이 아닌 사람에 비해 4배 정도 높다고 한다. 특히 당뇨병의 발생률도 환자의 비만도에 따라 상승하게 된다는 점을 감안한다면 당뇨병 예방을 위해서는 반드시 살은 빼야 한다.

▶고혈압에 걸릴 확률은 20~50%나 높아진다

비만한 사람은 말초혈관으로 혈액순환이 잘 되지 않으면서 혈압을 상승시키게 된다. 또 부신 피질 기능항진도 초래하게 된다. 한 조사 자료에 의하면 비만한 사람의 경우 고혈압이 발생될 확률은 20~50%에 이른다고 한다.

▶심장과 혈관의 부담을 가중시킨다

과도한 비만은 심장에 부담을 가중시키게 된다. 이 상태가 오래 지속되면 심장을 피로하게 하면서 심실비대를 초래하게 되고 심지어 심력이 고갈될 수도 있다.

▶지방간과 담석증을 유발한다

지방이 간장 속에 축적되면 지방간을 형성하게 된다. 이로 인하여 간장의 해독기능과 소화기능을 파괴시키게 된다. 이밖에도 비만한 사람은 혈중 콜레스테롤 대사장애로 인하여 결석을 유발하여 담석증을 발생시키게 되고 심지어 담낭염도 유발하게 된다.

▶허리·등부위의 시큰한 통증과 관절질환이 발생하게 된다

비만한 사람은 무거운 체중을 가지게 되므로 당연히 허리와 하체의 부담을 가중시키게 된다. 이로 인해 허리 척추와 다리관절의 손상을 유발하면서 허리와 다리의 통증, 또는 퇴행성관절염을 일으키게 된다.

▶변비를 쉽게 유발한다

한 통계에 의하면 비만증 환자 가운데 50% 정도는 변비증상이 있다는 조사 결과가 발표된 적이 있다. 그 원인은 비만한 경우 대장과 소장 계통의 막에 지방이 과다하게 축적되면서 정상적인 장 운동이 되지 못하기 때문인 것으로 보인다.

만일 이 같은 변비 상태를 그대로 내버려둔다면 장내 내용물 속의 발암물질이 너무 오랫동안 정체돼 있게 됨으로써 직장암과 결장암을 발병시킬 위험성이 높아지게 될 것이다.

Q 쾌속 다이어트는 왜 나쁠까?

A 다이어트의 가장 빠른 방법은 바로 한정돼 있는 시간 안에 음식을 전혀 먹지 않는 것, 즉 소위 말하는 단식법이다.

그러나 단식법이 살을 빠르게 빼기는 해도 문제 또한 적지 않다. 식사를 다시 하게 되면 다시금 비만해지기 쉽고 또 장기적인 단식은 저혈당증, 산중독, 고요산혈증 등을 일으킬 우려가 크기 때문이다. 이밖에도 체중의 변동이 너무 빠르게 되면 생리기능 이상도 초래될 수 있다. 여성의 경우 가장 흔한 것이 바로 월경이상 또는 월경중단이다.

따라서 쾌속 다이어트의 대가는 얻는 것보다 잃는 것이 더 많으므로 권장할 만한 것이 못된다. 무리하지 않는 다이어트의 가장 좋은 방법은 매주 0.5kg씩 살을 빼고 1년에 총 체중의 증가와 감소를 10%가 넘지 않도록 하는 원칙을 지켜야만 안전하고도 살이 쉽게 다시 찌지 않는 몸매가 될 수 있을 것이다. 6개월 동안은 쉬지 않고 꾸준히 가는 것이 중요하다.

Q 살을 뺀 뒤 몸에 남은 귤껍질 피부는 어떻게 해야 하나?

A 비록 아름다운 몸매를 가지게 되었다고 하더라도 피부의 매끈함과 탄력을 잃어버렸다면 이는 실로 비참한 대가가 아닐 수 없을 것이다.

이렇게 되는 가장 큰 이유는 너무 빠른 속도의 다이어트가 불러들인 화근이다. 왜냐하면 다이어트 과정 속에서 너무 빠른 속도로 살을 뺄 욕심으로 운동과 마사지법을 실천하지 않으면 설사 원하는 만큼 살을 뺐다고 하더라도 피부는 갑자기 공기가 빠져버린 풍선처럼 쭈글쭈글해지고 탄력을 잃게 된다. 소위 말하는 귤껍질조직이 형성되는 데 이것이 바로 비만 주름이다. 다이어트를 할 때 이 같은 비만 주름을 예방하려면 가장 좋은 방법이 첫째 체중을 너무 빨리 감량시켜서는 안 된다는 것이다. 한 달에 최고 4kg 정도만 빼는 게 좋다.

둘째는 바로 다이어트 기간에 부지런히 운동을 해야 한다는 것이다. 다이어트 체조, 유산소 운동 등 모두가 근육의 탄력도를 회복시키는 데에 도움이 된다. 이로써 근육이 단단한 상태를 유지하면서 위축되지 않게 하는 것이 비만 주름을 막는 최선의 비책이다.

여기서 분명히 해두자! 다이어트는 지방을 감소시키는 것이지 결코 근육을 줄이는 것은 아니다. 만일 신체에 귤껍질 조직이 생겼다면 상심하지 말고 운동과 안마를 지속적으로 꾸준히 행하면서 체질과 형상에 맞는 한약을 복용하면 많은 도움이 될 것이다.

A 처음 얼마동안은 열심히 운동도 하고 식이요법을 조절하면 살이 빠지지만 어느 선에 이르면 더 이상 살이 빠지지 않는다고 호소하는 사람들이 많다.

이것을 다이어트 정체기라고 한다. 그러나 전혀 걱정할 것은 없다. 왜냐하면 이것은 신체가 정상적으로 작동되고 있다는 것을 증명하고 있는 것이고, 우리 신체에 체중이 어느 정도 감량됐다는 것을 알리는 메시지이며, 한창 다이어트 후의 체중 유지에 노력하고 있음을 나타내는 것이기 때문이다.

그러므로 다이어트의 정체기는 신체를 조절하는 기간으로 보면 된다. 그리고 이때 해야 할 일은 마음을 차분히 하고 다급해 할 필요없이 당신의 정상적인 다이어트법을 지속적으로 진행한다면 얼마 지나지 않아 체중계의 바늘이 다시 움직이게 될 것이다.

1주일 만에 허리 1cm 줄이는 방법

1. 많이 웃자.

2. 내 몸에 필요한 것을 좋은 것으로 골라서 적절하게 먹자.

3. 하루 30분 걷자.

4. 밥은 현미밥 1 : 흰밥 2에서 시작하여 현미량을 증량하자.

5. 토마토, 고구마, 두부, 우유, 미역, 브로콜리, 오이, 마늘, 콩, 호두, 부추,

   보리, 버섯, 김, 풋고추 등의 음식들을 먹는다.

6. 소염다혜(少鹽多醯), 즉 소금 · 설탕 · 조미료는 적게 먹고 식초는 많이 먹는다.

7. 식사 시 국과 물을 가급적 적게 먹는다.

8. 다이어트를 좀 더 아름답고 건강하게 만들어가는 여행으로 생각한다.

9. 11시 이전에 잠자리에 든다.

10. 천천히 먹고 아침에 일어나 물 한 잔 마시고 10분 맨손체조를 한다.

제 7 장

S라인 몸매로~
다이어트 생활 지침서

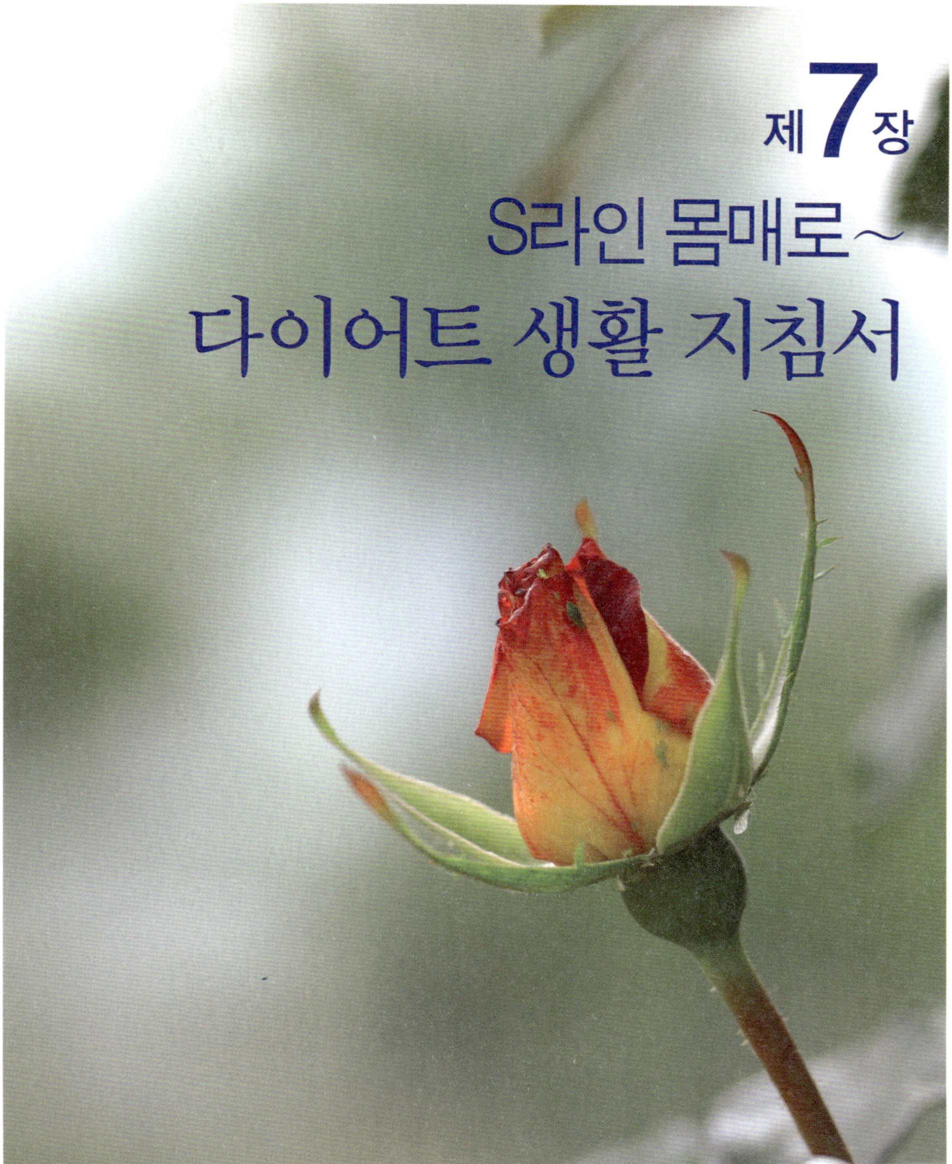

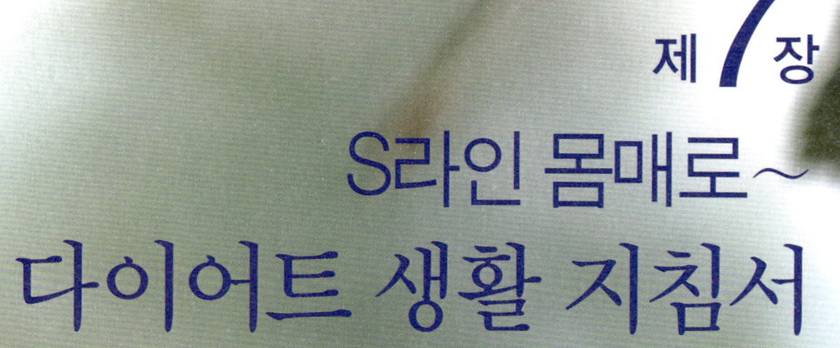

혹시 나는 어떨까?
생활 속의 비만지수 체크해보자!

건강을 위해서든, 아름다움을 위해서든 살빼기 다이어트는 이제 거의 모든 사람들의 필수적인 요소가 되어가고 있다. 혹시 나는 어떨까?

생활비만지수 검사표를 통해 나의 비만정도를 체크해보자.

☞ 나의 음식습관은?

1. 종종 아침을 먹지 않고 아침의 정신상태는 늘 좋지 않은가?
2. 일주일에 한 번씩 친구와 함께 패스트푸드점에 가서 식사하는 경우가 있는가?
3. 점심을 종종 빵으로 때우는가?
4. 배가 고프면 군것질을 찾아먹는가?
5. 서양음식을 우리나라 음식보다 더 좋아하는가?
6. 일주일에 적어도 3일은 밤 10시 이후에 야식을 먹는가?
7. 음식을 먹는 속도가 항상 남보다 빠른가?
8. 기름에 튀긴 음식을 좋아하는가?

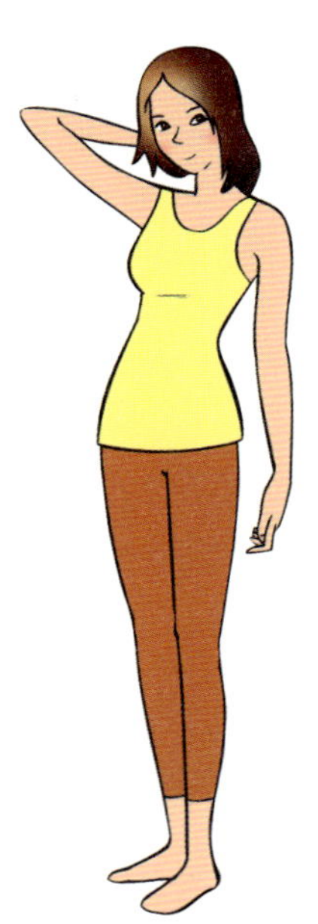

 내몸을 살리는 다이어트

9. 차를 마실 때 달콤한 간식이 없으면 허전한가?

10. TV를 보면서 군것질하기를 좋아하는가?

※이상의 질문에서 당신의 예스는 몇 개인가? 합을 내보자. | 合 :   개 |

☞나의 운동습관은?

11. 일 하거나 수업할 때 앉아있는 시간이 8시간을 초과하고 있는가?

12. 체육시간이나 운동할 때 나무 그늘에 가서 바람쐬기를 좋아하는가?

13. 어려서부터 운동에 소질이 없는가?

14. 빌딩 내에서 몇층을 올라가든지 승강기 또는 에스컬레이터를 보기만 하면 어김없이 이용하는가?

15. 거리가 아무리 가까워도 차를 타지 않는다면 움직이기를 싫어하는가?

16. 수업 시간이 끝나거나 일하면서 잠시 쉬는 시간이면 언제나 앉아서 이야기를 하고 움직이기를 싫어하는가?

17. 헬스클럽에 가입하고도 이미 몇 주 동안 쉬고 있는가?

18. 옷장 속에 들어있는 수영복을 1년에 3번도 입지 않는 상황인가?

19. 집안 일을 해야 할 때는 될 수 있는 대로 피하는가?

20. 친구, 동료와 함께 걸을 때 종종 뒤에 처지는가?

※이상의 질문에서 당신의 예스는 몇 개인지 계산해보자. | 合 :   개 |

☞나의 생활습관은?

21. 방학 또는 휴가 때 외출을 거의 하지 않고 대부분 집에서 놀고 있는가?

22. 아침에 누가 깨워야만 일어나게 되는가?

23. 매일 TV를 시청하는 시간이 2시간을 넘기고 있는가?

24. 매일 밤 대부분 12시를 넘겨야 잠을 자는가?

25. 밤에 일하기를 좋아하고 심지어 밤을 새기도 하는가?

26. 집안에서 입는 옷이거나 외출복이거나 모두 몸에 헐렁하게 입는가?

27. 종종 남에게 잔일을 도와달라고 하는가? 예를 들어 서류를 갖다 달라고 하거나 무엇을
    사달라고 하는가?

28. 체중은 좀처럼 달아보지 않고 있는가?

29. 전신을 거울에 비추어보는 습관이 있는가?

30. 욕탕에 몸을 오래 담그기를 싫어하고 언제나 총총히 샤워로 목욕을 대신하는가?

※이상의 30개 질문에서 당신에게 해당되는 예스는 몇 개 항목인가?　合:　　　개

☞ 체크해보자!

▶예스가 15항목 이상인 경우

: 당신의 생활은 규칙적이지 않다. 매일 정신이 산만하고 그럭저럭 보내고 있는 경우이다. 이렇게 지낸다면 당신의 몸매는 절망적인 상황에 놓이게 될 것이다. 지금이라도 늦지 않았다. '예스'라고 표기한 내용에 초점을 맞추어 하나하나 교정해나가는 데 지혜를 모아야 할 것이다.

▶예스가 5~10개인 경우

: 당신은 생활방식을 일단은 바꾸어야 한다. 산만한 생활은 자기를 추하게만 만들 것이라고 자신에게 경고를 하자. 당신의 예스 항목을 자세히 검토한 뒤 그것을 줄이는 방향으로 노력한다면 틀림없이 다이어트에 성공하게 될 것

이다.

: 괜찮은 상태이다. 당신은 이미 생활방식과 체중유지의 밀접한 관계를 주의하게 된 것이다. 여기서 좀더 노력을 하면서 절대로 비만해지지 않는다는 의지를 굳게 다지고 예스 항목이 단 한 개도 없게 하겠다는 목표를 향해 힘쓴다면 사람들의 부러움을 한 몸에 받게 될 아름다운 몸매를 갖게 될 것이다.

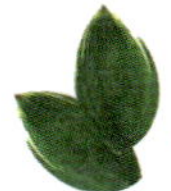# 가장 안전한 생활 다이어트 수칙
"이것만은 지키자"

여기저기 붙어있는 군살은 생활 속에서 눈에 띄지 않는 사소한 습관들에 의해 누적되어온 결과이다. 따라서 살을 빼려면 이들 사소한 습관들을 바꾸는 것이 급선무다. 그렇게 하면 얼마든지 살을 뺄 수 있다.

건강한 다이어트의 정확한 의의는 바로 정확한 음식섭취와 규칙적인 운동을 하는 것이라 할 수 있다. 이 같이 영양과 운동을 똑같이 중요시 하는 방법이야말로 영원불변한 다이어트 비책이 될 것이다.

그러므로 음식 하나만 절제하는 것은 소극적인 다이어트 방식에 불과하다. 당신이 적극적이면서 효과적인 방법으로 체중을 다스리려면 일상생활 속에서 작은 습관들을 바꾸어 자연스럽게 살이 찌게 하는 일부 식품을 멀리하고 또 신체로 하여금 질이 우수하면서도 안전하고 영양이 풍부한 식품을 섭취하도록 해야 한다.

그런데 이때 한 가지 새겨두어야 할 것은 굶을 필요가 전혀 없다는 것이다. 만일 당신이 반드시 굶어야만 일정한 체중을 유지할 수가 있다고 한다면 이는 바로 당신의 신체가 '이것은 당신의 이상적인 체중이 아니다.' 라고 항의하고 있음을 나타내는 것이다.

그러므로 당신이 매주 감소시키는 체중은 0.5kg 범위 내에 있어야 한다. 그래야만이 근육조직을 손상시키지 않으면서 몸 속에 쌓여있는 지방을 제거할 수가 있다. 그렇게 되면 다이어트의 리바운드 현상도 나타나지 않는다.

잠깐! 여기서 한 가지 알아야 할 것은 쾌속 다이어트는 비만으로 되돌아가는 속도가 빠르다는 것이다. 다이어트는 결코 음식을 절제하는 것으로만 이루어질 수가 없다. 왜냐하면 설사 급속도로 다이어트 성공을 거둔다 해도 당신은 살을 뺀 뒤에 저도 모르게 마구 먹어 자신에게 보상을 한 결과 다시 살이 찌면서 비만으로 돌아가게 된다. 일반적으로 급속도로 체중을 뺀 사람은 다이어트 실패율이 99%에 이른다고 한다.

그러므로 중복성의 음식절제 다이어트의 결과는 상황을 더욱 악화시킬 뿐이다. 체중도 예전보다 더욱 늘어날 가능성이 크기 때문이다.

초간단!
다이어트 생활원칙 6가지

▶목표를 확실하게 세운다

자신을 위하여 합리적인 다이어트 목표와 시간표를 마련한다.

▶다이어트 목표를 찾아낸다

자기가 좋아하고 있는 우상을 정하거나 마음 속으로 그려놓은 백마 탄 왕자를 찾아내어 그 사람의 사진을 식탁에 붙여두거나 지갑 속에 넣고 다니면서 수시로 자신에게 적게 먹어야 한다고 상기시킨다. 그리고 주변 사람들에게 다이어트를 하고 있다는 사실을 말해주어 그들로 하여금 당신이 과다한 음식 또는 간식을 거절하도록 도와달라고 한다.

▶자동화 기계 사용을 피한다

집안 일은 될 수 있는 한 자신이 직접 하는 것이 좋다. 직접 설거지를 하고 손빨래 등을 하게 되면 깨끗하게 씻게 될 뿐만 아니라 운동도 할 수가 있어서 다이어트에 도움이 된다.

앉아있기보다는 서있는 게 좋고 서 있기보다는 걷고 움직이는 게 낫다. 살을 빼고자 한다면 될 수 있는 한 많이 움직여야 한다. 하루종일 앉은 채 사무를 보거나 TV를 시청한다면 몸매를 망치는 지름길임을 명심하자.

▶격려로 포기를 대신해야 한다

그림 속에 나와있는 화끈한 비키니 차림의 아가씨 몸매를 보면서 '나는 저렇게 아름다운 몸매를 가질 수가 없을 것이다.' 라고 느끼게 된다면 이것은 당신의 사기를 크게 꺾어버리게 될 것이다.

이럴 때는 살이 찌기 전의 사진을 한 번 꺼내보라. 그리고 노력하여 이루고자 하는 이상적인 체중의 숫자를 써서 잘 보이는 곳에 붙여놓고 정면으로 부딪쳐보라. 그러면 얼마든지 다이어트에 성공할 수 있을 것이다.

▶거절할 줄 아는 자신감을 가져라

다른 사람이 당신에게 음식을 줄 때는 이렇게 말하라.

"고맙습니다만 저는 배 고프지 않습니다."

▶식사 후에는 즉시 양치질을 하라

양치질을 하여 치아를 깨끗하게 한다면 당신은 음식을 먹고 싶은 생각이 없어질 것이다.

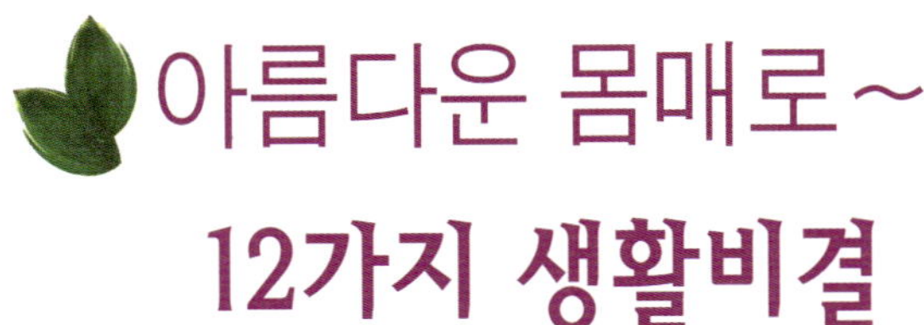

아름다운 몸매로~
12가지 생활비결

살이 찌게 하는 주범은 사소한 습관들이다.

따라서 아름다운 몸매를 가질 수 있는 비결도 사소한 습관들을 바꾸는 것이다.

여기 소개하는 12가지 생활속의 실천법을 참고로 하자.

수칙 1 적은 양을 자주 먹고 비율은 골고루 유지하도록 해야 한다

현대인은 대부분 아침에 일찍 일어나는 데 습관이 안 되어 있기 때문에 아침식사와 점심식사의 시간 간격이 짧아지게 하고 점심과 저녁식사의 간격은 길어지게 된다.

따라서 살을 빼려면 매일 칼로리의 분배방식을 아침, 점심, 간식, 저녁의 비율로 하여 2 : 3 : 2 : 2로 하자. 저녁 식사 후에는 단맛의 간식 또는 그밖의 간식을 절대 먹지 않도록 해야 한다.

수칙 2 저지방, 고섬유질 반찬을 식사 때 많이 첨가해야 한다

섬유질이 많은 식품은 포만감을 증가시키게 된다. 식사를 할 때는 이 수칙을 제대로 지켜야 한다. 더 이상 머릿속에 꽉 찬 배고픈 느낌으로 인해 가까스로 다져 놓은 아름다운 몸매를 망치지 않도록 해야 한다.

수칙 3 오래 씹고 천천히 삼키며 마음을 분산하지 말아야 한다

음식을 허겁지겁 먹거나 식사하면서 TV를 시청하거나 책을 보면 음식을 너무 많이 먹기 쉽다. 그러므로 식사할 때는 식사하는 것에만 집중해야 한다. 식사할 때 미식을 철저히 즐기면 살을 빼면서도 유유자적하게 되니 더욱 좋은 일이 아닐까?

수칙 4 외식원칙을 지켜라

부페식을 될 수 있는 한 피해야 한다. 배불리 실컷 먹는 것과 기름진 음식 등을 삼가도록 한다. 그리고 다이어트 기간이 끝났다고 해서 마음대로 먹고 마셔서는 안 된다.

수칙 5 식사 대용식품을 적절히 이용한다

식사 대용식을 제대로 된 식사로 삼을 수는 없다. 그러나 이따금씩 하루를 선택하여 대용식으로 정식식사를 대신하거나 어떤 특정 식품으로 대신한다면 체중을 억제하고 다스리는 데 도움이 된다.

수칙 6 저지방에 현혹되지 마라

저칼로리 소시지, 저지방 우유, 저지방 콜라 등 저칼로리를 내세우는 식품들이 많이 있다. 그러나 저칼로리란 말에 현혹되어 이러한 식품들을 즐기게 된다면 돌이킬 수 없는 결과를 초래할 수 있다. 저칼로리, 저지방이라고 해서 절대로 살이 찌지 않을 것이라고 믿어서는 안 된다. 이런 음식들은 아예 애초부터 가까이 하지 말자.

수칙 7 음식기록을 중단하지 않아야 한다

음식의 종류와 양을 기록하면 체중을 억제하고 다스리는 계획에 상당한 도움이 된다. 왜냐하면 당신은 자신이 별로 먹은 것이 없다고 여기기 쉽다. 그럴 때 기록한 음식일기를 보면 다시 한 번 마음을 다져먹는 계기가 될 것이다.

수칙 8 체중 체크를 잊어서는 안 된다

체중 체크는 매주 적어도 1회 이상은 해야 한다. 만일 이상적인 체중을 유지하고 있다면 자신에게 박수를 치면서 칭찬을 해준다. 그런데 일단 살이 찌기 시작하면 당연히 음식과 운동상태를 제대로 점검해 보아야 한다.

수칙 9 운동, 또 운동, 운동을 지속해 나가야 한다

기회가 생기기만 하면 운동을 해야 하고 이런 저런 모임이 비만의 원흉이 되게 해서는 안 된다. 반드시 모임을 가져야 한다면 공원에서 만나 산책을 하면서 칼로리를 소모시키도록 한다.

수칙 10　　통변식품을 많이 먹어야 한다

음식이 위와 장속에 남아있는 시간이 길면 길수록 영양과 칼로리의 흡수되는 양이 많아지게 된다. 그러므로 채소와 과일 등 대변 배출에 좋은 통변식품을 많이 먹도록 한다. 대변이 소통되어 배설이 잘 되기만 하면 몸도 가벼워지게 될 것이다.

수칙 11　　먹는 것으로 스트레스를 풀지 말라

많은 사람들이 먹는 것으로 스트레스를 풀고 있다. 이것은 비만으로 가는 지름길이다. 스트레스를 먹는 것으로 풀려고 하지 말고 산책이나 원예, 운동 등으로 전환시켜라.

수칙 12　　전문적인 문제는
　　　　　　　전문가에게 맡겨라

운동과 음식습관을 바꾸어도 체중을 다스릴 수가 없을 때는 전문 의료인 또는 영양사의 도움을 받도록 하자.

Tip

꼭 알아야 할 다이어트 10계명

1. 내 몸에 대해 정확히 알자.
2. 안 것을 실천하자.
3. 나를 사랑하자.
4. 계획을 세우자.
5. 소염다혜(少鹽多醯)―소금은 적게, 식초는 많이~
6. 체형은 가꾸기 나름이다.
7. 스트레스를 피하자.
8. 먹을 것 근처에는 가지 말자.
9. 내 몸은 쓰레기통이 아니다.
10. 아는 것이 힘이다.

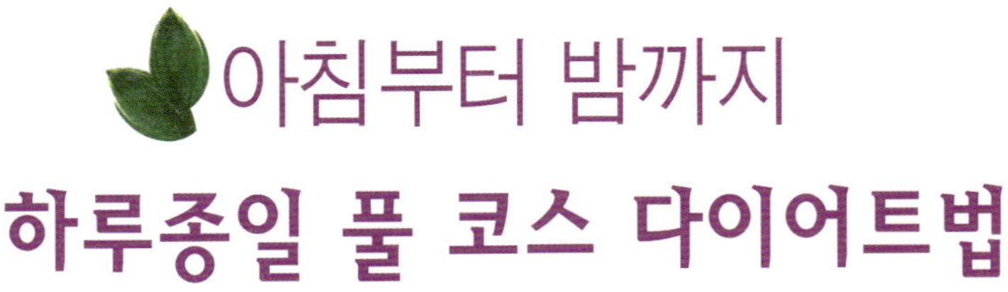

아침부터 밤까지
하루종일 풀 코스 다이어트법

목욕을 30분 동안 하면 85칼로리의 열량을 소모시키고 5층 계단을 오르내리면 열량을 400칼로리 정도 소모시킬 수가 있다. 그러므로 당신은 날마다 찾아오고 있는 다이어트의 좋은 기회를 결코 놓쳐서는 안 된다.

아침에 일어날 때, 혹은 출근할 때, 집에 있을 때, 심지어 휴가 때도 모든 시간대, 모든 단계마다 살을 빼는 새로운 아이디어가 있다. 당신이 살을 빼겠다는 결심만 굳건히 한다면 작은 노력으로도 얼마든지 놀라운 다이어트 효과를 얻을 수 있게 될 것이다. 일상생활 속에서 그때그때 적절히 행할 수 있는 손쉬운 다이어트법을 소개하면 다음과 같다.

**case①
아침에는…**

▶아침 잠자리에서 일어날 때

아침에 일찍 일어나면 유익한 점이 매우 많다. 당신은 일하는 시간이 넉넉해진 것을 발견하게 될 것이고 정신도 한결 좋아진 것을 알게 될 것이다. 만일 이때 자기에게 적당한 운동을 하게 한다면 하루종일 상쾌한 기분을 갖게 할 것이다. 그리고 아침에 일찍 일어나면 몸에도 좋은 점이 너무나 많다. 특히 아침 식사 전에 운동을 하면 다이어트 효과가 가장 좋다.

그러므로 이 같은 좋은 기회를 절대로 놓쳐서는 안 된다. 왜냐하면 적절한 양의 운동은 당신을 허기지게 하지 않을 뿐 아니라 도리어 당신의 식욕과 식사량도 조절하게 된다. 아침 식사 때 주의를 조금만 기울인다면 당신의 다이어트는 놀라운 성과를 거둘 수 있을 것이다. 다이어트는 하루가 시작될 때부터 진행해야 하므로 준비가 되었나요?

▶일찍 자고 일찍 일어나면 지방의 연소를 돕게 된다

당신은 늦잠을 자는 고수가 되어서는 안 된다. 왜냐하면 늦잠을 자는 것은 지방을 붙들어두는 것과 같기 때문이다. 그러므로 일찍 일어나는 새가 모이를 먹게 된다는 것과 같이 이른 아침부터 다이어트를 진행하는 것이 바로 다이어트 성공의 첫걸음인 것이다.

▶아침 식사를 잘 먹어야 한다

영양학 전문가들은 하루 세 끼 식사로 아침은 잘 먹고 점심은 배불리 먹고 저녁은 양을 줄여 먹는 원칙을 지켜야 한다고 권하고 있다. 왜냐하면 아침식사가 하루의 활력 공급원이기 때문에 설사 다이어트 기간이라도 아침식사는 잘 먹어야만이 당신으로 하여금 맑은 정신과 건강한 체력으로 그 날의 다이어트 계획을 성실하게 실천하도록 할 것이다.

▶저지방 아침식사는 몸을 가볍게 만든다

저지방 영양의 아침식사는 실천하기가 매우 쉽다. 다만 당신은 주식 두 가지, 즉 우유와 계란, 생선과 육류는 적은 양으로 하고 채소와 과일은 될 수 있는 대로 많이 먹도록 한다는 원칙을 지켜야 한다.

▶근육과 뼈를 움직이는 아침체조를 한다

아침 체조는 학생들의 전유물이 결코 아니다. 사실상 아침 식사 전에 근육과 골격을 움직여 펴거나 조깅, 빠르게 걷는 것과 바닥을 쓸고 집안을 청소, 정리하는 것 등 모두가 당신의 지방을 태우는 비책이 된다. 여기에다 음식을 잘 다스리고 억제한다면 살이 찌게 하고 싶어도 잘 되지 않을 것이다.

▶작은 운동이 큰 도움이 된다

만약 당신이 다이어트를 하고 있는 중이라면 외출 때 차를 가지고 나가지 않는 것이 좋다.

좀 걸어서 시내버스 또는 지하철을 이용하여 운동할 수 있는 기회를 최대한 살려야 한다. 그렇게만 한다면 놀라운 다이어트 효과를 보게 될 것이다.

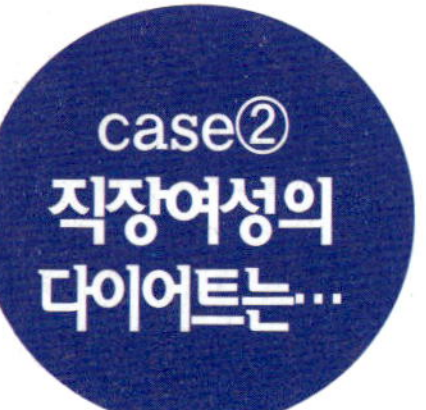

직장 여성들은 대부분 일이 바빠서 운동할 시간이 없다. 그런 데다 움직이기만 하면 땀에 옷이 흥건히 젖어서 견디기가 어렵다고들 핑계를 댄다.

사실상 이것들은 모두가 당신이 극복할 수 있는 작은 문제들이다. 왜냐하면 설사 일을 하는 가운데에서도 몇 가지의 비결을 제대로 활용하기만 하면 원래는 쓸모가 없다고 여겨왔던 자투리 공간을 다이어트의 실전 계기로 전환시켜 경쾌하게 당신의 체중을 다스릴 수 있게 될 것이기 때문이다. 그 비결을 소개한다.

▶엘리베이터를 향해 '안녕~' 이라고 선언하라

사무실로 올라갈 때 엘리베이터를 타지 말고 계단으로 올라가면 심폐기능을 강화시키게 되고 다리 모양을 다듬는 데에도 도움이 된다. 특히 계단으로 걸어 올라가면 다이어트에도 큰 효과가 있다.

▶혈자리 안마로 다이어트를 도와라

사무실의 공간이 비록 넓지 않더라도 일부 작은 도구들을 잘만 이용하면 살을 뺄 수 있다. 살이 빠지게 하는 몇 곳의 혈자리를 종종 누르고 지압하면 된다. 수시로 일어서서 걸으면 군더더기 살이 붙어있지 못하게 된다. 자리를 잠깐 떠나는 시간, 즉 복사를 하거나 서류를 가져갈 때는 남의 손을 빌리지 말고 많이 걷고 최대한 많이 움직이려고 노력하라.

▶앉아서 운동하면 다이어트에 효과적이다

자리에 앉은 상태에서도 운동을 할 수가 있다. 의자에 앉은 채 몸을 펴고 허리를 펴며 고개를 돌리는 것 등을 행하면 된다. 심지어 근육훈련도 몇 가지 행함으로써 허리, 복부, 둔부, 다리 등의 부위에 군살이 생기지 않게 할 수 있다. 이런 방법은 땀을 흘리지 않고서도 운동효과를 거둘 수가 있게 된다.

▶점심시간대는 바로 운동하는 시간이다

점심시간 역시 운동 시간으로 여겨야 한다. 우선 먹을 것부터 찾을 게 아니라 먼저 회사 부근의 운동센터에 가서 운동을 하거나 계단을 오르는 등 적당한 운동을 하게 되면 에너지를 소모시키면서도 식욕을 억제시킬 수가 있다.

case③ 주부의 다이어트는… 만일 당신이 집에서 일을 하거나 가정주부라면 노동을 운동으로 바꾸어 다이어트에 도움을 주는 방법이 있다. 즉 다이어트 할 수 있는 기회를 잡고서 운동을 한다면 체중을 다스릴 수가 있고 또한 모든 일도 효과적으로 할 수가 있게 된다. 그 요령을 소개한다.

▶외출할 때는 우선 배를 채운 뒤 집을 나서라

배부터 든든하게 채운 뒤 나가서 쇼핑을 하라. 배가 고픈 상태에서 쇼핑을 나가면 배고픔은 당신의 식품 구매 욕구를 억제할 수 없게 만들 것이고 그 결과 체중이 크게 늘어나게 할 것이다.

▶화장을 하여 얼굴색이 돋보이게 하고 몸매에도 신경을 써라

시간을 좀 들여서 화장을 하고 쇼핑하러 집을 나서면 마음이 한결 즐거울 뿐 아니라 또한 그 기회를 빌어 많이 움직이게 된다.

그리고 TV광고를 시청할 때 가벼운 동작을 행하거나 설거지를 하면서 발 부위

운동을 하도록 한다.

▶쇼핑하러 나갈 때는 많이 걷고 차 타는 것을 될 수 있는 한 피한다

슈퍼마켓, 백화점 또는 일반 매장에 가고자 할 때는 될 수 있는 한 걷도록 하고 차 타는 것을 피해야 한다. 그러면 당신은 물건을 싸게 구입할 뿐만 아니라 아름다운 몸매도 가지게 되는 두 가지 이득을 얻을 수 있을 것이다. 길을 걸을 때는 고개를 똑바로 들고 가슴을 세우며 배를 움츠린다. 또 엉덩이를 치켜들면서 성큼성큼 큰 걸음과 함께 팔을 흔들어주라. 이렇게 하면 체지방 소모 효과가 크다.

▶집안에서 가사를 행할 때도 운동을 결합시키면 유익한 점이 많다

가사를 돌볼 때 창의력을 발휘하여 다이어트 교실의 서적이나 기타 유관서적, 또는 비디오테이프의 운동동작을 당신의 가사동작 속에 결합시킨다. 즉 탁자를 닦으면서 다리를 흔들며 떨거나 설거지를 할 때 발 뒤꿈치를 치켜올리고 발끝으로 다리 근육을 단련한다. 이렇게 하면 집안을 깨끗하게 정돈시킬 뿐 아니라 운동 효과도 얻을 수가 있어 일거양득이 되는 것이다.

퇴근하여 집에 돌아온 저녁이면 유일하게 하고자 하는 일은 바로 온몸에 쌓인 피로를 씻고 심리적인 스트레스를 해소시키려는 것이다.

사실상 자신을 완전히 풀고 충분하게 쉬는 것도 몸을 건강하게 하는 핵심이다. 그러면 건강한 사람으로서는 신진대사가 이상적인 상태가 되고 체중도 자연히 다스릴 수가 있게 된다. 그러므로 살을 빼고자 하는 당신은 자신을 쾌적한 상태에 있게 하는 것을 잊지 말아야 한다.

▶운동은 여가시간을 즐기는 것이 되게 한다

밤에도 운동하기는 좋은 시간이다. 낮의 부족한 운동량을 채울 수도 있다. 즉 저녁 식사 후 40분 동안 산책을 하거나 애완견을 끌고 바람을 쐬러 나가거나 TV를 시청하면서 페달밟기, 아니면 부드러운 체조를 하는 것도 괜찮은 일이다.

▶욕탕에 몸을 담그면 시원하면서도 몸이 홀가분해진다

욕탕에 몸을 담그면 긴장이 풀어지고 우울도 사라진다. 또 혈액순환을 촉진시키면서 다이어트에도 큰 도움이 된다. 그런데 여성은 생리기간이 있어 욕탕에 몸을 담그기가 안 좋을 때도 있다. 이럴 때는 더운물에 발을 담가도 신진대사를 촉진시키며 피로를 해소시킬 수가 있다. 특히 잠자리에 들기 10분 전에 요가 또는 몸을 펴는 체조를 하면 다이어트 효과를 거두게 된다.

▶정한 시간에 잠자리에 듦으로써 신체가 순응하도록 해야 한다

좋은 수면은 신체에 좋은 상태를 가져오게 된다. 취침시간은 밤 12시를 넘기지 않는 것이 좋다. 만일 잠이 오지 않으면 일어나서 책을 좀 보거나 우유를 마신 뒤 다시 잠자리에 들면 잠이 들게 될 것이다.

그러나 잊어서는 안 될 것은 칼로리가 너무 높은 음식을 많이 먹지 말아야 한다는 것이다.

휴일이라고 지방의 침입을 방심해서는 안 된다. 게으름을 피우며 잠만 자거나 무턱대고 닥치는 대로 먹었다가는 당신의 몸매를 망치게 될 것이다.

휴일에 하는 다이어트 비결만 잘 지키면 즐겁게 보내면서도 체중이 불어나지 않게 할 수 있을 것이다.

▶균형된 미식과 열량을 유지시킨다

휴일 때 잘 먹는 것은 당연한 일이다. 그러나 먹기 전에 지켜야 할 원칙이 있다. 즉 너무 기름지거나 너무 단 음식을 피하는 것이 바로 신나게 먹으면서도 건강을 유지하는 비결이다. 휴일에는 특히 또다른 다이어트 방법을 시도해보는 것도 좋다. 새로운 방식으로 채식을 하거나 단식을 하여 당신의 위와 장을 그 틈에 청소하는 것이다.

▶주 2일 휴무의 건강 단식법

매달 1회씩 잠깐동안의 단식은 체내의 독소를 제거하는 데 큰 도움을 주므로 더욱 건강한 육체미를 지니도록 한다. 그런데 여기에는 전제조건이 있다. 즉 당신은 이미 성인이 되었고 또 아무런 큰 질병도 없어야 한다. 진행방식은 다음과 같다.

1. 주말 휴일 하루 전부터 음식 섭취량을 줄여나간다. 이때는 비교적 싱겁고 기름기가 없는 음식을 선택하고 요구르트를 많이 마신다.

2. 토요일 정식으로 단식을 실천할 때 수시로 수분을 보충해야 하는 것을 잊어서는 안 된다. 배가 고프면 섬유질이 많은 비스킷, 통밀빵, 채소, 과일을 먹도록 한다.

3. 주일 저녁부터 음식 섭취를 회복한다. 그러나 섭취량은 평소보다 반으로 줄이고 천
   천히 씹고 또 천천히 삼켜야 한다. 그런 다음에 점차 정상적인 음식으로 돌아간다.

▶휴일을 바쁘게 보내자

휴일에 집안 대청소를 하면 마음이 밝아지고 운동도 되므로 일석이조의 효과가
있다. 그리고 여러 종류의 유행하는 다이어트 체조 등 운동도 즐기도록 한다. 특
히 집안에 틀어박혀 잠을 자거나 TV를 시청하거나 군것질을 할 것이 아니라 외출
하여 거리를 돌아다니거나 등산, 수영, 구기종목 운동을 시행하는 것도 몸매를 다
듬고 건강을 유지시키는 좋은 방법들이다.

▶휴일에 파티가 있을 때는…

주 2일 휴무 또는 명절날에는 마음놓고 실컷 먹어보고 싶다는 욕망이 쉽게 일
어날 수 있다. 그러나 이때 조심해야 할 것은 포식을 즐긴 뒤에는 체중이 곧바로
일직선으로 수직 상승을 하게 된다는 사실이다.

그렇다고 너무 걱정할 것은 없다. 지금 곧 휴일을 즐겁게 보내면서도 살이 찔
걱정을 하지 않아도 되는 비결을 공개할 것이기 때문이다.

1. 빈속으로 연회장이나 파티에 가지 말라

배가 어느 정도 고픈 사람은 일반적으로 혈당수치가 매우 낮으므로 과식하기가
매우 쉬워진다. 따라서 파티나 연회에 갈 때는 배가 고프지 않을 정도로 하고 가
야 한다.

2. 안전띠를 매도록 하라

파티나 잔칫집에 가기 전에는 안전띠부터 매어야 한다. 이는 곧 허리를 약간 단단히 졸라매고 물을 좀 마셔두면 배가 부르다는 느낌이 들게 할 것이다.

3. 지방이 많은 음식을 장식품이 되게 하라

만일 당신이 참석하려는 파티가 부페식이면 당신은 단백질이 낮은 채소에다 지방이 많은 음식을 장식으로 담아 먹으면 된다. 이러면 다이어트에서 실패할까 걱정하지 않아도 될 것이다. 또한 저칼로리 음식을 골라 먹는다면 평소 채소의 섭취 부족을 메꿀 수가 있다.

음식을 먹을 때는 먼저 국물부터 마신다. 위장을 덥게 하고 포만감도 느끼게 하기 때문이다. 그러므로 어떤 풍성한 음식이 있더라도 반드시 국물부터 마셔두는 것이 다이어트에 효과적이다.

또 한 가지! 음식은 반드시 잘 씹고 천천히 삼키면서 여러 가지 음식의 맛을 알아보는 것도 좋은 방법이다. 왜냐하면 위장은 음식을 받아들인 뒤 20분이 지나야만 뇌에 이미 배불리 먹었다고 통보를 해주기 때문이다.

파티장 또는 부페식에서는 간식거리가 진열돼 있는 곳에서 다른 사람과 담소하지 말아야 한다. 자칫하면 알게 모르게 많은 양의 칼로리를 섭취하게 될 수가 있다.

술과 알코올 성분의 음료는 반드시 삼가야 한다. 알코올 그 자체로 열량이 높을 뿐 아니라 식욕을 자극할 수가 있기 때문에 당신의 의지력과 경계심을 약화시키게 될 것이다.

4. 사후 보완방법으로는 운동뿐이다

휴일 기간 동안 겪게 되는 도전은 과식을 걱정해야 할 뿐 아니라 평소의 운동마저도 휴가로 쉬게 될 가능성이 있다. 그런데 몸으로 하여금 즐겁게 뱃속에 있는 음식을 소화시킬 수 있는 시간을 갖게 하기 위해서는 설사 당신에게 매일 여유 시간이 20분뿐일지라도 이를 이용하여 남아도는 칼로리를 태워버려야 한다. 게으른 휴일을 보냈다면 남은 것은 운동뿐이다.

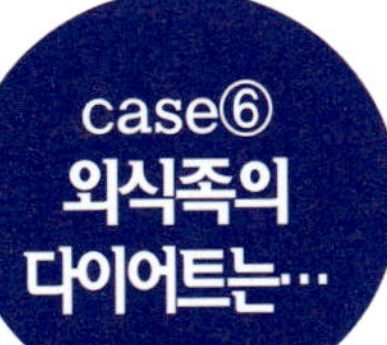

현대인에게 있어서 하루 세 끼를 밖에서 해결하는 것은 평범한 일이다. 이런 함정 앞에서 당신은 이상적인 체중을 잘 유지하기 위해 어떻게 해야 할까?

이에 대해 일부 전문가의 지적으로는 원칙은 그대로 유지하되 반드시 상황을 머릿속에 입력하여 살이 빠지게 하는 다이어트 영양비결을 가지고 간단한 외식의 기교를 응용하기만 한다면 당신은 어디를 가든지 마음놓고 먹으면 되고 비만에 묶여질 필요가 없게 된다고 했다.

그 비결은 결코 어렵지 않다. 국물, 즉 기름기가 없는 맑은 국물요리와 표고버섯, 미나리, 청경채 등 채소요리를 먹도록 한다. 이와 동시에 기름진 음식을 되도록 적게 먹는 것이 상책이다.

일례로 국수는 멸치국물 등 기름기가 없는 채소 양념 국수를 찾아서 먹고 라면 등 기름기가 많은 국수 종류는 피하는 것이 좋다. 또 외식 때 국수 또는 면류를 먹을 때는 국물을 모두 마시지 않도록 한다. 음식점의 국수 등 면류에는 기름과 염분이 많이 들어있기 때문이다.

외식할 때 튀김요리, 즉 새우튀김, 닭튀김, 고기튀김 등 튀김요리를 자주 접하게 되는데 될 수 있는 대로 기름기 많은 음식은 피하고 기름기가 적거나 없는 요리를 골라 먹도록 한다.

서양식 간식은 적당량을 먹도록 한다. 서양식 간식은 일반적으로 열량이 상당히 높다. 그러므로 케이크, 카스테라, 버터가 많이 든 빵 등은 가능한 한 먹지 않도록 한다. 땅콩, 잣 등도 지방 함유량이 높기 때문에 채식주의자가 아니면 약간만 먹어야 한다. 패스트푸드도 적게 먹는다. 패스트푸드는 간편하면서도 손쉽지만 이 또한 당신이 여러 달 동안 쏟아부은 노력을 수포로 돌아가게 할 수가 있다. 고구마튀김, 햄버거, 프라이드치킨 등에 대한 미련은 참고 참고 또 참자. 그래야 긴 후회를 하지 않게 된다.

이상과 같이 외식을 즐기는 사람, 특히 비만한 사람은 위에 제시한 수칙들을 제대로 지켜 실행하기만 한다면 다이어트의 꿈을 실현하게 될 것이다.

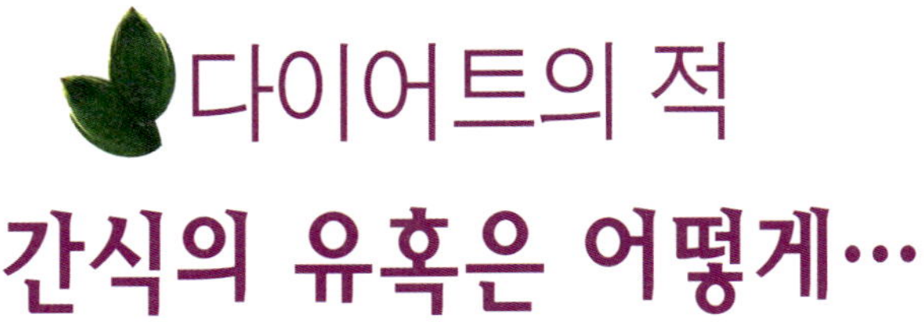

다이어트의 적
간식의 유혹은 어떻게…

하루 두 끼, 심지어 하루 한 끼로 버티면서 다이어트를 해보겠다고 결심을 하지만 쉽사리 떨쳐낼 수 없는 유혹 간식. 친구와 이야기를 나누거나 TV를 보면서 비스킷 하나 아삭아삭 씹어먹는 맛은 참으로 포기하기 힘들다. 이럴 땐 어떻게 해야 할까? 간식의 유혹을 이겨내는 법을 알아보자.

▶음식 섭취량을 억제하는 것이 최고의 원칙이다

단음식과 간식이 사람을 비만하게 하는 것은 칼로리가 일반 식품보다 훨씬 더 높기 때문이다. 그러므로 일단 적당하게만 먹는다면 체중에 부담을 전혀 가중시키지 않는다. 물론 한창 다이어트를 하고 있는 사람이 간식이나 군것질을 거절하면 다이어트 효과를 비교적 더 빨리 거두게 될 것이다.

그런데 음식을 절제하는 것만으로 다이어트를 하려면 종종 실패하게 된다. 만일 이때 단계적인 계획을 짜서 간식의 섭취량을 엄격하게 제한한다면 정신적인 스트레스를 감소시키고 성공 확률도 높일 수가 있어 일거양득이 될 것이다.

▶공복 때는 될 수 있는 대로 적게 먹거나 열량이 낮은 간식을~

속이 비어 있을 때는 열량을 흡수하는 효율이 가장 좋다. 또한 자신도 모르는 사이에 몇 모금을 더 먹게 된다. 만일 혈당이 부족하면서 어지럽고 머리가 뻐근해질까 걱정되고 무엇을 좀 먹음으로써 일의 효율과 몸이 좋아지게 하려면 열량이 비교적 낮은 간식, 즉 과일젤리, 요구르트, 과일 또는 무가당 비스킷 등을 먹으면 된다.

▶칼로리가 높은 단맛의 간식은 식후에 먹도록 한다

열량이 높은 간식, 즉 치즈 케이크 등은 식사 후에 먹는 것이 비교적 좋다. 왜냐하면 이것이 섭취한 음식의 섬유질과 함께 소화되므로 열량의 흡수가 비교적 적어지고 너무 많이 먹게 되지도 않을 것이다.

▶단맛의 간식을 절대 야식으로 먹어서는 안 된다

저녁식사를 먹은 뒤 신체는 열량을 흡수하는 데 있어서 신기한 힘이 생기게 된다. 만일 단맛 간식 또는 기름에 튀긴 것을 야식으로 먹고 나서 곧바로 잠자리에 든다면 혈당이 매우 쉽게 지방으로 전환되어 당신의 몸 속에 축적되면서 지방으로 전환하게 될 것이다. 그러므로 단맛 간식과 기타 간식은 천천히 즐긴다면 칼로리 소모에 도움이 되고 정서적인 안정에도 큰 도움이 된다.

영국 사람들은 비스킷을 즐겨 먹고 오후에 차 마시기를 좋아한다. 그러나 대체로 영국 사람들의 체구는 미국인보다 마른 편이다. 이는 아마도 그들이 오후에 마시는 차에 그 비밀이 숨어있지 않나 싶다. 언제나 한가롭게 마시고 먹는 것도 천천히 먹는 데다 홍차 또한 열량소모를 가속화시키기 때문이다.

미국인들은 TV를 시청하면서 군것질을 하고 콜라를 마시는 편이어서 저도 모르는 사이에 많은 양을 먹어치운다. 그 결과 체구가 변형을 일으키는 것이다.

그러므로 여기서 한 가지 새겨두어야 할 것은 무엇을 먹을 때의 습관은 몸매에 큰 영향을 미친다는 사실이다. 이 점을 잊어서는 결코 안 될 것이다.

▶활동량과 배합을 이루어야 한다

활동량이 적을 때는 간식도 적게 먹어야 한다. 특히 방학기간이나 휴가기간, 휴일 등에는 마음이 홀가분하기 때문에 자칫 잘못했다가는 너무 많이 먹게 될 수가 있다. 이래선 안 된다.

또 하나! 평소에 먹는 음식을 제대로 알고 있는 것도 중요하다. 아름다운 몸매를 유지해 나가려면 평소에 즐겨 먹는 것을 제대로 알아야 한다. 이때 반드시 체크해 보아야 할 것은 칼로리는 적어야 한다는 것이다. 이점을 명심하기만 한다면 지혜로운 다이어트를 할 수가 있다.

▶몸이 피로할 때는 단맛의 간식을 삼가라

단맛의 음식은 신체의 비타민 B를 소모시키게 된다. 그러므로 피로할 때는 단맛의 간식을 먹어서는 안 된다. 이를 어길 경우 피로가 더욱 심해지고 또한 무의식 중에 군살이 찌게 한다.

▶간식의 칼로리 계산

일반적으로 본다면 간식은 매일 신체가 필요로 하는 열량의 총량 수치의 10~20% 사이가 되어야 한다. 활동량이 적은 사람은 좀 적게 먹고 활동량이 많으면 좀 더 먹어도 된다. 현재 시중에서 판매되고 있는 대부분의 식품에는 칼로리 표시가 되어 있어 적절히 이용하면 된다.

만일 간식의 열량을 숫자로 표시한다면 활동량이 적은 사람은 매일 간식 열량의 허용범위는 150~200칼로리이고 중간 정도의 운동량인 사람은 250~300칼로리, 운동량이 많은 사람은 400~500칼로리 정도면 된다. 물론 간식의 열량범위는 체중이 무거운 것과 가벼운 정도, 각 개인의 체질과 세끼 식사에서 섭취하는 열량 등과 모두 연관이 깊다. 그러므로 마땅히 각 개인의 실제적인 체구, 체중과 세끼 식사의 상황을 약간 조정하면 된다.

▶어떤 간식을 많이 먹게 되는지 주의를 해야 한다

간식과 군것질의 유혹은 실로 크다. 그러나 당신이 다음과 같은 간식을 즐길 때는 조심을 해야 한다. 다이어트를 위해서라면 각별히 조심해야 될 간식 종류를 소개하면 다음과 같다.

· 땅콩, 아몬드, 호두 등 견과류 식품

이들 군것질의 열량은 초콜릿보다도 높아 자칫 방심하면 너무 많이 먹게 된다. 그리고 이들 식품은 계량하기도 쉽지 않다. 한몫의 간식량은 대략 20g 정도인데 이는 대략적으로 10개 정도로 계산하면 된다. 이밖에 건포도 등은 열량이 낮으므로 1회에 1/4컵을 먹어도 된다.

·치즈케이크

색깔, 모양, 맛과 향을 고루 갖추고 사람을 유혹하는 케이크에는 버터가 많이 들어있기 때문에 먹기에는 굉장히 맛이 좋다. 그러나 하루에 1쪽 이상을 먹지 않아야 한다. 정말 참기가 어려우면 다른 음식을 먹는 것이 더 낫다.

포테이토칩 등 기름에 튀긴 간식도 너무 많이 먹기 쉬운 군것질이다. 비록 얇고 작아도 그 위력은 놀라울 정도다. 라면과자, 초콜릿 식품, 그리고 기름에 튀겨낸 모든 식품이나 군것질거리는 반드시 적게 먹거나 안 먹는 것이 다이어트에 성공하는 지름길이다.

· 빵

빵은 통밀빵으로 당도가 낮은 것을 먹는 것이 좋다. 특히 빵은 가공법에 따라 열량 차이가 많이 난다. 예를 들어 초콜릿을 입힌 빵과 앙금이 들어있는 빵은 열량이 높으므로 주의해야 한다.

·비스킷

비스킷의 열량은 비록 초콜릿에는 못 미치지만 이 역시 고칼로리 식품에 속하고 빵과 비슷하다. 그러나 단맛이 낮은 것을 골라먹는 것이 좋다. 일부 비스킷에는 섬유질이 많은 점을 내세우기도 하지만 이러한 비스킷도 맛을 내기 위해 유지방을 많이 혼합하였기 때문에 사실상 열량은 높다. 또한 비스킷은 크고 작은 것 등 크기가 다양해 대략적으로 계산하기 어려우므로 이 또한 유의해야 한다.

▶당분이 있는 간식은 어떻게 먹는 게 좋을까?

당도가 높은 간식은 시간을 골라서 먹는 게 좋다. 가장 좋은 시간대는 아침 식사 또는 점심식사 시간대에 먹고 저녁식사 시간대는 먹지 않는 것이 좋다.

만일 식사할 때 케이크 또는 당도가 높은 간식이나 군것질을 먹었다면 그 식사에서는 주식류의 식품을 먹지 않아야 한다.

하루 칼로리는 1500~1200칼로리를 선택하라

만일 당신이 빠르고도 안전하게 다이어트 효과를 거두려면 1개월 간을 기간으로 정하여 날마다 식품 열량을 1200칼로리 이하로 억제하면 된다.

그러나 절대로 1000칼로리 이하로 내려가게 해서는 안 된다.

다이어트에 있어 칼로리 계산은 절대적이다. 비만은 내 몸속에 남아도는 칼로리가 지방으로 전환된 뒤 축적되어 발생하기 때문이다. 따라서 다이어트를 하는 사람들은 칼로리에 민감하다.

결론적으로 말하자면 다이어트를 위해서는 하루 1200 또는 1500칼로리의 식단을 선택하는 것이 좋다.

어쩌면 당신은 열량이 적을수록 효과가 더 좋을 것이라고 생각할 것이다. 그런데 사실상 전문가의 지적에 따르면 하루에 500칼로리의 식사 한 끼만 먹는 것과 하루 세 끼를 먹어 1000칼로리의 열량이 누적되는 것과 비교한다면 체중을 줄이는 강도와 속도는 완전히 같고 체중을 더 많이 감소시키거나 더욱 빠르게 다이어트가 되는 효과도 없다.

특히 학자들은 음식 절제로 살을 빼려는 기간 중 날마다 섭취하는 식품의 열량이 1000칼로리보다 낮아서는 안 된다고 주장하고 있는데 그 근거로 다음의 두 가지를 들고 있다.

첫째, 매일 적어도 1200칼로리가 있어야 각종 영양분의 필요량을 채울 수가 있다. 둘째, 새로운 지방이 생기지 않도록 해야 한다. 그리고 빠르고도 효과적인 대사율을 유지하여 묵은 지방을 태워버려야 한다. 그러기 위해서는 적어도 1200~1500칼로리 수준은 유지해야 한다는 것이다.

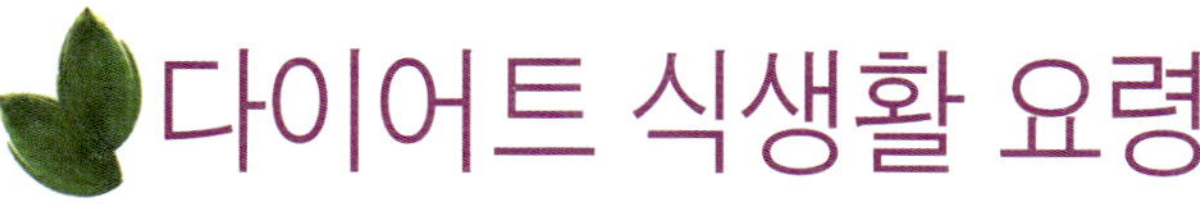 # 다이어트 식생활 요령
이것만은 알아두자!

음식을 절제하는 것은 다이어트의 필수조건이다.

만약 당신이 다이어트를 하고 있다면 밥을 먹을 때도, 반찬 하나를 집어들 때도 과연 다이어트에

도움이 되는지 한 번쯤 체크해 볼 필요가 있다.

▶주식은 어떻게 먹어야 할까?

주식은 하루에 50g(약 1/2공기)보다 적어서는 안 된다. 만일 이보다 너무 적게 먹으면 대사성질환을 쉽게 유발하게 되고 심지어 혼미와 죽음에 이를 수도 있다. 그러므로 매일 세 번을 먹어야 하는데 현미를 많이 먹어 섬유질과 광물질 섭취량을 높여야 한다.

쌀과 밀가루로 만든 국수에는 전분류와 여러 가지의 필수 영양분이 풍부하게 들어있어 인체에 가장 이상적인 열량의 공급원이다. 그런데 빵은 만드는 과정에서 맛과 향을 높이기 위하여 설탕, 소금, 또는 버터 등을 첨가하게 된다. 그러므로 빵은 일반적으로 약 350~380칼로리의 열량을 가지고 있는데 이는 유산소춤이나

에어로빅을 30분 동안 추어야만이 소모시킬 수 있는 열량이다. 그러므로 부침개, 도넛 등을 되도록 적게 먹는 것이 가장 확실한 다이어트 비책이다.

▶육류와 생선은 어떻게 먹으면 좋을까?

생선 살코기와 껍질을 제거한 닭고기는 돼지고기, 쇠고기보다 좋다. 왜냐하면 해산물은 대부분 저지방류에 속해있다. 생선알을 제외하면 콜레스테롤 문제를 걱정할 필요가 없다.

그러나 동물의 내장에는 콜레스테롤의 함유량이 굉장히 높다. 그리고 돼지족, 삼겹살, 소시지 등의 지방량도 상당히 높다. 그러므로 이들 음식은 될 수 있는 대로 멀리하는 것이 상책이다.

▶하루 육류 섭취량을 간단하게 알아보는 방법

당신이 하루동안에 먹는 육류, 생선, 계란 등의 식품 섭취량은 자신의 손바닥 크기를 넘어서지 않는 것이 상책이다. 계량하기가 쉽고 기억하기도 쉬울 것이다. 그리고 이들 식품을 요리할 때 튀기고 기름에 지지고 고아서 먹는 등의 방식은 단백질과 지방 섭취량을 쉽게 초과할 수가 있다.

그러므로 당신은 간단한 요리방식을 택해야 한다. 육류가 많은 전골 등도 삼가야 다이어트를 제대로 진행할 수가 있게 될 것이다.

▶지방은 어떻게 먹어야 할까?

다이어트에 를 한다고 해도 유지방 속에 함유되어 있는 필수지방산이 부족하고 결핍되면 피부염 등의 증상을 잘 일으키므로 반드시 주의해야 한다.

그러나 식품 중에서 지방 함유량이 높은 아몬드, 호두, 비곗살, 돼지껍데기, 닭껍질, 돼지족, 베이컨 등은 조심해야 하거나 적게 먹는 것이 상책이다. 그리고 요리할 때도 기름에 튀기거나 기름에 지지는 방식도 삼가야 한다.

지방이 너무 많아지면 음성비만을 쉽게 초래하게 된다. 여기서 말하는 음성비만이란 많은 사람들이 보기에는 비만해 보이지 않지만 체지방은 표준치를 넘는 것을 말한다. 그런데 그 원인을 캐보면 거의 모두가 유지방의 과다 섭취에서 비롯되고 있다는 것을 알 수 있다. 그러므로 지방은 다이어트의 걸림돌이므로 될 수 있는 한 지방의 과다 섭취는 피해야 한다.

▶우유류 식품은 어떻게 먹는 게 좋을까?

각종 맛을 첨가한 우유제품 또는 각종 첨가물을 첨가한 요구르트 등은 좋은 식품이 아니다. 왜냐하면 이들 식품의 열량이 너무 높기 때문이다.

전지우유는 저지방우유 또는 탈지우유보다 열량이 높다. 그러므로 다이어트를 하고 있을 때는 역시 저지방우유 또는 탈지우유를 선택해야 할 것이다.

▶채소·과일은 어떻게 먹어야 할까?

채소, 과일의 양은 많을수록 좋다. 하루에 적어도 세 종류 이상의 채소를 먹도록 한다. 그리고 짙은 색의 채소는 색이 엷은 채소보다 좋다는 것을 잊지 말자. 과일은 사실상 너무 많이 먹으면 역시 살이 찔 수가 있다. 그러므로 양을 주의해야 한다.

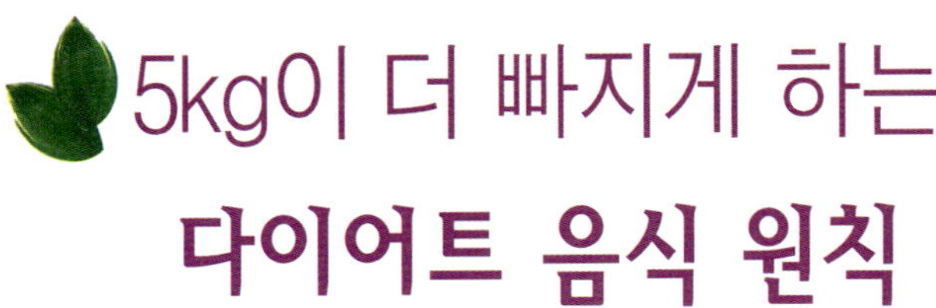 5kg이 더 빠지게 하는 다이어트 음식 원칙

허기에 시달리지도 않으며 먹기가 어려운 것도 아닌 다이어트 식사에 있어 다음의 원칙만 잘 지킨다면 손쉽게 5kg을 더 뺄 수가 있다. 그러려면 어떻게 해야 하나? 원칙을 소개한다.

▶ 영양분이 높은 식품을 선택한다

왜냐하면 다이어트는 열량섭취를 제한하고 있기 때문에 영양은 더욱 중요해지게 된다. 균형된 영양이면 다이어트로 인한 부작용이 나타나지 않아 아름다움을 그대로 유지하게 된다.

▶ 하루 세 끼 식사 원칙을 제대로 지킨다

예를 들어 비교적 값이 싸거나 지방이 적은 아이스크림을 사는 것으로 이렇게 하면 먹게 되는 지방과 열량은 고급 아이스크림보다 적어지게 된다. 중요한 것은 저녁식사는 아주 가볍게 해야 한다.

▶ 식사할 때 비교적 기교를 부린다

식사할 때 먼저 물을 마시거나 국물부터 떠 마시고 그런 다음 채소, 부피가 큰 식품, 기름기가 없는 식품을 먹고 마지막으로 밥 종류, 육류를 먹도록 한다.

▶식사하면서 가끔 식사를 중단하는 습관을 기른다

예를 들어 식사할 때 물을 끓인다. 그 물이 끓게 되면 일어나서 녹차를 만들거나 주전자를 들어내어 자리에 둔 뒤 다시 식탁으로 돌아오면 배가 그다지 고프지 않게 될 것이다.

▶ 될 수 있는 대로 많이 씹고 천천히 삼키도록 한다

밥과 반찬을 한 입 먹으면 적어도 20~30회 정도를 씹은 뒤 삼키도록 한다. 그러면 적게 먹어도 배가 부르게 된다.

▶ 다른 사람과 나누어 먹어라

만일 단맛의 군것질을 피할 수가 없거든 단맛 간식을 남과 함께 나누어 먹는 습관을 길러라.

▶식탁 앞에서 서성거리지 말라

식사가 끝나면 곧바로 식탁을 떠나서 유혹을 못 이겨 몇 모금 더 먹게 되는 일을 피하라.

▶식사시간을 어기지 말라

식사 한 끼를 거르는 것은 당신으로 하여금 다음 식사 때 더욱 많이 먹게 할 뿐
이다.

▶ 살이 찌게 하는 음료를 거절하라

물을 많이 마시고 당분 또는 알코올성의 음료를 적게 마셔라.

▶다른 사람과 함께 주방에 들어가라

식사를 준비하거나 주방을 청소할 때 배우자 또는 친구와 함께 주방에 들어가
라. 이렇게 하여 식품의 유혹에 못이겨 먹게 되는 일이 없도록 해야 한다.

▶음식은 작은 그릇에 담아내라

만일 용기가 너무 크면 당신은 조금밖에 먹지 않았다고 느끼면서 더 먹게 될 것
이다.

▶ 군것질거리를 보관해두지 말라

이렇게 하면 당신이 설사 먹고 싶어도 먹을 군것질이 없으므로 포기할 것이다.
그리고 필요없는 음식은 적게 먹어야 한다.

▶음식은 손이 쉽게 닿는 곳에 두지 말라

예를 들어 땅콩, 혹은 사탕, 캔 등을 탁자에 두지 않아야 한다.

 내 몸을 살리는 다이어트

▶지정된 시간과 장소에서만 음식을 먹도록 하라

이렇게 하면 먹어서는 안될 음식은 덜 먹게 될 것이다.

▶색채학을 이용하라

색깔이 화려한 세트 식기를 이용하지 말라. 자주색, 레몬색, 밝은 노란색, 짙은 녹색, 그리고 금속과 목제 쟁반 등은 모두 식욕을 자극하게 된다. 마땅히 우아하고 색깔이 짙은 식기로 식욕이 낮아지게 해야 한다.

그리고 가장자리는 넓고 가운데는 불룩한 접시를 이용하면 담겨지게 되는 음식의 양이 적어지게 된다.

▶ 다이어트 효과가 있는 과일을 간식으로 먹는다

토마토가 가장 좋은 과일이다. 두 끼 식사 중간에 먹도록 한다. 이는 곧 과일로 단맛 간식을 대신하여 군것질로 삼는 것이다. ☺

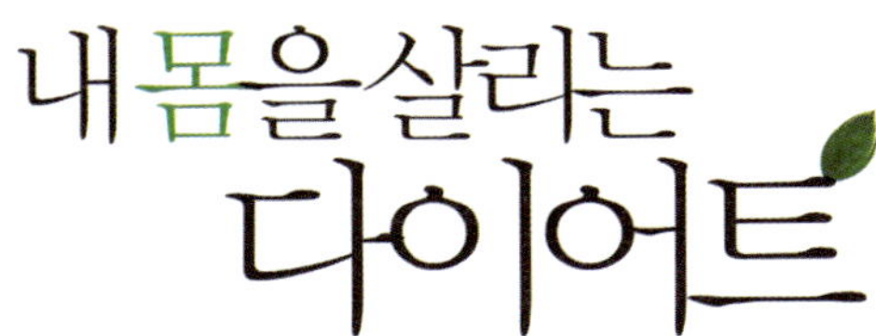

저자 / 류정만, 김진돈, 백삼철, 이병직, 송창호
　　　나기환, 박기태, 손정호, 차관배, 황지혜, 이승하

1판 1쇄 인쇄 / 2008년 11월 15일
1판 1쇄 발행 / 2008년 11월 20일

발행처 / 건강다이제스트사
발행인 / 이 정 숙
디자인 / 김 향 은

출판등록 / 1996. 9. 9
등록번호 / 03 - 935호
주소 / 서울특별시 용산구 효창동 5-3호 대신 B/D 3층(우편번호 140-896)
TEL / (02) 702 - 6333　FAX / (02) 702 - 6334

값 12,800 원
ISBN 978 - 89 - 7587 - 058 - 3　03510